儿科临床技能培训初级教程

主　编　石应珊　黎海芪

副主编　李廷玉　程国强　黄　敏　潘志刚

编　者（按姓氏汉语拼音排序）

陈　立（重庆医科大学附属儿童医院）　　莫家娟（广州天爱儿科专科门诊部）

陈文霞（复旦大学附属儿科医院）　　　　潘志刚（复旦大学附属中山医院）

程　茜（重庆医科大学附属儿童医院）　　沙　彬（大白安心全科医生联盟）

程国强（复旦大学附属儿科医院）　　　　石应珊（芝加哥大学儿童医院）

范运柱（浙江杭州嘉会丁香儿科诊所）　　田　伟（宁国市疾病预防控制中心）

古　锐（广州大爱儿科专科门诊部）　　　田国力（上海交通大学医学院附属儿童医院）

郝　磊（郑州大学第一附属医院）　　　　王达辉（复旦大学附属儿科医院）

黄　敏（上海交通大学医学院附属儿童医院）　王龙廷（天津复利综合门诊部）

景　红（北京大学国际医院）　　　　　　王师尧（新加坡儿科急诊）

黎海芪（重庆医科大学附属儿童医院）　　向　娟（重庆医科大学附属儿童医院）

李　莎（中山大学附属第一医院）　　　　游　玲（成都市青羊区妇幼保健院）

李廷玉（重庆医科大学附属儿童医院）　　余　涛（四川大学华西第二医院）

李晓辉（成都市妇女儿童中心医院）　　　郑章乾（复旦大学附属儿科医院）

刘晓坤（美国家庭儿科）

人民卫生出版社

·北京·

图书在版编目（CIP）数据

儿科临床技能培训初级教程 / 石应珊，黎海芪主编
. —北京：人民卫生出版社，2023.2（2023.10 重印）
ISBN 978-7-117-34412-8

Ⅰ.①儿⋯　Ⅱ.①石⋯②黎⋯　Ⅲ.①小儿疾病 —诊
疗—岗位培训—教材　Ⅳ.①R72

中国国家版本馆 CIP 数据核字（2023）第 022682 号

人卫智网	**www.ipmph.com**	医学教育、学术、考试、健康，
		购书智慧智能综合服务平台
人卫官网	**www.pmph.com**	人卫官方资讯发布平台

儿科临床技能培训初级教程
Erke Linchuang Jineng Peixun Chuji Jiaocheng

主　　编：石应珊　黎海芪
出版发行：人民卫生出版社（中继线 010-59780011）
地　　址：北京市朝阳区潘家园南里 19 号
邮　　编：100021
E - mail：pmph @ pmph.com
购书热线：010-59787592　010-59787584　010-65264830
印　　刷：北京铭成印刷有限公司
经　　销：新华书店
开　　本：787 × 1092　1/16　印张：20
字　　数：487 千字
版　　次：2023 年 2 月第 1 版
印　　次：2023 年 10 月第 3 次印刷
标准书号：ISBN 978-7-117-34412-8
定　　价：89.00 元

打击盗版举报电话：010-59787491　E-mail：WQ @ pmph.com
质量问题联系电话：010-59787234　E-mail：zhiliang @ pmph.com
数字融合服务电话：4001118166　E-mail：zengzhi @ pmph.com

序 言

　　随着社会和经济的发展,人们对于医疗卫生的期盼和要求发生了根本性的变化。除了关注对疾病的治疗和预防,还更关注儿童的体格生长、智力发育和社会行为养成等生命质量的提高。儿科学应该顺应社会的这种潮流,遵从世界卫生组织对于健康的新理念,把儿科学工作的关注点向儿童保健方面转移。我国儿童保健的工作是由政府主导的妇幼保健系统组织落实的,在这方面与美国有所不同。美国这样的西方发达国家,儿童保健的工作主要是通过家庭医生来落实的。近年来,在医疗卫生事业改革的过程中,我国的社区卫生服务机构得到了落实和发展,根据社区卫生机构的职能设置,儿童保健的工作还应该进一步向社区医疗卫生机构进行延伸,尤其是在那些医疗卫生事业不发达地区和边远地区。然而,不管用什么方式开展儿童保健的工作,终极目标在于提高儿童的健康水平和生命质量。

　　目前我国已经建立了一支比较稳定的儿童保健专业队伍,但是在院校教育期间的课程设置滞后,儿童保健队伍(包括社区卫生服务机构的家庭医生)在专业知识和技能的掌握方面还不能足够适应医疗卫生事业的快速发展,需要在毕业后教育阶段和继续教育过程中得到进一步的充实和提高。

　　石应珊教授组织的儿童保健专业的培训项目努力融合中美两国在儿童保健领域的专业知识和技术,形成比较全面的培训内容,同时聚集众多的专家团队进行授课和现场指导,并且采用先进的网络教育方式,立足于社区卫生层面,面向家庭医生展开培训。项目的立意深远,顺应社会发展的潮流,填补儿科学发展中的缺陷,其培训教育的成果必将造福于儿童、家庭和国家的未来。

王卫平

2023 年 2 月

前　言

美国儿童医疗之家的前身是 1967 年为美国残疾儿童建立的医疗护理之家。50 余年来美国儿科学会不断完善美国儿童医疗之家的理念和临床实践纲要，即以家庭为中心，为所有儿童青少年提供连续的实用儿科家庭医疗保健管理，并能协调各种医疗资源用于临床，逐渐成为注重文化的、全面高质量的儿童医疗保健组织。鉴于目前中国基层儿科、儿童保健医生水平良莠不齐，希望借鉴美国儿童医疗之家的组织形式与工作内容，让众多的中国基层医生（儿童保健医生、儿科医生和全科医生）掌握有循证医学依据的先进基础知识和技能，为中国儿童和家庭提供高质量的医疗服务，增进中国儿童的医疗保健水平，使中国基层儿科与儿童保健水平与国际接轨。在几位中美儿科及儿保专家积极倡导下，"中国儿童医疗之家"于2017 年 5 月 7 日成立。中国儿童医疗之家分别进行儿科医学培训和医患关系教育，推广最新的儿童医疗保健体系观念。中国儿童医疗之家是一纯公益组织，通过网络建群，利用国内外的儿科医疗资源进行线上一体化培训，将儿科和儿童保健、医学和人文结合在一起，重在临床实践基础知识、基本技能、逻辑思维推理，循序渐进向前推进。中国儿童医疗之家为首次利用国内外医学资源网上培训，教材无借鉴；教师、学员跨国、跨省，互不熟悉。为统一网络教学水平，初步编辑《儿科临床技能培训初级教程》。

之所以称"教程"，因中国已有林林总总的教材供读者查询。教程是满足某个教学目的的辅导资料。本教程阅读对象是基层儿科、儿童保健医生，方式是网上学习，目的是规范基层儿科儿童保健医生的医疗行为，提高业务水平，更好地为我国儿童与家长服务。

"教程"首次引入美国儿科常用生理生化数据，让基层医生了解不同国家儿童的生理生化数据存在差别；引用美国临床估计常用食物的主要营养成分方法，加强实用性。同时，"教程"引用相关指南，加强权威性。"教程"采用简略描述、表格归类方法帮助读者学习，每章附部分复习题，有助读者检查自己的学习情况。

本"教程"设六章，涉及儿科与儿童保健基础理论知识和技能，包括基层儿科门诊疾病，生长和营养，发育和行为问诊、体格检查，评估和应对流程及病历书写；详细阐述婴幼儿的喂养特点、营养管理，常见营养性疾病的临床特点、基层筛查、诊疗原则；重点介绍儿童发育行为中各能区发育的简捷评估方法，儿童发育行为问题的早期识别，基层干预和管理的策略；筛选 11 种儿科常见症状与疾病的临床特点和临床诊疗思维流程；注重规范儿童生命体征测量方法,各年龄正常值范围及临床应用;重点强调鉴别诊断、临床化验的解读、临床影像学检测手段的选择,学习基层初诊治疗原则及方案。介绍中国新生儿筛查临床六种关键性疾病的病因、临床特点、筛查指标及流程、筛查结果的解释和基层应对的原则;同时,简要呈现中国儿童免疫接种规划,每种疫苗接种原则及特殊疾病和健康状态儿童的预防接种策略。

各位编者在编写过程不断查阅文献,精心编写,在此表示衷心的感谢。因全世界尚无基层儿科、儿童保健医生网络培训系统教材,首次编写难免有错误与疏漏,希望待实践后不断补充更新。同时也敬请读者不吝赐教,将宝贵建议发送邮箱 renweifuer@pmph.com,或扫描封底二维码,关注"人卫儿科学",拟在再版中不断提高水平,不仅满足 5 万"中国儿童医疗之家"基层医生需要,也希望成为发展中国家基层医生可借鉴的高质量教程。

石应珊　黎海芪

2022 年 12 月

目　　录

第一章　儿科基础理论知识和技能 ··1

　　第一节　基层儿科门诊医学临床病史采集 ··1

　　第二节　儿童的生命体征 ···7

第二章　儿童生长与营养 ···13

　　第一节　儿童体格生长规律 ··13

　　第二节　婴幼儿营养与喂养 ··25

　　第三节　婴儿喂养 ···38

　　第四节　膳食与婴幼儿食物 ··44

　　第五节　早产儿喂养及营养管理 ··50

　　第六节　维生素 A 及维生素 A 缺乏 ···59

　　第七节　维生素 D、钙及营养性佝偻病 ··64

　　第八节　铁缺乏及缺铁性贫血 ···75

　　第九节　食物过敏 ···85

　　第十节　营养不良评估 ··98

第三章　儿童发育行为 ··105

　　第一节　儿童感知觉及行为发育 ···105

　　第二节　孤独症谱系障碍的早期识别及管理要点 ··109

　　第三节　基层发育行为的评估及应对 ···117

第四章　儿童常见症状和疾病的诊疗流程 ··124

　　第一节　发热 ··124

　　第二节　鼻塞 ··132

　　第三节　咳嗽 ··140

　　第四节　咽痛 ··147

第五节　耳痛 ……………………………………………………………………154

第六节　眼疾病 …………………………………………………………………161

第七节　呕吐 ……………………………………………………………………168

第八节　腹泻 ……………………………………………………………………176

第九节　腹痛 ……………………………………………………………………186

第十节　便秘 ……………………………………………………………………193

第十一节　惊厥 …………………………………………………………………200

第十二节　皮疹 …………………………………………………………………207

第五章　新生儿筛查 ……………………………………………………………225

第一节　听力筛查 ………………………………………………………………225

第二节　先天性甲状腺功能减退筛查及诊疗 …………………………………231

第三节　遗传代谢病筛查 ………………………………………………………240

第四节　先天性心脏病筛查 ……………………………………………………250

第五节　髋关节发育不良的早期筛查诊治 ……………………………………258

第六节　高胆红素血症筛查及诊治 ……………………………………………271

第六章　儿童免疫接种 …………………………………………………………287

第一节　儿童免疫规划疫苗接种 ………………………………………………287

第二节　疾病和特殊健康状态儿童预防接种 …………………………………297

参考答案 …………………………………………………………………………305

第一章
儿科基础理论知识和技能

第一节 基层儿科门诊医学临床病史采集

【基层临床实践要点】

> 1. 医学临床病史（SOAP）的定义。
> 2. 病人隐私的保护。
> 3. 儿科门诊 SOAP 的要点。
> 4. 生长和营养 SOAP 的要点。
> 5. 发育和行为 SOAP 的要点。

【概述】

  儿童的病史采集、体格检查、辅助检查、评估及相应的诊疗计划的制订流程与成人相近，但儿童个人史有其特殊性，是儿科的特有部分，如出生史（包括胎儿期或母亲妊娠期情况）、喂养史、生长史、发育史、预防接种、家族史。为正确诊断、作出相应策略，能对获得的临床信息进行系统的逻辑分析，儿科与儿童保健医生需要规范采集儿童病史以及详细体格检查的基本功。临床中认真按 SOAP 程序，即可获得儿童疾病的基本信息，提高诊断与鉴别诊断的准确率；同时具备识别急重症能力，尽量减少或避免误诊、漏诊情况发生。尽可能呈现患病过程及相关信息，特别注重健康体格检查发现的阳性病史及重要的阴性病史。全面的病史采集需准确并有重点，若遇到诊断不清的情况及时请示上级医生或转诊。

  同时，询问过程宜注意儿童和家长语言、肢体、情绪；尊重并保护家长和儿童的隐私（包括姓名、住院号、出生日期、有患儿眼睛及整个脸部的正面照片），取得家长和儿童的信任。

⚠ 注：SOAP 病历是美国儿科学会推荐的病历书写格式。

【医学临床病史（SOAP）的定义】

S- 主观信息（subjective）：家长或年长儿提供儿童此次就诊的主诉、现病史以及儿童的个人史。需重点记录与诊断有关的儿童信息，避免赘述与简化信息。

O- 客观资料（objective）：医生通过仔细体格检查与必要的辅助检查获得与诊断有关临床资料。

A- 评估及诊断（assessment）：分析 S、O 临床资料，获得诊断依据。

P- 处理与治疗计划（plan）：通过 S、O、P，计划处理原则。

【儿科 SOAP】

1. S- 主观信息（subjective） 病史部分。

（1）一般信息：儿童年龄、性别。

（2）主诉：此次就诊的主要症状、体征及持续时间。

（3）现病史：此次发病的详细情况，包括起病原因或诱因、病程、病症特征、伴随症状、诊治经过与疗效。

（4）个人史：

1）出生史：①出生前：宫内发育情况、母亲健康状况与产前检查结果；②出生时：分娩方式、体重身长、窒息、产伤、胎盘脐带发育史等；③出生后：新生儿健康状况、疾病与处理情况（吸入性肺炎、黄疸、感染、颅内出血、惊厥史等，新生儿疾病及听力筛查）。

2）婴幼儿喂养或年长儿营养史：婴幼儿喂养方式（纯人乳、部分人乳、配方）；年长儿营养状况，包括 24 小时膳食分析、进食方式、饮食习惯；进食技能发育情况以及家长态度。

3）生长史：历次体格检查结果与生长曲线表，评估生长水平、生长速度（重点）、匀称度（据病情需要评估）。

4）发育史：①<6 岁儿童按 4 个能区记录；②学龄儿童青少年的记录第二性征发育水平，独立生活、学习、运动、社交能力。

（5）既往疾病史：包括过敏史。

（6）疫苗接种史：与诊断相关疫苗接种需详细描述。

（7）家族史：与诊断有关的传染病接触史或遗传代谢性疾病史，包括过敏性疾病情况。

（8）社会环境：与诊断有关的居住环境、儿童与主要抚养人关系和教育环境。

2. O- 客观资料（objective） 体格检查与辅助检查。

（1）体格检查：望触叩听，从上到下，全面体格检查，突出与诊断有关的重点部分。

1）病情判断：观察精神状态、面色、皮肤颜色，判断病情轻重，重点识别危重症。

2）生命体征与体格检查：体温、心率、呼吸、血压；体重（kg）、身高 / 长（cm）、头围（cm）（<3 岁）。

A. 头颈部。①表情：正常、幼稚、呆滞。②巩膜颜色：黄色、蓝色、苍白（图 1-1）。③特殊面容:与眉、眼、耳、鼻上下唇、人中形态和位置。④毛发:颜色、稀密、断裂、发际位置。⑤颈部:包块、短颈、颈蹼、斜颈。

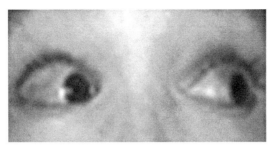

图 1-1　蓝色巩膜

B. 口腔、咽喉部。①口腔:乳牙萌出情况、牙列、龋齿、牙釉质发育,舌体大小、舌系带位置;口唇疱疹、发绀;唇腭裂。②咽部:充血、分泌物情况,扁桃体大小。

C. 皮肤及黏膜。①颜色:黄染;②皮疹:形态与分布。

D. 淋巴结。①分布:耳后、颈部、腋下、腹股沟;②大小:绿豆、黄豆大小;③活动度:粘连、活动。

E. 胸部。①胸廓:对称性、凹陷、锁骨发育异常。②心:a. 听诊心律(齐,二联律、奔马律);b. 杂音注意收缩期、舒张期,杂音传导方向;c. 叩诊检查心脏大小(图 1-2)。③肺:a. 听诊呼吸音对称;b. 叩诊。

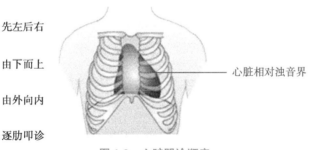

先左后右

由下而上

由外向内

逐肋叩诊

—— 心脏相对浊音界

图 1-2　心脏叩诊顺序

F. 腹部。①外观:膨隆、塌陷。②触诊:a. 压痛、反跳痛部位;肝脾大小、硬度;腹股沟包块。③叩诊:肝脏大小、腹水。

G. 神经系统。①感觉器官:视力、听力(临床疑诊、专科检查结果);②眼底:早产儿视网膜发育(专科检查结果);③姿势:活动对称性;④步态:不稳、摇摆、跛行;⑤肌力(表 1-1)及肌张力:低、亢进;⑥非条件反射:>6 月龄未消退(包括拥抱反射、握持反射等);⑦脑膜刺激征:颈强直、克氏征阳性;⑧病理反射:霍夫曼征、踝阵挛、布氏征、巴宾斯基征(>2 岁)。

H. 脊柱和四肢。①指 / 趾:指 / 趾数、并指 / 趾、指 / 趾甲异常、草鞋脚、第 5 指短或弯曲、大拇趾大;②手:掌纹、指纹(图 1-3);③四肢:活动对称性;弯曲畸形、肢体畸形;④肩胛骨:位置对称;⑤脊柱:侧凸、前凸、后凸。

I. 外生殖器:与性别不符合,尿道下裂、包块。

表 1-1　肌力分级

级别	肌收缩	相当正常肌力（%）	判断标准
0	无	0	肌肉无任何收缩
1	微	10	肌肉轻微收缩，不能引起关节活动
2	差	25	减重状态，关节能全范围运动
3	尚可	50	抗重力，不能抗阻力，关节能全范围运动
4	良好	75	抗重力，部分抗阻力运动
5	正常	100	抗重力，完全抗阻力运动

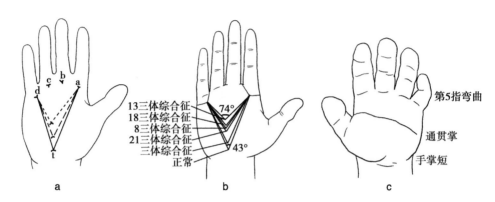

图 1-3　手掌、掌纹、手指异常

a. 手掌远侧轴三角（distal axial triradius, atd-angle, atd 角）；

b. 常染色体三体综合征的 atd 角；c. DS 手掌体征

（2）辅助检查：根据临床选择检查项目。

1）实验室检查：包括常规实验室检查与特殊实验室检查。

2）影像学检查。

3. A- 评估与诊断（assessment）

（1）疾病诊断及诊断标准：诊断暂时不明确时可以"症状待查、或原因待查、并发疾病或共病"等描述诊断依据。

（2）鉴别诊断：分条阐述鉴别流程，鉴别诊断病症最好精简成表格。

4. P- 处理及治疗计划（plan）　包括治疗、随访、转诊、病患教育。

（1）首先评估处理危急重症。

（2）门诊处理及理由：进行病史、体格检查补充采集，依照鉴别思路进行诊疗（列出最常见病处理原则），必要的辅助检查，处方。

（3）转诊指征和时机：

1）急重症：紧急转诊急诊室或专科医师。

2）初次治疗效果差或病情加重。

3）诊断不明。

4）继发、并发症及后遗病症。

（4）病患教育：目的是让患者明白和理解，配合治疗。

【基层发育和生长营养简要病史填写】(表 1-2)

表 1-2　基层发育和生长营养简要病史

基层发育 SOAP 简短病史	基层生长营养 SOAP 简短病史
S 年龄、性别、主诉(症状 + 时间) 发育里程碑(月龄) 大运动 - 精细运动 - 语言 - 个人及社交 原因、诱因及高危因素 家庭、社会因素 生长营养、性格、行为、情感、其他病症 就医诊疗疗效	S 年龄、性别、主诉(症状 + 时间) 生长曲线 诱因及高危因素 家庭、社会因素 神经发育、性格、行为、情感、其他病症 就医诊疗疗效
O 相应一般情况,生命体征 重要的阳性阴性体征:视听,面容,姿势,四肢,肌张力 实验室检测和 / 或影像学检查:根据临床需要选择,如听力检测,智商测定(>5 岁)	O 相应一般情况,生命体征 重要的阳性阴性体征 实验室检测和 / 或影像学检查:根据临床需要选择
A 神经发育各能区,生活及社会适应能力 能区项或全面发育迟缓,是否进展性 原因、诱因及高危因素 生长营养、性格行为情感、其他病症	A 生长营养状况:24 小时膳食分析,生长曲线 原因、诱因及高危因素 神经发育、性格行为情感、其他病症
P 治疗及管理 发育促进家庭康复环境,近期及远期目标,技能 随访:根据年龄及发育评估,一般间隔 1~3 个月 掌握转诊时机:发育落后 6 个月转诊;发育迟缓 3 个月为警示,家庭发育促进 3 个月效差,建议转诊	P 治疗及管理 喂养营养环境,近期及远期目标,技能 随访:根据生长及营养评估,间隔 1~3 个月 掌握转诊时机

【临床实践提问】

1. 医学临床病史(SOAP)的定义。
2. 保护的病人隐私。
3. 儿科门诊 SOAP 的要点。
4. 门诊皮肤病症的病史要点。
5. 基层生长和营养 SOAP 的要点。
6. 基层发育和行为 SOAP 的要点。
7. 网络咨询病史采集常见的问题。

【基层儿科带教复习题】

单选题

1. 在临床收集病史时最重要的是要识别( )。

A. 情绪状况

B. 起病急缓

C. 急危重征

D. 生命体征

E. 过敏状况

2. 以下不属于病人隐私的是( )。

A. 姓名   B. 性别

C. 住院号   D. 出生日期

E. 暴露患者眼睛及整个脸部的正面像

3. 以下不属于儿科特有病史的是( )。

A. 孕产史

B. 新生儿史

C. 生长营养史

D. 个人疾病史

E. 发育行为史

4. 评估和诊断包括的成分有( )。

A. 疾病或症状待查

B. 原因及原因待查

C. 并发症

D. ABC

E. AB

5. 临床诊疗流程包括的步骤是( )。

A. 来自患者病史的主观信息(subjective, S)

B. 医生在体格检查与辅助检查中获得患者的客观资料(objective, O)

C. 评估及诊断(assessment, A)

D. 处理与治疗计划(plan, P)

E. SOAP

6. 基层生产营养简短病史的第一步是( )。

A. 生长曲线

B. 24 小时膳食分析

C. 原因诱因及高危因素

D. 家庭社会因素

E. 神经发育、性格行为情感、其他病症

(石应珊 黎海芪)

【参考文献】

1. 王卫平，孙锟，常立文，等 . 儿科学 . 9 版 . 北京：人民卫生出版社，2019.
2. SEIDEL, HM, BALL JW, DAINS, JE. Mosby's guide to physical examination. 7th ed. St. Louis: Mosby, 2010.
3. 黎海芪 . 实用儿童保健学 . 2 版 . 北京：人民卫生出版社，2022.
4. 毛萌，江帆 . 儿童保健学 . 4 版 . 北京：人民卫生出版社，2020.
5. HAGAN JF, SHAW JS, DUNCAN PM. Bright Future Guidelines for Health Supervision of Infants, Children, and Adolescents. 4th ed. USA: American Academy of Pediatrics. 2017.

第二节　儿童的生命体征

【基层临床实践要点】

> 1. 儿童生命体征的指标。
> 2. 儿童生命体征测量的目的和意义。
> 3. 儿童生命体征的测量方法和正常范围。
> 4. 各年龄儿童体温测量方法的选择。
> 5. 中国不同年龄儿童血压正常值及高血压的诊断标准。

【概述】

1. **定义**　生命体征是衡量人体的基本功能，包括四个主要指标。

(1) 体温（temperature，T）。

(2) 呼吸频率（respiratory rate，RR）。

(3) 脉搏 / 心率（heart rate，HR）。

(4) 血压（blood pressure，BP）。

2. **目的和意义**　生命体征可以在紧急医疗现场，各种医疗环境及家中进行测量，是识别和监测儿童危急重症及疾病状况的重要方法。只有准确地测量生命体征，掌握不同年龄儿童生命体征的正常范围，熟悉生命体征异常的临床意义，才能指导临床的工作。

【体温】

体温是衡量人体产生和消耗热量能力的指标。身体外部温度变化很大，身体内各系统协调可将体温保持在安全范围内。正常体温一日之内可有变化，清晨最低，傍晚最高。婴幼儿代谢率较高，其体温通常高于大龄儿童和成人。个体的正常体温随时间、活动、饮食的消耗等因素而波动。

1. **体温测量计**　因汞是有毒的物质，对人类健康以及环境构成威胁。含汞的玻璃温度计存在破裂的危险,可引起汞中毒和误吸等意外。中美国儿科学会建议儿科停止使用旧式水银体温计,用电子体温测量计测量体温。

(1)温度计的种类:市售有各种体温测量计(电子数字、玻璃、塑料条、奶嘴等),建议采用电子体温测量计,价格低廉,准确。

1)电子数字温度计(digital thermometer):位于温度计顶端的传感器接触身体部分读取体温,用于直肠,口腔或腋窝的体温测量。

2)鼓膜温度计(tympanic thermometer):在耳内读取由鼓膜释放的红外线热波,该温度反映人体内部器官的温度。

3)颞动脉温度计(temporal artery thermometer):在颞侧读取颞动脉释放的红外线热波。

2. 儿童体温测量的方式与方法(表1-3)

表1-3　儿童体温测量的方式与方法

测量方式	体温的正确测量方法	测量方式的特点
腋下测温	腋窝需保持干燥。将体温计的前端放在儿童腋下,成人帮助儿童将上臂内收紧压腋窝。电子数字温度计测量计则约1分钟左右	易测、安全,易受环境影响,故准确性较低。中国最常用
口腔测温	测量前避免进食过热或过冷的饮料和食物。将温度计的前端放在儿童的舌下方,儿童紧闭嘴唇含住温度计。大多数电子数字温度计测量需时<1分钟	准确、方便,多用于年长儿童
肛门内测温	儿童俯卧在大人的双腿上,或者小儿侧卧,下肢屈曲。将体温计的前端涂抹少量润滑油,如凡士林油,然后轻轻插入肛门约2.5cm。大多数电子数字温度计测量需时<1分钟	最准确,≤3月龄需用此测温法
耳内测温	捏住耳郭外上缘,后拉耳朵暴露外耳道。将温度计的前端放置在耳道中。一般测量时间需要几秒钟。过多的耳垢会导致测温不准确	准确性略差、快速、易测、已普遍应用。用于≥6月龄儿童。<6月龄者使用耳内测温不准确
颞动脉测温	将体温计轻轻扫过孩子的前额及颞侧,取下温度计并读取数字	用于≥3月龄儿童。新的研究表明此法亦可对<3月龄的婴儿提供准确的读数

3. 不同年龄儿童体温测量方式的选择

(1)出生~3月龄:肛门内测温、颞动脉测温可能提供准确的读数。

(2)3月龄~4岁:肛门内测温、腋下测温、耳内测温(≥6月龄)、颞动脉测温。

(3)≥4岁:腋下测温、口腔测温(≥6岁)、耳内测温(≥6月龄)、颞动脉测温。

4. 体温的正常范围与发热的标准　正常的体温范围从36.5℃(97.8℉)到37.2℃(99℉)。根据不同的测温方法,体温的正常范围及发热的标准各有不同(表1-4)。

表 1-4　体温的正常范围与发热的标准

测温法	发热标准	正常范围 *
腋下测温	37.5℃（≥99.5°F）*	36.0~37.0℃
口腔测温	37.8℃（≥100°F）	36.0~37.0℃
肛门内测温	38.0℃（≥100.4°F）	36.5~37.5℃
耳内测温	38.0℃（≥100.4°F）	耳温比肛温低 0.24℃
颞动脉测温	38.0℃（≥100.4°F）	没有报导

*中国 0 至 5 岁儿童病因不明急性发热诊断和处理若干问题循证指南制定工作组.中国 0 至 5 岁儿童病因不明急性发热诊断和处理若干问题循证指南.中国循证儿科杂志,2016,11(2):81-96.

【呼吸与脉搏】

1. 定义

（1）呼吸频率：每分钟呼吸的次数。

（2）脉搏率：心脏收缩推动血液通过动脉时,动脉随着血液的流动而膨胀和收缩,形成脉搏。脉搏率是心率或每分钟心搏次数的度量。对动脉的搏动计数 60 秒(或计数 15 秒,然后乘以 4 以计算每分钟的脉搏率/心率)。

2. 影响因素

（1）影响呼吸频率的因素：活动水平、气温、情绪波动、疾病、发热等。

（2）影响心率/脉搏率的因素：活动水平、气温、身体姿势（如站立或躺下）、情绪波动、疾病、发热、药物等。

3. 测量方法　儿童安静时进行测量。

（1）呼吸频率的测量

1）听诊、观察腹部上升及下降的起伏,或置棉花丝在婴幼儿鼻孔边缘,观察其摆动次数。

2）判断三凹征：观察呼吸的速率、节律、深浅。

（2）脉搏及心率的测量

1）脉搏的速率、节律及强弱。

2）部位：年长儿可检测较浅的动脉,如桡动脉或颈动脉的脉搏；婴幼儿可检查股动脉或心脏听诊检测。

3）方法：检测桡动脉的脉搏,将示指和无名指的指尖放在屈侧腕关节的桡侧（拇指侧）,压在骨骼和肌腱之间的桡动脉上方,直到感觉到动脉的搏动。

4. 各年龄脉搏/心率及呼吸频率的正常范围　健康成人的正常静息心率为 60~100 次/min,呼吸频率为 12~20 次/min。健康儿童正常的脉搏/心率及呼吸频率随年龄增长而降低。中美儿童各年龄安静状态下心率及呼吸频率的正常范围如表（表 1-5）。

表 1-5　中美儿童各年龄安静状态下心率及呼吸频率的正常范围比较

年龄	中国（次/min）		年龄	美国（次/min）	
	心率（脉搏）	呼吸		心率 P_{10}-P_{90}	呼吸 P_5-P_{95}
新生儿	120~140	40~45	0~3 月龄	119~164	27~62
<1 岁	110~130	30~40	3~6 月龄	114~159	25~58
			6~9 月龄	110~156	23~54
			9~12 月龄	107~153	22~51
1~3 岁	100~120	25~30	12~18 月龄	103~149	21~48
			18~24 月龄	98~146	20~45
			2~3 岁	93~142	18~42
4~7 岁	80~100	20~25	3~4 岁	88~138	18~40
			4~6 岁	83~134	17~37
			6~8 岁	77~128	16~35
8~14 岁	70~90	18~20	8~12 岁	72~120	15~31
			12~15 岁	66~112	13~28
			15~18 岁	62~107	13~26

王卫平,孙锟,常立文.儿科学.9 版.北京:人民卫生出版社,2019:34-38.

CHRISTOPHER P,BONAFIDE PW,BRADY RK,et al.Development of Heart and Respiratory Rate Percentile Curves for Hospitalized Children.Pediatrics.2013,131(4):2012-2443.

【血压】

1. **定义**　心脏收缩推动血液通过动脉时,血液压在动脉壁上产生压力,称为血压(BP)。血压是衡量血液在较大动脉壁上的压力,通常以毫米汞柱(mmHg)为单位。血压有收缩压(SBP)和舒张压(DBP)两个测量数字。收缩压测量心脏处于心脏收缩期推出血液时,血液在动脉壁上的推动力,这是动脉壁压力的高峰期;舒张压测量心脏在两次搏动之间的休息期(舒张期)血液在动脉壁上的推动力。

2. **影响因素**　许多因素会影响血压的测量值,包括活动水平、气温、身体姿势(站立或躺下)、情绪波动、疾病、药物等。

3. **测量方法**　儿童≥3 岁开始常规测量血压。儿童 3 岁以下不常规进行血压测量,除非疑有潜在的肾脏或心血管疾病。高血压的诊断依赖于准确地测量血压。血压测量操作引起血压值的差异可能高达 20mmHg,其影响因素包括袖带大小和长短、患者的体位和情绪、测量次数和使用血压计的类型等。

(1)血压计:包括标准肢体袖带式水银柱血压计、手持式血压计及电子血压计。听诊测量血压是金标准,并且快速、实用。国际标准验证的合格的电子血压计测得的 BP,与听诊测量差值<5mmHg。如果电子血压计测得的血压偏高,则需用听诊法测量来确认其准确性。

(2)听诊法姿势与部位:儿童坐位,多用右臂放松测量血压,但左右臂均可测量血压。将袖带套在手臂上,下面有放置听诊器头的空间。

影响因素:根据儿童年龄和体重选择不同宽度的袖带。袖带通常为上臂长度的 1/2~2/3。袖带过窄可能会导致测量值偏高,袖带过宽可能会导致读数低于实际动脉内压力。

4. 儿科血压的正常值 儿童的血压随着年龄的增长而变化。不同年龄儿童血压的正常值推算公式:收缩压(mmHg)=80+(年龄×2);舒张压应为收缩压的 2/3。mmHg 与 kPa 的换算公式:mmHg 测定值 ÷7.5 = kPa 值。

5. 中国儿童及青少年高血压的判断(2017)

(1)≥ 10 岁儿童及青少年

1)收缩压及舒张压 ≥同年龄同性别儿童血压的 P_{95}。

2)快速识别方法:收缩压 ≥ 130mmHg;舒张压 ≥ 85mmHg。

(2)6 岁 ~<10 岁儿童

1)收缩压及舒张压 ≥同年龄同性别儿童血压的 P_{95}。

2)快速识别方法:收缩压 ≥120mmHg;舒张压 ≥80mmHg。

6. 美国儿童和青少年血压升高及高血压的筛查(2017)

(1)筛查时间:≥3 岁的儿童和青少年每年健康体检测量血压。

(2)筛查阳性

1)门诊血压测量持续 ≥1 年符合高血压的诊断标准。

2)门诊血压测量 ≥3 次符合 1 期高血压的诊断标准或血压读数 ≥同年龄同性别儿童血压的 P_{95}。

(3)适用于 1~13 岁的儿童血压升高及高血压的判断

1)正常血压:<P_{90} mmHg。

2)血压升高:≥P_{90} mmHg 或 120/80mmHg~<P_{95} mmHg(以较低者为准)。

3)1 期高血压:≥P_{95} 至 <P_{95} + 12mmHg 或 130~139/80~89mmHg(以较低者为准)。

4)2 期高血压:≥P_{95}+12mmHg 或 ≥ 140/90mmHg(以较低者为准)。

(4)适用于 ≥13 岁的儿童血压升高及高血压的定义

1)正常血压:<120/80mmHg。

2)血压升高:120~129/80mmHg。

3)1 期高血压:130~139/80~89mmHg。

4)2 期高血压:≥140/90mmHg。

【基层儿科带教复习题】

单选题

1. 以下适用于出生到 3 月龄婴儿的体温测量方式是( )。

A. 口腔测温 B. 肛门内侧温 C. 腋下测温

D. 耳内测温 E. 皮肤测温

2. 发热标准为 37.5℃,适合于的体温测量方法是( )。

A. 口腔测温 B. 肛门内侧温 C. 腋下测温

D. 耳内测温 E. 皮肤测温

3. 以下不符合中国儿童各年龄安静状态下的正常呼吸频率的是( )。

A. 新生儿,40~60 次 /min　　　　　　B. <1 岁,30~40 次 /min

C. 1~3 岁,25~30 次 /min　　　　　　D. 4~7 岁,20~25 次 /min

E. 8~14 岁,18~20 次 /min

4. 以下不符合中国儿童各年龄安静状态下的正常脉搏频率的是( )。

A. 新生儿,140~160 次 /min　　　　　B. <1 岁,110~130 次 /min

C. 1~3 岁,100~120 次 /min　　　　　D. 4~7 岁,80~100 次 /min

E. 8~14 岁,70~90 次 /min

5. 8 岁儿童诊断一期高血压的标准是( )。

A. 门诊血压测量 ≥ 1 次,血压读数 ≥ 同年龄同性别儿童血压的 P_{95}。

B. 门诊血压测量 ≥ 2 次,血压读数 ≥ 同年龄同性别儿童血压的 P_{90}。

C. 门诊血压测量 ≥ 2 次,血压读数 ≥ 同年龄同性别儿童血压的 P_{95}。

D. 门诊血压测量 ≥ 3 次,血压读数 ≥ 同年龄同性别儿童血压的 P_{90}。

E. 门诊血压测量 ≥ 3 次,血压读数 ≥ 同年龄同性别儿童血压的 P_{95}。

6. 14 岁儿童血压升高的定义是( )。

A. <120/<80mmHg　　　　　　　　B. <120/<80mmHg

C. 120~129/<80mmHg　　　　　　　D. 130~139/80~89mmHg

E. ≥ 140/90mmHg

(游 玲　石应珊)

【参考文献】

1. 王卫平,孙锟,常立文. 儿科学. 9 版. 北京:人民卫生出版社,2019:34-38.

2. SEIDEL, HM, BALL JW, DAINS, JE. Mosby's guide to physical examination. 7th ed. St. Louis: Mosby, 2010.

3. 中国 0 至 5 岁儿童病因不明急性发热诊断和处理若干问题循证指南制定工作组. 中国 0 至 5 岁儿童病因不明急性发热诊断和处理若干问题循证指南. 中国循证儿科杂志,2016,11 (2):81-96.

4. 中华医学会儿科学分会内分泌遗传代谢学组,中华医学会儿科学分会心血管学组,中华医学会儿科学分会儿童保健学组. 中国儿童青少年代谢综合征定义和防治建议. 中华儿科杂志,2012,50 (6):420-422.

5. 范晖,闫银坤,米杰. 中国 3~17 岁儿童性别、年龄别和身高别血压参照标准. 中华高血压杂志,2017,25 (5):428-435.

6. CHRISTOPHER P, BONAFIDE PW, BRADY RK, et al. Development of Heart and Respiratory Rate Percentile Curves for Hospitalized Children. Pediatrics. 2013, 131 (4): 2012-2443.

7. FLEMING S, THOMPSON M, STEVENS R, et al. Normal ranges of heart rate and respiratory rate in children from birth to 18 years of age: a systematic review of observational studies. Lancet, 2011, 377 (9770): 1011-1018.

8. KELLETT J, SEBAT F. Make vital signs great again-A call for action. Eur J Intern Med, 2017, 45: 13-19.

第二章
儿童生长与营养

第一节　儿童体格生长规律

【基层临床实践要点】

1. 临床常用体格生长指标及测量方法,评估的临床意义。
2. 百分位法、离差法评估儿童体格生长。
3. 常用儿童体格生长曲线图及适用范围。
4. 早产儿年龄矫正和生长曲线的应用。
5. 生长状况的评估内容。
6. 头围测量方法。
7. 评估生长的最有效指标。
8. 体重指数(BMI)的计算。

【概述】

生长(growth)是指人体各组织,器官及系统在体积上的增长,出现相应形态的变化,可以通过测量而量化。发育是机体细胞组织器官的分化及功能的成熟,包括大运动、精细运动、语言、社交、情感及心理等方面,不能直接量化测量。生长和发育成熟是相辅相成的发展过程。熟悉正常生长发育规律,才能帮助分辨生长发育的个体差异,及早识别其诱因及病因,早期诊断及早期干预,以保证儿童的健康成长。

体格生长与遗传和环境(营养、社会、家庭环境及疾病等因素)密切相关。每个儿童有个体的生长模式,群体儿童显示体格生长的共同规律性。

儿童体格生长的总规律是遵循个体生长的差异及群体的生长趋势,呈非匀速性、阶段性、程序性、个体性的连续生长。

【临床常用体格生长指标】

临床常用体格生长指标包括体重、身长/身高、头围、顶臀长/坐高和胸围。

1. 体重

(1)测量方法:根据不同年龄体重测量的方法有所不同,测量体重秤的不同其精确度有所不同(图 2-1)。影响准确度的因素有穿着衣服、尿片重量、进食及大小便。

1)盘式杠杆秤:用于婴儿,精确度 0.01kg。

2)坐式杠杆秤:用于 1~3 岁幼儿,精确度 0.05kg。

3)立式杠杆秤:用于儿童和青少年,精确度 0.1kg。

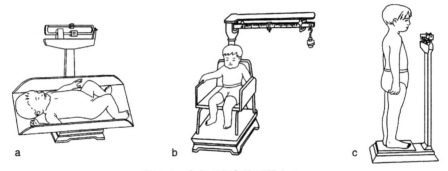

图 2-1 身长/身高的测量方法

a. 盘式杠杆秤:用于婴儿;b. 坐式杠杆秤:用于 1~3 岁幼儿;c. 立式杠杆秤:用于儿童和青少年

(2)体重增长

1)生后第一年体重增长最快,为非匀速增长。

2)儿童 2 岁到青春期前体重随年龄增加,增长速率趋于稳定。

(3)体重增长非匀速规律(表 2-1)

表 2-1 正常儿童体重增长规律

年龄	平均体重 /kg	增加 /kg	为出生体重的倍数
出生体重	3(2.5~4)		
3~4 月龄	6	3	2 倍
12 月龄	9	3	3 倍(9.5~10.5kg)
24 月龄	12	3	4 倍(12~13kg)
24 月龄~青春期前	2~3kg/ 年		

(4)体重评估的临床意义:体重是器官、系统、体液的综合重量,反映儿童生长与营养状况的较灵敏指标。

1)过重:喂养不当、超重、病理性肥胖、水肿等。

2)低体重:喂养不当、营养不良、慢性疾病等。

2. 身长/身高

(1)测量方法:3 岁以前仰卧测量身长,测量头顶到足底的长度。≥3 岁测量站立身高(图 2-2)。

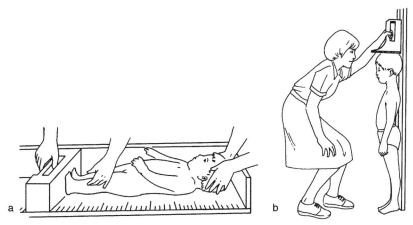

图 2-2 身长/身高的测量方法

a.<3 岁仰卧测量身长;b.≥ 3 岁站立测量身高

(2)身长/身高增长的两个高峰期:第一个高峰是生后第一年;第二个高峰是青春期。儿童 2 岁到青春期前身高随年龄增长趋于稳定。

(3)各年龄平均身长/身高(表 2-2)

表 2-2 正常儿童身长/身高增长规律

年龄	身长/身高/cm	增长/cm	增长为出生身长的%
出生	50		
3~4 月龄	61~62	11~12	25%
12 月龄	75~77	13~16	50%
24 月龄	85~87	10~12	70%
24 月龄~青春期前	5~7cm/ 年		

1)出生身长平均 50cm。

2)1 岁身长平均 75cm。

3)2 岁身长平均 85cm。

4)2 岁到青春期前身长/身高每年平均增长约 5~7cm。

(4)身长/身高评估的临床意义

1)异常超高:遗传、内分泌疾病,垂体肿瘤等生长过速。

2)矮小:遗传、代谢疾病,内分泌疾病,骨软骨发育不良的生长迟缓等。

3. 体型匀称指标

(1)顶臀长/身长、坐高/身高测量方法：< 3 岁测量顶臀长(图 2-3)，≥3 岁测量坐高(图 2-4)/身高。

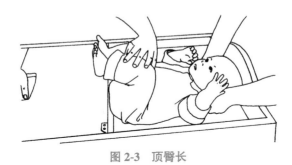

图 2-3　顶臀长

(2)临床意义：确认与身材矮小诊断有关的匀称性还是非匀称性。

4. 头围

(1)测量方法：从眉弓到枕骨结节的最大围径(图 2-5)。2 岁以下常规测量。

(2)各年龄平均头围见表 2-3。

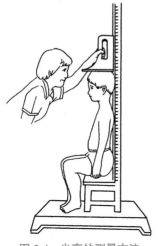

图 2-4　坐高的测量方法

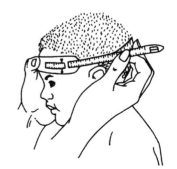

图 2-5　头围测量方法

表 2-3　正常儿童头围增长规律

年龄	平均头围 /cm	头围增长 /cm
出生	34	
3 月龄	40	6
12 月龄	46	6
24 月龄	48	2
5 岁	50	2
15 岁	53~54	3~4

（3）临床意义

1）头围过大：遗传因素；颅脑疾病，如脑积水、颅内出血、颅内占位性病变等。

2）头围过小：小头畸形、脑发育不良等。

5. 胸围

（1）测量方法：儿童卧位或立位测量，双手自然下垂在身体两侧。测量者位于儿童前方。软尺贴胸壁从右侧乳头下缘，经右侧腋下、肩胛骨下角下缘、左侧腋下、左侧乳头下缘，回至起始点。取平静呼、吸气的中间读数。

（2）增长的一般规律

1）出生时胸围小于头围 1~2cm。

2）1 岁时胸围约等于头围。

3）>1 岁胸围的计算公式：胸围 – 头围 = 年龄 –1cm。

（3）胸围评估的临床意义：与胸部皮下脂肪、胸廓的发育、胸部背部肌肉以及肺部的发育有关。

【儿童体格生长评价及应用】

1. 儿童常用体格生长曲线图

（1）中国儿童生长曲线 2005 年（图 2-6 ~ 图 2-9）。

1）资料：根据 2005 年九省市儿童体格发育调查数据研究制定。

2）适用范围：① 0~36 月龄，身长、体重、头围。② 2~18 岁，身高、体重、体重指数（BMI）。

（2）Fenton 早产儿生长曲线（2013 年）（图 2-10）。

1）资料：根据 1999 年到 2010 年德国、美国、澳大利亚、加拿大、苏格兰和意大利的儿童数据，产后部分仍然采用 WHO 2006 年的标准。

2）适用范围：至胎龄 50 周龄；>50 周龄采用 WHO 生长曲线图。

（3）CDC 生长曲线 2000 年

1）资料：根据美国国家卫生统计中心与国家慢性病预防健康促进中心 2000 年统计的数据。

2）适用范围：0~36 月龄：身长、体重、头围。

2~18 岁：身高、体重、体重指数（BMI）。

（4）WHO 生长曲线（2009）

1）资料：基于麻省理工学院 1997 年到 2003 年进行的人口研究包括美国加利福尼亚州，阿曼马斯喀特，挪威奥斯陆，巴西佩洛塔，加纳阿拉克，和印度南德里，从出生到 24 月龄纵向调查共 1 737 例。"2007 年世卫组织参考资料"是 1977 年国家卫生统计中心（NCHS）/世卫组织参考资料的重组，该参考资料补充 2006 年发布的 0~60 月龄的世卫组织儿童生长标准。

2）适用范围

0~2 岁：身长、体重、头围、体重指数（BMI）。

0~5 岁：身长 / 高、体重、体重指数（BMI）。

5~19 岁：身高、体重、体重指数（BMI）。

17

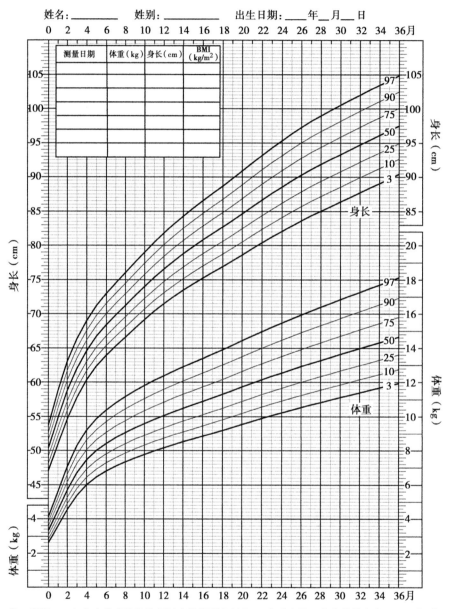

图 2-6 中国 0~3 岁男童身长、体重百分位曲线图

中国0~3岁女童身长、体重百分位曲线图

姓名:_____　姓别:_____　出生日期:_____年__月__日

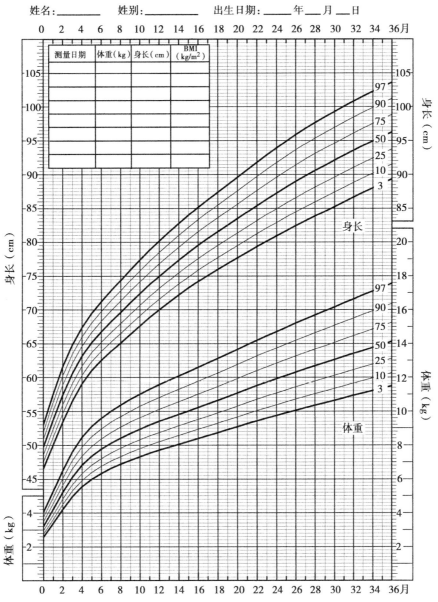

注:根据2005年九市儿童体格发育调查数据研究制定　参考文献:中华儿科杂志,2009年3期

首都儿科研究所生长发育研究室　制作

图 2-7　中国 0~3 岁男童头围、身长百分位曲线图

中国0~3岁男童头围、身长别体重百分位曲线图

姓名：_____　姓别：_____　出生日期：_____年_____月_____日

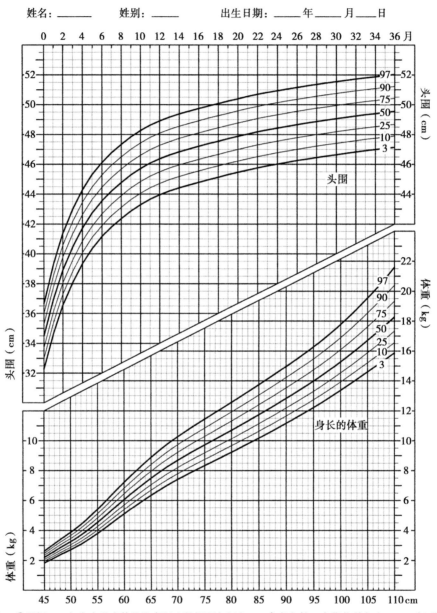

注：①根据2005年九市儿童体格发育调查数据研究制定　　参考文献：中华儿科杂志，2009年3期

首都儿科研究所生长发育研究室　制作

图 2-8　中国 0~3 岁女童身长、体重百分位曲线图

中国0~3岁女童头围、身长别体重百分位曲线图

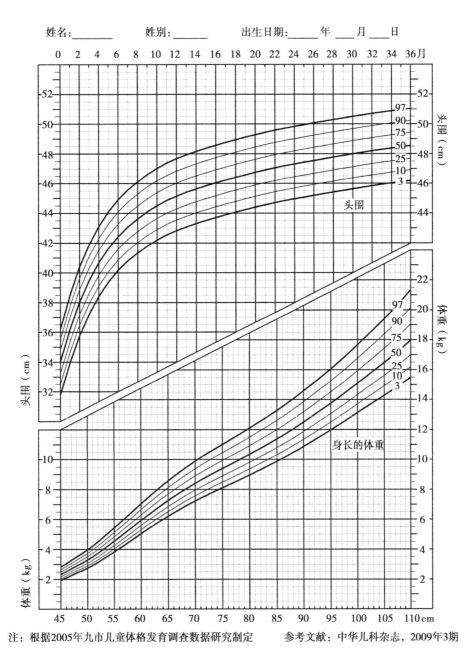

注：根据2005年九市儿童体格发育调查数据研究制定　　参考文献：中华儿科杂志，2009年3期

首都儿科研究所生长发育研究室 制作

图 2-9　中国 0~3 岁女童头围、身长百分位曲线图

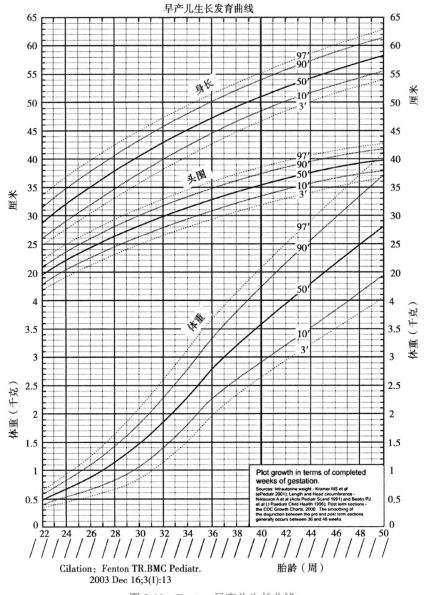

图 2-10 Fenton 早产儿生长曲线

2. 早产儿年龄矫正 详见第二章第五节"早产儿喂养及营养管理"。

【体格生长评估内容】

1. 生长水平 一次测量值,表示已达到的水平,但不能估计生长过程。评估时将某一个体的单项体格生长指标测量值与同性别、同年龄参考人群值比较,以等级或百分位表示。

(1)身长 / 身高:线性生长,婴儿期与胎儿宫内以及生后营养情况有关;2 岁后反映生长潜力。

(2)体重:营养状况敏感指标,体重波动与疾病、能量摄入过多有关。

2. 生长速度 某一单项体格生长指标定期连续测值(纵向观察),所获得的该项指标在某一时间段中的增长值,即为该项指标的生长速度。将此速度值与参照人群的速度标准进行比较,可判断出一个儿童在一段时间内生长的状况即生长趋势,结果以正常、下降(增长不足)、缓慢、加速等表示;身材描述无下降、不增。部分婴幼儿 2 岁前出现体重或身长出现回归和生长追赶或下降现象,以后生长的轨道稳定显现(图 2-11)。

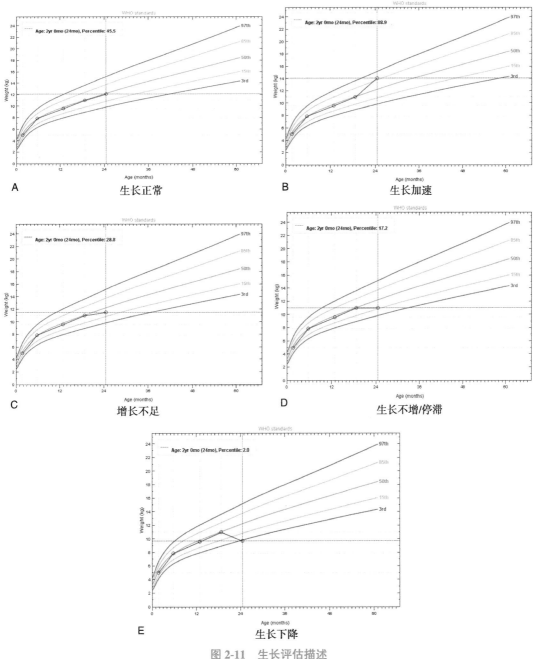

图 2-11　生长评估描述

3. 匀称度(trunk-leg ratio)　反映体格发育指标的关系。

(1)身材匀称度(trunk-leg ratio):坐高 / 身高(顶臀长 / 身长)比值反映下肢发育状况。按实际测量计算结果与参照人群值计算结果比较。结果以匀称、不匀称表示。身材匀称度的评价结果可帮助诊断内分泌及骨骼发育异常疾病。

(2)体型匀称度(weight by stature):)人体各项发育指标之间存在一定的内在联系,可应用回归分析方法来研究相互关系。

1)<2 岁:身长的体重(W/L)。

2)≥2 岁:体重指数(body mass index,BMI),

BMI 计算公式 = 体重(kg)/ 身高(m)^2。

【基层儿科带教复习题】

单选题

1. 体重及身长 / 身高增长的第一个及第二个高峰是( )。

A. 第一个高峰在婴儿期,第二个高峰在学龄期

B. 第一个高峰在新生儿期,第二个高峰在婴儿期

C. 第一个高峰在幼儿期,第二个高峰在青春期

D. 第一个高峰在婴儿期,第二个高峰在青春期

E. 第一个高峰在幼儿期,第二个高峰在学龄期

2. 胎龄 32 周早产儿 1 月龄时正常体检,最好采用的生长曲线是( )。

A. 2000 年美国 CDC

B. 2005 年 WHO

C. 2009 年首都儿科研究所中国九省市 0~18 岁儿童

D. 2013 年 Fenton

E. 2015 欧洲足月儿

3. 以下哪一项不符合正常儿童头围增长的规律( )。

A. 12 月龄时,头围平均 46cm

B. 0~3 月龄,每月增长 2cm

C. 4~6 月龄,每月增长 1.5cm

D. 7~12 月龄,每月增长 0.5cm

E. 出生时头围平均 34cm

4. 评价体格生长指标(包括体重、身长 / 身高、头围等)最有效的指标是( )。

A. 生长水平

B. 上、中、下三分法

C. 身材匀称度

D. 体重指数

E. 采用生长曲线图

5. 以下体重指数(body mass index,BMI)计算正确的是( )。

A. BMI = 体重(斤)/ 身高(m)^2

B. BMI = 体重(斤)/ 身高(m)

C. BMI = 体重(斤)^2/ 身高(m)^2

D. BMI = 体重(kg)/ 身高(m)^2

E. BMI = 体重(kg)/ 身高(m)

6. 以下未能正确叙述体重指数(BMI)界值点与诊断标准的是（　　）。

A. ≥2 岁诊断超重或肥胖 BMI 界值点同成人

B. <2 岁婴幼儿诊断超重,但不诊断肥胖

C. 肥胖：$\geqslant P_{95}$

D. 超重：$P_{85}\sim <P_{95}$

E. 低体重：$<P_5$

（李廷玉　陈　立　石应珊）

【参考文献】

1. 毛萌,李廷玉.儿童保健学.3 版.北京：人民卫生出版社,2014.

2. 黎海芪.实用儿童保健学.2 版.北京：人民卫生出版社,2022.

3. 中国营养学会.中国居民膳食营养素参考摄入量(2013 版).北京：科学出版社,2014.

4. 国家基本公共卫生服务规范 0-6 岁儿童健康管理规范.3 版.2017.

5. HAGAN JF, SHAW JS, DUNCAN PM. Bright Future Guidelines for Health Supervision of Infants, Children, and Adolescents. 4th ed. USA: American Academy of Pediatrics, 2017.

6. KLIEGMAN R, STANTON B, GEME JS, et al. Nelson textbook of pediatrics, 20th Ed. Philadelphia, USA: Elsevier, 2015.

第二节　婴幼儿营养与喂养

【基层临床实践要点】

1. 膳食营养素参考摄入量 DRI 四个主要参数(EAR、RNI、AI、UL)的定义。

2. 儿童能量需要量、能量密度评估。

3. 儿童能量代谢消耗途径。

4. 儿童能量代谢摄入和消耗的平衡。

5. 能量及食物能量。

6. 营养素分类及三大宏量营养素。

7. 优质蛋白质与来源。

8. 必需脂肪酸与来源。

9. 常见微量营养素维生素 C,D,A,铁,钙作用及来源。

10. 婴儿及儿童维生素 D 及钙每日推荐摄入量(DRIs)。

11. 儿童铁的每日膳食参考摄入量(DRIs)。

12. 矿物质。

【膳食营养素参考摄入量】

中国膳食营养素参考摄入量（dietary reference intakes，DRIs）于 2013 年修订，是评估儿童营养状况的重要指标（表 2-4，图 2-12），包括 4 项内容。

表 2-4 膳食营养素参考摄入量 4 项内容

参数	特点
平均需要量（estimated average requirement，EAR）	1. 某一特定性别、年龄及生理状况的群体中 50% 个体需要量的摄入水平，是制定 RNI 的基础 2. 群体摄入达到 EAR 则人群不足的发生率为 50% 3. 个体摄入达到 EAR 则缺乏的可能性为 50%
推荐摄入量（recommended nutrient intakes，RNI）	当营养素摄入量 EAR+2SD 可满足 97% 个体的营养素需要量
适宜摄入量（adequate intake，AI）	1. 根据健康群体某种营养素的平均摄入量 2. 在不能确定 RNI 时使用 3. 达到 AI，出现缺乏的危险性很小 4. 长期摄入超过 AI，可能产生毒副作用
可耐受的最高摄入量（tolerable upper intake level，UL）	是平均每日可摄入的某营养素最高安全上限，是健康人群中几乎所有个体都不会产生毒副作用的最高摄入水平

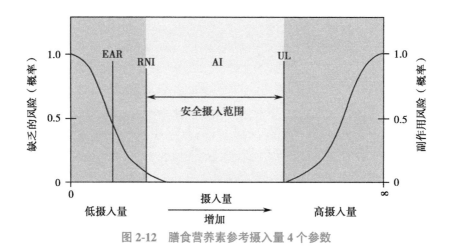

图 2-12 膳食营养素参考摄入量 4 个参数

【儿童能量代谢特点】

儿童所需的能量主要来自食物中的宏量营养素。能量的推荐摄入量 RNI 是人群的平均需要量 EAR。儿童总的能量消耗包括基础代谢率、食物的热力作用、组织生长合成、活动和排泄过程的能量消耗五部分。能量与年龄、性别、体重、身高、从事各种活动及维持健康状况有关。其他营养素的需要量是满足群体中所有个体，而能量需要量则是基于群体的平均需要量（表 2-5），避免能量供给过低与过高发生营养不良（不足与过剩）。五部分能量的总和就是儿童能量的需要量。

1. **基础代谢率**　儿童基础代谢（for basal metabolism rate，BMR）BMR 的较成人高，随儿童年龄增长、体表面积的增加逐渐减少。如婴儿 BMR 约为 55kcal/（kg·d），7 岁时 BMR 为 44kcal/（kg·d），12 岁时约为 30kcal/（kg·d），成人为 25~30kcal/（kg·d）。

2. **食物的热力作用**　食物中的宏量营养素代谢过程为人体提供能量，同时在消化、吸收过程中出现能量消耗额外增加的现象，称为食物的热力作用（for thermic effect of food，TEF）。食物的热力作用与食物成分有关。蛋白质热力作用最高，脂肪的热力作用为 2%~4%，碳水化合物转化为葡萄糖和糖原消耗 7% 的能量。婴儿食物含蛋白质多，食物热力作用占总能量的 7%~8%，年长儿的膳食为混合食物，其食物热力作用为 5%。

3. **活动消耗**　为儿童活动消耗的能量（for physical activity）。活动所需能量波动较大，随年龄增加而增加。

4. **排泄消耗**　为正常情况下未经消化吸收食物损失的能量（for excreta），约占总能量的 10%，腹泻时增加。

5. **生长所需**　组织生长合成消耗能量为儿童所特有，生长所需能量（for growth）与儿童生长的速度呈正比，即随年龄增长而逐渐减少。如 1 月龄婴儿能量摄入的 35% 用于生长，1 岁时为 3%，3 岁为 2%，直至青春期第 2 个生长高峰前维持较低水平，青春期为 4%。

五部分能量的总和就是儿童能量的需要量，但五部分的分布比例尚无统一意见（图 2-13）。

表 2-5　中国儿童能量需要量

年龄/岁	能量/(kcal·d⁻¹)	
	男	女
0~<0.5	90kcal/(kg·d)	
0.5~<1	80kcal/(kg·d)	
1~<2	900	800
2~<3	1 100	1 000
3~<4	1 250	1 200
4~<5	1 300	1 250
5~<6	1 400	1 300
6~<7	1 600	1 450
7~<8	1 700	1 550
8~<9	1 850	1 700
9~<10	2 000	1 800
10~<11	2 050	1 900
11~<14	2 350	2 050
14~17	2 800	2 300

【能量计算】

1. **能量单位换算**　营养能量单位——卡或卡路里（calorie，cal）。国际标准的能量单位是焦耳(joule)。

1 卡为 1g 水在 1 大气压下升高 1℃所需要的能量,1 卡路里 =4.186 焦耳;

1 千卡则为 1 000g 水在 1 大气压下升高 1℃所需要的能量。

1 千卡 =1 000 卡路里 =4 186 焦耳 =4.186 千焦

2. 能量密度　能量密度是某一食物中蛋白质、脂肪、碳水化合物产能与该食物的重量或大小的比例 (calories/weight of food)。能量密度 = 食物产能量(千卡或千焦耳)/1g 食物。高能量密度的食物即 1g 食物

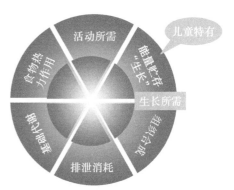

图 2-13　儿童能量分布

含较多能量,如饼干、黄油、培根等;反之为低能量密度的食物,如蔬菜、肉汤、粥等。婴儿摄入食物的能量密度,取决于食物中宏量营养素之间比例、水以及膳食纤维含量,食物中脂肪含量高的食物能量密度高,水分多则能量密度低。

【营养素分类】

营养素是食物中所含对人体健康有益的成分,包括蛋白质、脂类、碳水化合物、维生素、矿物质、水 6 大类(表 2-6),膳食纤维(DF)包括在碳水化合物内。食物中所含的蛋白质、脂类、碳水化合物,称为宏量营养素。宏量营养素消化吸收后产生人类生存需要的能量,或构成身体的成分。有些营养素人体需要量较少,体内多不能合成,需要从食物中获得,食物中含量较少,称为微量营养素。维生素与矿物质属微量营养素。

虽然体内微量营养素矿物质和维生素量少,但对人类健康非常重要。缺乏任何一种微量营养素都可有严重后果,如出生缺陷、认知落后、免疫能力低下、工作能力差,甚至出现妊娠母亲与胎儿死亡、儿童失明等严重状况。

表 2-6　营养素分类、功能、特点与来源

营养素	供能	功能与特点	主要食物来源
蛋白质	1g 供 4 千卡	供能占总能量 8%~15%,提供生长发育所需氨基酸; 蛋白质主要由 20 种基本氨基酸组成,构成人体组织、细胞的基本物质,也是体液、酶和激素的重要组成部分;食物中的蛋白质主要用于机体的生长发育和组织的修复;参与各种生理功能,如调控渗透压; 儿童除需与成人相同的 9 种必需氨基酸,半胱氨酸、酪氨酸、精氨酸和牛磺酸为早产儿与小婴儿条件必需氨基酸; 优质蛋白质:必需氨基酸含量高、种类齐全、比例恰当、生物利用度高,动物蛋白质和大豆为优质蛋白质; 蛋白质互补:即互补必需氨基酸	动物性食物:畜类、禽类、鱼虾类、蛋类、乳类

营养素		供能	功能与特点	主要食物来源
碳水化合物		1g 供 4 千卡	能量主要来源：供能占总能量 40%~50%；>2 岁供能占总能量的 50%~65%；供能>80% 总能量或<40% 总能量均不利于健康； 主要为单糖、双糖和可消化的多糖(如淀粉、糊精、糖原等)； 膳食纤维成分众多，又可分为可溶性 DF 和不可溶性 DF。DF 可增加食物的体积，影响粪便体积、性状和肠道微生态(为肠道定植菌提供代谢底物)，参与清理肠道	谷类食物 <6 月龄婴儿的碳水化合物主要是乳糖、蔗糖、淀粉；
			供给膳食纤维，吸收水分、促进肠蠕动、无氧酵解产生短链脂肪酸	谷、薯、豆类、蔬菜及水果等植物性食物提供膳食纤维
脂类		1g 供 9 千卡	供能与年龄关系 0 月龄 ~<6 月龄：48% 6 月龄 ~<1 岁：40% 1 岁 ~<4 岁：35% >4 岁：20%~30% 能量第二来源，提供必需脂肪酸；帮助某些脂溶性维生素吸收； 脂肪包括脂肪和类脂，脂肪由甘油和脂肪酸组成三酰甘油酯，类脂包括磷脂、糖脂、脂蛋白、类固醇； 脂类参与细胞脂肪构成，提供必需脂肪酸，促进脂溶性维生素吸收； 脂肪酸：人体可合成饱和脂肪酸、单不饱和脂肪酸，但人体不能合成必需脂肪酸 n-3 系 ALA 和 n-6 系 LA；衍生物 EPA $C_{20:5}$、DHA $C_{22:6}$、AA $C_{20:6}$ 与视力、认知、免疫、生长、生殖等有关。必需脂肪酸应占脂肪所供能量的 1%~3%	油脂食物、乳类 饱和脂肪酸：肉类、植物油 单不饱和脂肪酸：植物油 多不饱和脂肪酸：鱼油、植物油； n-6：亚油酸 LA，如植物油、坚果类；花生四烯酸 AA；动物性食物，如鱼、蛋、瘦肉、肝； n-3：亚麻酸 ALA，如各种绿色蔬菜、坚果；EPA、DHA：如深海鱼、海洋哺乳动物、鱼油
微量营养素	维生素		分类：脂溶性维生素 A、D、E、K 水溶性维生素 B_1、B_2、B_3、B_6、B_{12}、C、生物素(维生素 H)叶酸、泛酸、胆碱； 体内不能合成，每种维生参与代谢和免疫都有特定的作用	动物性食物提供维生素 A、B_1、B_2、B_{12}、叶酸； 有色蔬菜提供胡萝卜素； 米糠、麦麸、豆、花生，部分肠内细菌和酵母合成维生素 B_1； 蔬菜、酵母提供维生素 B_2； 水果及新鲜蔬菜提供维生素 C； 皮肤接受日光照射合成维生素 D

续表

营养素		供能	功能与特点	主要食物来源
微量营养素	矿物质		常量元素(狭义的矿物质)Ca、P、Mg、Na、K、Cl、S 等; 微量元素 Fe、I、Zn、Cu 等; 参与构建人体组织、作为辅酶参与机体代谢、调节、组织器官发育和免疫	动物性食物提供钙、磷、铁、锌; 豆类、谷类提供钙、磷; 豆类、绿色蔬菜、水果提供铁; 禽、全谷、麦胚、豆类、酵母等提供锌; 海产品提供碘
水			为机体提供液体,帮助调节体温; 参与代谢过程; 需要量与能量摄入、食物、肾功能、年龄有关; 若奶量足够,婴儿可从乳汁中获取充足水分,不需另加水; 儿童体内含水量随年龄增加而降低	

【营养素功能与来源】

1. 宏量营养素功能及主要来源　见表 2-6。
2. 微量营养素功能及主要来源　见表 2-7。

表 2-7　微量营养素的构成、功能及主要来源

微量营养素	功能	来源
维生素 A	促进生长发育和维持上皮组织的完整性,为形成视紫质所必需的成分,与铁代谢、免疫功能有关	肝、牛乳、奶油、鱼肝油;有色蔬菜中的胡萝卜素
维生素 B_1 (硫胺素)	是构成脱羧辅酶的主要成分,为糖类代谢所必需,维持神经、心肌的活动机能,调节胃肠蠕动,促进生长发育	米糠、麦麸、豆、花生;瘦肉、内脏;肠内细菌和酵母可合成一部分
维生素 B_2 (核黄素)	为辅黄酶主要成分,参与体内氧化过程	肝、蛋、鱼、乳类、蔬菜、酵母
维生素 PP (烟酸、尼克酸)	是辅酶Ⅰ及Ⅱ的组成成分,为体内氧化过程所必需;维持皮肤、黏膜和神经的健康,防止癫皮病,促进消化系统的功能	肝、肉、谷类、花生、酵母
维生素 B_6	为转氨酶和氨基酸脱羧酶的组成成分,参与神经、氨基酸及脂肪代谢	各种食物中,亦由肠内细菌合成
维生素 B_{12}	参与核酸的合成、促进四氢叶酸的形成等,促进细胞及细胞核的成熟,对生血和神经组织的代谢有重要作用	动物性食物

续表

微量营养素	功能	来源
叶酸	叶酸的活性形式四氢叶酸是体内转移"一碳基团"的辅酶,参与核苷酸的合成,特别是胸腺嘧啶核苷酸的合成,有生血作用;胎儿期缺乏引起神经畸形	绿叶蔬菜、肝、肾、酵母较丰富,肉、鱼、乳类次之,羊乳含量甚少
维生素C	参与人体的羟化和还原过程,对胶原蛋白、细胞间粘合质、神经递质(如去甲肾上腺素等)的合成,类固醇的羟化,氨基酸代谢,抗体及红细胞的生成等均有重要作用	各种水果及新鲜蔬菜
维生素D	调节钙磷代谢,促进肠道对钙的吸收,维持血液钙浓度,有利骨骼矿化	鱼肝油、肝、蛋黄;人皮肤接受日光照射合成
维生素K	由肝脏利用、合成凝血酶原	肝、蛋、豆类、青菜;部分维生素K由肠内细菌合成
钙	为凝血因子,能降低神经、肌肉的兴奋性,是构成骨骼、牙齿的主要成分	乳类、豆类、绿色蔬菜
磷	是骨骼、牙齿、细胞核蛋白、各种酶的主要成分,协助糖脂肪和蛋白质的代谢,参与缓冲系统,维持酸碱平衡	乳类、肉类、豆类和五谷类
铁	是血红蛋白、肌红蛋白、细胞色素和其他酶系统的主要成分,帮助氧的运输	肝、血、豆类、肉类、绿色蔬菜、杏、桃
锌	为多种酶的成分	鱼、蛋肉、禽、全谷、麦胚、豆、酵母等
镁	构成骨骼和牙齿成分,激活糖代谢酶,与肌肉神经兴奋性有关,为细胞内阳离子,参与细胞代谢过程	谷类、豆类、干果、肉、乳类
碘	为甲状腺素主要成分	海产品

【宏量营养素的消化及吸收】

婴儿消化功能的成熟也同样遵循发育不平衡的规律和逐渐成熟的过程(表2-17)。婴儿早期对单、双糖的消化能力较好,对多糖消化较差。2岁后消化酶发育近成人水平。

1. **蛋白质的消化吸收** 婴儿消化蛋白质能力强于脂肪与淀粉,可满足生后生长所需的蛋白质。1周新生儿已可维持正氮平衡。

(1)胃蛋白酶:胎儿34周开始分泌,3月龄胃蛋白酶活性逐渐增加,18月龄达成人水平。

(2)胰蛋白酶:新生儿生后1周胰蛋白酶活性增加,1月龄已达成人水平。

2. **脂肪的消化吸收**

(1)胰脂酶:新生儿期几乎无法测定,2岁后达成人水平。

(2)胃脂肪酶:新生儿期发育较好。胃脂肪酶和人乳的脂肪酶可代偿胰脂酶的不足。

(3)肠脂酶:生后分泌不足。

3. **碳水化合物的消化吸收**

(1)单糖:葡萄糖,出生吸收较好。

(2)双糖:出生时双糖酶发育较好,乳糖酶足月时活性达高峰。

(3)多糖

1)唾液腺淀粉酶3月龄后活性增加,2岁达成人水平。

2)小肠 α- 淀粉酶:新生儿十二指肠活性低,消化淀粉能力有限,但肠内葡萄糖化酶含量高,可参与淀粉消化;

3)胰淀粉酶:新生儿出生时完全测不到,4~6月龄开始分泌,后逐渐成熟,2岁达成人水平。

人乳中含脂肪酶与少量淀粉酶,可代偿生后胰脂酶与胰淀粉酶不足,可能是进化过程的痕迹。

【儿童营养状况评估】

1. 评价儿童营养目的　评价群体儿童和个体儿童营养状况方法与目的不同。评价群体儿童营养状况(<5 岁)主要通过体格生长水平调查了解流行强度,或为趋势、状况的描述。调查结果与该地区或国家的经济、文化状况有关,可帮助政府决策时提供数据,不涉及任何病因。近年 WHO 以儿童人群 W/H 的状况作为儿童人群营养不良流行强度判断标准。评价个体儿童营养状况主要是了解是否存在营养不良(malnutrition),如存在营养不良,需要明确是原发的还是继发的、营养不良缺乏的发展阶段等问题,以采取相应的干预措施。

2. "ACDB"评价儿童营养方法　因营养不良不是单一疾病,而是一种异常的状态,可因食物供给不足(灾荒、战争),或食物摄入不当(缺乏知识),或疾病吸收不良使儿童获得的营养素(能量、蛋白质、维生素、矿物质)不能维持正常组织、器官的生理功能,发生营养低下(undernutrition)或营养过度(overnutrition)的状况。营养低下是营养素不足的结果,而营养过度是摄入营养素失衡(imbalances)或过量的结果。正确认识营养素缺乏或过多应按照营养不良的定义从病史中确定高危因素、临床表现,以相应的实验室方法评价营养素代谢的生理、生化状况,可概括为"ACDB",即 "A" 人体测量(anthropometric measurement)、"C"临床表现(clinical indicators)"D" 膳食分析(dietary assessment)、"B" 实验室或生化检查(biochemical or laboratory tests)4 步(图 2-14)。

(1)"A"人体测量:体格发育与评价可间接了解儿童营养状况,即初步判断有无营养问题(表 2-8)。

表 2-8　儿童生长状况评估

评估内容	评估指标	百分位法	标准差法	评估结果
生长水平	体重 / 年龄	$<P_3$	M–2SD	低体重
生长速度	身长(身高)/ 年龄	$<P_3$	M–2SD	生长迟缓
体型匀称	体重 / 身长(身高)	$<P_3$	M–2SD	消瘦
体型匀称	体重 / 身长(身高)	$P_{85}\sim<P_{95}$	–	超重(≥2 岁)
体型匀称	体重 / 身长(身高)	$\geq P_{95}$	–	肥胖(≥2 岁)

(2)"D"膳食分析:当体格发育评价提示儿童可能存在营养问题时,膳食分析可发现营养不良的高危因素。"A"体格生长、"D"与膳食评价可确定超重/肥胖与能量摄入不足状态,如儿童能量代谢摄入和消耗不平衡可出现能量摄入过多,超过需要的能量,为能量摄入过剩,机体多余的能量以脂肪的形式储存,导致肥胖;能量摄入不足消耗自身组织以满足需要,可出现能量缺乏的症状,如体力下降、体重减轻、发育迟缓等状况(表2-9),即为Ⅱ型营养素缺乏(图2-15)。儿童仅表现生长下降,但血生化基本正常,无特体格生长殊临床表现。当疑及儿童可能存在某种营养素缺乏时则需继续评估临床表现。

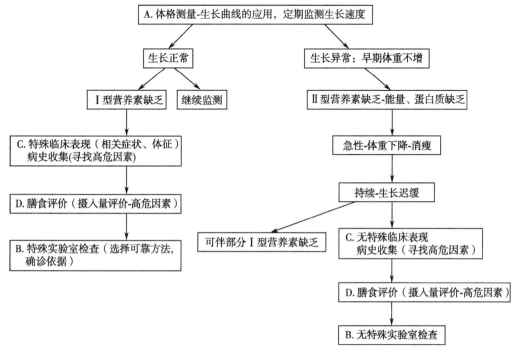

图 2-14 儿童营养评价的流程

表 2-9 儿童能量代谢摄入和消耗不平衡的结果

摄入能量超过机体需要	摄入能量不足机体需要
超重或肥胖	体重增长不足、消瘦
消化不良	低体重、营养缺乏
增加慢性病的危险	增加慢性病的危险
降低人体健康	降低人体健康

(3)"C"临床表现:若"A"体格生长、"D"膳食评价均疑儿童存在营养问题时,医生则宜进一步发现与之相符的营养素缺乏的临床表现(表2-10)。营养问题的临床表现与病因密切相关,如Ⅰ型营养素缺乏(包括维生素与主要矿物质钙)各有特殊临床表现,血生化改变明显,但一般不影响儿童体格生长。

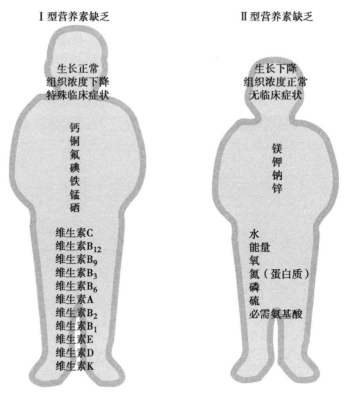

图 2-15 Ⅰ型、Ⅱ型营养素缺乏时机体的病理生理反应

表 2-10 营养素缺乏的临床表现

营养素	皮肤表现	口腔损害	神经症状	贫血	其他
维生素 C	x	x	x	x	
维生素 B_1			x		
核黄素		x			
烟酸	x		x		
叶酸		x		x	
维生素 B_{12}		x	x	x	
维生素 B_6		x	x	x	
维生素 A	x		x	x	眼干燥症,夜盲,致盲,上呼吸道消化道感染,免疫功能紊乱
维生素 D					佝偻病,骺板增宽
维生素 E			x	x	
维生素 K	x			x	紫癜
铁			x	x	
锌	x		x	x	生长障碍,厌食症,青春期延迟,免疫功能紊乱
钙			x		手足抽搐,骨盐流失
磷					肌肉功能损伤,包括心搏呼吸停止

(4)"B"实验室或生化检查：最后医生在前 3 步研究基础上选择相应的实验室检查，以确诊缺乏的营养素。

【临床估计常用食物主要营养成分方法】

国际上营养学家为方便家长理解，尽量采用实际生活中的用具或术语(杯、茶匙、匙、个、片、吋)表示"份"以粗略表示食物的量，以下为统一方法。

1 杯 =240ml(液体或固体的体积)、1 茶匙(勺)=5ml、1 匙(勺)=15ml、1 吋 =2.5cm 等。

1. 每份相同体积(1/2 杯 =120ml)的熟蔬菜类提供相同含量营养素：提供约 5g 碳水化合物，2g 蛋白质，能量 25kcal，无脂肪(每份以"杯"表示)(表 2-11)。

表 2-11　每份熟蔬菜(120ml)含相同食物宏量营养成分

豆芽类	蔬菜	瓜、根茎类	蔬菜汁
绿色豆、黄豆芽	白菜、芹菜、茄子、西蓝花、花椰菜、甜菜、甘蓝	芦笋、葫芦、蘑菇、南瓜、黄瓜、莴苣、萝卜	西红柿汁 蔬菜汁

2. 每份含相同能量与碳水化合物的水果：能量(40kcal)与碳水化合物(10g)，无脂肪(每份以"个""杯""匙"表示)(表 2-12)。

表 2-12　每份水果所含能量(每份以"个""杯""匙"表示)

常见水果		浆果类	果汁、果酱
1 个小苹果	1 个大橘子	覆盆子 1/2 杯	苹果酱 1/2 杯
1/2 个小香蕉	2 个李子	蓝浆果 1/2 杯	橙汁、柚汁 1/3 杯
1/2 个小芒果	10 个大樱桃	草莓 3/4 杯	苹果汁、菠萝汁 1/3 杯、葡萄汁 1/4 杯
1/2 个小柚子	1 个中等柿子	橘子 3/4 杯	4 个半杏干、1 个小无花果干、葡萄干
1 个小广柑	2 个中等杏子	木瓜 3/4 杯	2 匙
1 个小梨	2 个小桃	菠萝 1/2 杯	
1 个大无花果	2 个枣子	西瓜 1 杯	
	12 个葡萄		

3. 每份不同奶类提供相同碳水化合物与蛋白质：碳水化合物(10g)与蛋白质(8g)(每份以"杯"表示)(表 2-13)。

表 2-13　不同脂肪的每份奶含相同碳水化合物、蛋白质

不同脱脂牛奶	全脂牛奶
脱脂牛奶 240ml：83kcal 1% 乳脂奶 240ml：2.5g 脂肪，102kcal 2% 乳脂奶 240ml：5g 脂肪，137kcal 2% 乳脂奶 100ml：57kcal	全脂奶 240ml：10g 脂肪，149kcal

注：美国全脂奶 100ml 提供 62kcal，中国全脂奶 100ml 提供 67kcal。

4. 每份不同体积油脂类食物提供相同能量与脂肪：约提供能量(45kcal)与脂肪(5g)(每份以"个""匙"表示)(表 2-14)。

表 2-14 每份不同体积油脂类食物含相同能量与脂肪

不同体积(重量)油脂类食物	
黄油或人造黄油 1 茶匙	油或烹调油脂 5ml
奶油 3 茶匙	5 个小橄榄
奶油干酪 1 茶匙	6 个小坚果

5. 每份不同体积(重量)的熟谷类食物提供相同宏量营养素:15g 碳水化合物、2g 蛋白质、能量 70kcal,无脂肪(每份以"个""杯"表示)(表 2-15)。

表 2-15 每份不同体积谷类食物含相同宏量营养素

不同体积谷类食物		
熟米饭 1/2 杯	面包 1 片	爆米花 1.5 杯
熟谷物 1/2 杯	白面饼 1/2 个	白色土豆捣碎 1/2 杯
玉米 1/3 杯	英式松饼 1/2	南瓜 3/4 杯
熟意大利面,面条 1/2 杯	小面粉饼干 5 个	熟豌豆 1/2 杯
包子 1 个	蛋糕 1.5 块	

6. 每份不同体积(重量)的肉类食物提供相同宏量营养素:每份约 7g 蛋白质,73kcal 和 5g 脂肪(每份以"个""杯""片"表示)(表 2-16)。

表 2-16 每份不同体积(重量)动物性食物提供相同宏量营养素

鱼、贝壳类	肉类	其他
鱼切片(4×2×0.25 吋)	牛肉、羊肉、猪肉、小牛肉、火腿、肝、鸡等(中脂)	鸡蛋 1 个
鱼、螃蟹 1/4 杯	- 熟:50g 切片	花生酱 2 匙
小的牡蛎、蛤、虾、扇贝 5 个	- 生:75g 切片	奶酪 1 片
	维也纳香肠 2 节	

【基层儿科带教复习题】

单选题

1. 个体长期摄入超过哪种 DRIs 存在中毒风险( )。

A. 推荐摄入量 RNI

B. 适宜摄入量 AI

C. 可耐受的最高摄入量 UL

D. ABC

E. BC

2. 推荐摄入量 RNI 能满足人群中多少个体日常营养所需( )。

A. 100%   B. 99%

C. 97%   D. 95%

E. 90%

3. 以下不是儿童能量代谢消耗途径的选项是（　　　　）。

A. 基础代谢率

B. 儿童组织生长合成和活动

C. 高能量营养物质的选择

D. 食物热力作用

E. 排泄消耗

4. 儿童摄入能量超过机体需要出现的状况不包括（　　　　）。

A. 降低人体健康

B. 增加慢性病的危险

C. 消化不良

D. 营养缺乏、体力下降

E. 超重或肥胖

5. 适合幼儿生长三大宏量营养素的供能比是（　　　　）。

A. 蛋白质 10%，碳水化合物 55%，脂类 35%

B. 蛋白质 25%，碳水化合物 50%，脂类 25%

C. 蛋白质 30%，碳水化合物 50%，脂类 20%

D. 蛋白质 30%，碳水化合物 55%，脂类 15%

E. 蛋白质 15%，碳水化合物 40%，脂类 45%

6. 优质蛋白质的特征不包括（　　　　）。

A. 优质蛋白必需氨基酸含量高、种类齐全、比例恰当、生物利用度高

B. 优质蛋白应占总蛋白 50% 以上

C. 儿童食物应注重优质蛋白

D. 优质蛋白质需互补

E. 优质蛋白质源于动物蛋白质、米、麦、玉米、豆类、植物蛋白质

（陈　立　石应珊）

【参考文献】

1. 毛萌, 李廷玉等. 儿童保健学. 3 版. 北京：人民卫生出版社, 2014.

2. 黎海芪. 实用儿童保健学. 2 版. 北京：人民卫生出版社, 2022.

3. 中国营养学会. 中国居民膳食营养素参考摄入量 (2013 版). 北京：科学出版社, 2014.

4. 中华人民共和国卫生和计划生育委员会国家基本公共卫生服务规范 0-6 岁儿童健康管理规范. 3 版. 2017.

5. HAGAN JF, SHAW JS, DUNCAN PM. Bright Future Guidelines for Health Supervision of Infants, Children, and Adolescents. 4th ed. USA: American Academy of Pediatrics. 2017.

6. FEWTRELL M, BRONSKY J, CAMPOY C, et al. Complementary Feeding: A Position Paper by the European Society for Paediatric Gastroenterology, Hepatology, and Nutrition (ESPGHAN) Committee on Nutrition. J Pediatr Gastroenterol Nutr, 2017, 64 (1): 119-132.

第三节　婴　儿　喂　养

【基层临床实践要点】

> 1. 人乳喂养的优点。
> 2. 初乳、过渡乳、成熟人乳成分的定义。
> 3. 建立稳定人乳喂养的方法。
> 4. 人乳喂养的禁忌证。
> 5. 婴儿配方应用对象。

【人乳喂养】

人乳喂养是符合自然规律的最佳选择,多数母亲的乳汁能满足婴儿最初 4~6 月的营养、免疫和心理需求。1990 年 5 月 10 日,中国卫生部决定将每年的 5 月 20 日作为全国人乳喂养宣传日,广泛开展宣传、咨询活动,以强化人们的人乳喂养意识。为纪念 1990 年 8 月世卫组织和联合国儿童基金会决策者保护、促进和支持人乳喂养的伊诺森蒂宣言,1991 年国际人乳喂养行动联盟(WABA)确定以后每年 8 月 1 日至 7 日为"世界人乳喂养周",使全社会积极鼓励和支持人乳喂养,形成爱婴儿、爱母亲的社会氛围。2010 年是第 19 届世界人乳喂养周,主题是"成功促进人乳喂养十条措施"。

1. 有书面的人乳喂养规定,并常规地传达到全体卫生人员。
2. 对全体卫生人员进行必要的技术培训,使其能实施有关规定。
3. 把有关人乳喂养的好处及处理方法告诉所有的孕妇。
4. 帮助母亲在产后半小时内开始人乳喂养。
5. 指导母亲如何喂奶以及在需要与其婴儿分开情况下如何保持泌乳。
6. 除人乳外,禁止给新生儿任何食物或饮料,除非有医学指征。
7. 实行 24 小时母婴同室,让母亲与其婴儿一天 24 小时在一起。
8. 鼓励按需哺乳。
9. 不要给人乳喂养的婴儿吸人工奶头,或使用安慰物。
10. 促进人乳喂养支持组织的建立,并将出院的母亲转给这些组织。

【人乳喂养益处】

1. 对婴儿的益处　提供平衡营养素满足婴儿生长和发育。人乳中的营养素易被婴儿消化吸收。喂养的过程中人乳汁可随婴儿的生长需要改变成分。研究已证实如果所有的母亲产后 1 小时即哺乳,则每年可挽救 100 万婴儿的性命。

研究表明,人乳含有婴儿生后至 4~6 月龄生长发育所需的多种营养物质,包括蛋白质、脂肪、乳糖、盐、钙、磷、足量的维生素等营养成分；人乳喂养清洁、卫生、新鲜、无菌，经济、方便、温度适宜，是大自然赐予人类婴儿的理想食物。母亲的初乳对幼弱的小婴儿更具特殊意义，含有丰富的抗感染物质，能保护婴儿少患病，提高婴儿对消化道、呼吸道和某些传染病的抵抗力；人乳的营养物质帮助婴儿脑神经细胞发育，有利儿童智力发展。人乳喂养使母婴双方满意，有助于增强母婴感情。

(1)人乳汁含丰富的"生物因子"，包括 IgA、溶菌酶、白介素、生长因子、酶和核苷酸，预防婴儿感染；新生婴儿缺乏的抗体可从母亲的乳汁获得，母亲乳汁的分泌型抗体进入婴儿体内可成为婴儿免疫系统的一部分。

(2)降低发生消化道疾病、呼吸道疾病、中耳炎的危险。

(3)可能对儿童认知发育有益。

(4)人乳中的益生元、益生菌可能有助预防食物过敏。

(5)对预防儿童超重/肥胖有益。

2.对母亲的益处

(1)方便、经济、省时。

(2)刺激催乳素分泌。

(3)哺乳可促进乳母产后子宫复原；提高血中催乳素水平，抑制卵巢对促滤泡素的反应，使雌二醇下降，抑制垂体促黄体生成素分泌，使黄体缺乏正常冲动，抑制排卵，有助计划生育。

(4)可能有助于预防乳腺癌与卵巢癌。

(5)有助于母亲较快恢复孕前体重状态。

(6)经济(仅 1/5 婴儿配方喂养的费用)、方便、温度适宜。

【人乳的成分】

哺乳期的乳汁成分呈动态变化过程，成分呈生理性波动变化，提示人乳是有生物活性的液体，母亲的乳汁成分在一次哺乳过程和整个哺乳期的变化与婴儿生长和发育需要一致(表 2-17)。

(1)初乳：为孕后期与分娩后 4~5 日的乳汁。初乳因含丰富的 β-胡萝卜素，呈黄色；碱性，比重 1.040~1.060(成熟乳 1.030)。虽然初乳量少，每日量约 15~45ml，但营养丰富，满足新生儿最初几天基本营养需要(图 2-16)。

(2)过渡乳：产后 5~14 日的乳汁为过渡乳，乳汁的脂肪、乳糖、水溶性维生素和能量逐渐增加，蛋白质、免疫球蛋白、脂溶性维生素和矿物质下降。

(3)成熟乳：14 日以后的乳汁为成熟乳。

一次哺乳过程的开始部分乳较稀薄，蛋白质含量较高，促使婴儿增加吸吮以获得较多蛋白质；哺乳 15~20 分钟乳汁变得黏稠、乳白色，含较多脂肪，为婴儿停止吸吮的信号，使婴儿产生饱足感而安静入睡。如母亲饮食中油脂食物过多，或哺乳时间过长乳汁脂肪含量增加，可影响婴儿食欲，或使婴儿脂肪摄入过多。

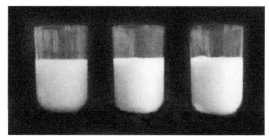

初乳　　　过渡乳　　　成熟乳

图 2-16　各期人乳外观

表 2-17　各期人乳成分变化

	初乳	过渡乳	成熟乳
日龄	≤4-5	5~14	>14
蛋白质/(g·L^{-1})	22.5	15.6	11.5
脂肪/(g·L^{-1})	28.5	43.7	32.6
碳水化合物/(g·L^{-1})	75.9	77.4	75.0
矿物质/(mg·L^{-1})	3.08	2.41	2.06
钙/(mg·L^{-1})	0.33	0.29	0.35
磷/(mg·L^{-1})	0.18	0.18	0.15

【帮助母亲建立良好哺乳方法】

建立良好的人乳喂养需要孕母分泌充足的乳汁,形成有效的射乳反射以及婴儿有力的吸吮。生后 2 周是建立人乳喂养的关键时期。

1. **产前母亲健康状况** 直接影响胎儿健康与乳汁成分。因此,需要合理的孕期营养使母亲体重适当增加(12~14kg),贮存脂肪为哺乳提供能量;妊娠期妇女需增加能量 200~300kcal/d(+15%),哺乳期妇女需增加能量 500/(kcal·d)(+25%);平均蛋白质需求量为 1.2g/(kg·d)和 1.52g/(kg·d)分别在妊娠早期和晚期妊娠期间;EAR 和推荐膳食摄入量(RDA)怀孕期间的碳水化合物分别为 135g/d 和 175g/d。

2. **产后** 泌乳的条件是婴儿频繁吸吮,刺激乳汁分泌;同时乳母心情愉快(图 2-17)。刺激人乳分泌的重要措施包括尽早开奶(产后 15 分钟内)、按需要哺乳、吸(排)空两侧乳房,增加催乳素产生。教育母亲尽量纯人乳喂养以减少影响婴儿吸吮的因素,学习正确的喂哺技巧,如吸吮乳头方法、判断乳量与哺乳姿势。

乳母需合理营养。2013 年中国营养学会的《中国居民膳食营养素参考摄入量》建议乳母的能量比平时增加 500kcal,相当大米 100g、牛奶 250ml;同时哺乳的母亲要有足够蛋白质摄入,约 120g 荤食(鱼、禽、瘦肉)+50~75g 鸡蛋,1 杯牛奶即可(2022 年中国营养学会)。每次哺乳后母亲适当补充液体量,如喝水、牛奶、果汁或菜汤,而不是喝含油汤汁。

中国0~6月龄婴儿人乳喂养关键推荐

依据《中国居民膳食指南（2022）》绘制

- 尽早开奶
- 第一口吃人乳，纯人乳喂养
- 不需要补钙
- 每日补充维生素D 400IU
- 回应式喂养
- 定期测量体重和身长

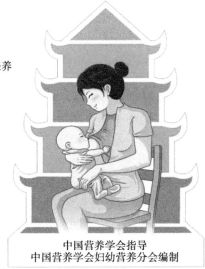

中国营养学会指导
中国营养学会妇幼营养分会编制

图 2-17　产后建立稳定泌乳量

【多余人乳汁的处理】

部分母亲分泌的乳汁量较多,哺乳婴儿后乳房仍有乳汁。建议母亲将多余的乳汁挤出,宜使乳房排空;乳汁则可存放储奶袋中冷冻,以备婴儿需要时使用。储奶袋需标记贮存时间,依贮存时间顺序使用。同时,鼓励母亲选择将多余的乳汁捐至当地人乳库,帮助住院早产儿人乳喂养。

家庭人乳贮存方法:①短期(<72 小时):4 ℃的冰箱冷藏;②长期(<3 个月):<-18℃的冰箱冷冻。

给婴儿喂养贮存人乳前,需将储奶袋放温水浴中解冻。化冻以后将储奶袋放入50℃的温水加温,倒入奶瓶食用。注意不可用微波炉加热,避免冷热不均烫伤婴儿,也避免微波破坏乳汁中的营养成分。解冻后的乳汁超过 24 小时,不宜反复冷冻,需弃之。

【不宜哺乳的情况】

母亲感染 HIV、患有严重疾病应停止哺乳,如慢性肾炎、糖尿病、恶性肿瘤、精神病、癫痫或心功能不全等。乳母患急性传染病时,可将乳汁挤出,经消毒后哺喂。乙型肝炎的母婴传播主要发生在临产或分娩时,是通过胎盘或血液传递的,因此乙型肝炎病毒携带者并非哺乳的禁忌。母亲感染结核病,经治疗,无临床症状时可继续哺乳。

婴儿患某些疾病,如半乳糖血症、苯丙酮尿症等。

【断离人乳】

其他食物引入至完全替代人乳为断离人乳。4~6 月龄婴儿开始逐渐以婴儿配方替代人乳,当配方量至 800ml/d 即可完全替代人乳(12 ~18 月龄)。部分母亲乳汁充足,可持续人乳喂养至 2 岁,但不影响其他食物摄入。为帮助婴儿顺利断离人乳,需培养婴儿有良好的进食习惯,如 3~4 月龄后宜逐渐定时哺乳,4~6 月龄逐渐断夜间奶,培养对其他食物的兴趣以及进食的技能等。引入婴儿配方直接用杯喂养可避免奶瓶喂养的问题,如睡时吸奶形成“奶瓶龋齿”,或将吸吮奶嘴作为抚慰婴儿的方法。

【部分人乳喂养】

人乳与配方或其他食物同时喂养婴儿为部分人乳喂养。

1. 补授法　部分<4 月龄的人乳喂养婴儿体重增长不满意时,排除疾病因素后提示人乳不足。此时采用婴儿配方补充人乳不足为补授法。补授婴儿配方时哺乳次数不变,每次先哺人乳,将两侧乳房吸空后再以婴儿配方补足人乳不足部分,有利于刺激人乳分泌。补授的乳量由婴儿食欲及人乳量多少而定,即“缺多少补多少”。

2. 代授法　一般人乳喂养婴儿至 4~6 月龄时,为断离人乳逐渐引入婴儿配方替代人乳,为代授法。即在减少人乳喂养次数与量,增加婴儿配方,逐渐替代人乳喂养。如人乳充足,人乳喂养可至 2 岁,可不经过婴儿配方代授。为避免婴儿夜间眷恋人乳,宜与母亲分床睡。

若<4 月龄婴儿母亲汁乳量不足时不宜采用代授法,因可减少吸吮人乳次数,减少对母亲乳头的刺激,乳汁分泌会越来越少。同样,4~6 月龄婴儿如用补授法,婴儿易眷恋母亲,难以断离。

【婴儿配方喂养】

1. 婴儿配方　是利用现代技术改造兽乳(主要是牛乳),使其三大宏量营养素接近人乳(降低酪蛋白、钙含量等),强化乳清蛋白,不饱和脂肪酸及乳糖,微量营养素维生素 D,Fe 及 Zn 等,可满足正常婴儿生长。

2. 婴儿配方喂养　<4 月龄婴儿因各种原因不能进行人乳喂养时,完全采用配方喂养婴儿,称为配方喂养。

同人乳喂养一样,婴儿配方喂养亦需要有正确的喂哺技巧,包括正确的喂哺姿势、唤起婴儿的最佳进奶状态。配方喂哺婴儿应特别注意选用适宜的奶嘴和奶瓶、乳液温度适当、奶瓶清洁以及喂哺时奶瓶的位置,同时宜现冲现食。

3. 婴儿配方调配　教育家长仔细阅读配方包装的说明,特别注意“平勺”的操作方法,进行规范调配,以保证婴儿营养摄入适当。一般市售配方均配备统一规格的专用小勺。如盛 4.4g 奶粉的专用小勺,1 平勺宜加入 30ml 温开水;盛 8.8g 奶粉的专用小勺,1 平勺宜加入 60ml 温开水(重量比均为 1:7)。

⚠ 注:1 平勺为用平的用具(小刀、筷子)刮平,摇或磕“平”或在圆筒口刮“平”均可使配方重量增加,冲调后的乳液浓度增加。

4. 摄入配方量估计　<6 月龄婴儿采用配方喂养时,配方是婴儿的主要营养来源。实际工作中为正确指导家长或评价婴儿的营养状况,常常需要估计婴儿配方摄入量。婴

儿的体重、RNIs、以及配方规格是估计婴儿配方乳液的基本资料。婴儿能量需要量为90kcal/(kg·d),一般市售婴儿配方100g供能约500kcal,故需婴儿配方约18~20g/(kg·d)或135~150ml/(kg·d)。或用月消耗配方量估计日乳液量,如月消耗900g配方3.5~4听,相当于婴儿进食乳液量800~900ml/d。按规定调配的配方蛋白质与矿物质浓度接近人乳,只要配方量适当,总液量亦可满足需要。

【基层儿科带教复习题】

单选题

1. 人乳三大宏量营养素成分的特点不包括(　　)。

A. 人乳蛋白质:含乳清蛋白70%,水溶性,难形成凝乳;胃排空快;分解成可吸收的短肽和氨基快

B. 人乳脂肪:含较多饱和脂肪酸

C. 人乳脂肪:含解脂酶

D. 人乳碳水化合物:乳糖含量高,利于脑发育

E. 乳糖:利于双歧杆菌和乳酸杆菌生长,产生B族维生素;促进肠蠕动;促进小肠钙的吸收

2. 成熟乳与初乳比较,三大宏量营养素成分的不同是(　　)。

A. 成熟乳蛋白质增加,脂肪增加,碳水化合物无明显改变

B. 成熟乳蛋白质减少,脂肪减少,碳水化合物无明显改变

C. 成熟乳蛋白质减少,脂肪增加,碳水化合物无明显改变

D. 成熟乳蛋白质增加,脂肪减少,碳水化合物减少

E. 成熟乳蛋白质减少,脂肪增加,碳水化合物增加

3. 以下不是生后帮助建立良好的人乳喂养的措施是(　　)。

A. 尽早开奶,尽量纯人乳喂养

B. 按时哺乳

C. 尽量让婴儿吸吮排空两侧乳房

D. 正确的喂哺技巧,每次喂哺时间约15~25分钟

E. 结合婴儿体重增长、尿量、睡眠情况综合判断乳量

4. 适当的人乳冰箱的储存时间是(　　)。

A. 室温25℃时储存2小时;冷藏4℃时储存24小时;冷冻–20℃时储存2个月

B. 室温25℃时储存2小时;冷藏4℃时储存24小时;冷冻–20℃时储存2个月

C. 室温25℃时储存2小时;冷藏4℃时储存72小时;冷冻–20℃时储存2个月

D. 室温25℃时储存4小时;冷藏4℃时储存48小时;冷冻–18℃时储存3个月

E. 室温25℃时储存6小时;冷藏4℃时储存48小时;冷冻–20℃时储存3个月

5. 以下情况适合人乳喂养(　　)。

A. 母亲感染HIV、梅毒、水痘等。

B. 母亲活动性结核如粟粒性结核还未抗结核治疗

C. 母亲为乙型肝炎病毒携带者

D. 母亲患严重疾病难以哺喂,或使用某些药物,如抗肿瘤和违禁药物等。

E. 婴儿患某些疾病,如半乳糖血症、苯丙酮尿症等。

6. 关于人乳喂养能到何时,以下恰当的是(　　)。

A. 6 月龄　　　　　　　　B. 9 月龄　　　　　　　　C. 满周岁

D. 2 周岁　　　　　　　　E. 2 周岁或以上

(陈　立　石应珊)

【参考文献】

1. 毛萌,李廷玉. 儿童保健学. 3 版. 北京:人民卫生出版社,2014.
2. 黎海芪. 实用儿童保健学. 2 版. 北京:人民卫生出版社,2022.
3. 中国营养学会. 中国居民膳食营养素参考摄入量(2013 版). 北京:科学出版社,2014.
4. 国家基本公共卫生服务规范 0-6 岁儿童健康管理规范. 3 版. 2017.
5. HAGAN JF, SHAW JS, DUNCAN PM. Bright Future Guidelines for Health Supervision of Infants, Children, and Adolescents. 4th ed. USA: American Academy of Pediatrics. 2017.
6. FEWTRELL M, BRONSKY J, CAMPOY C, et al. Complementary Feeding: A Position Paper by the European Society for Paediatric Gastroenterology, Hepatology, and Nutrition (ESPGHAN) Committee on Nutrition. J Pediatr Gastroenterol Nutr, 2017, 64 (1): 119-132.

第四节　膳食与婴幼儿食物

【基层临床实践要点】

> 1. 婴儿过渡期食物的添加年龄、技巧及原则。
> 2. 6 月龄添加的过渡期食物。
> 3. 全脂奶的引入的年龄。
> 4. 幼儿进食的原则。
> 5. 幼儿进食的原则。
> 6. 儿童食物盐、糖的摄入量。

【婴儿食物转换】

　　出生后的小婴儿完全依赖母亲的乳汁获得营养,满足生长。婴儿逐渐成熟,逐渐脱离母亲独立生存,首先是逐渐脱离母亲的乳汁→独立进食→有独立生活能力。因此,婴儿完全脱离母亲的乳汁是第一步,同时逐渐习惯食其他的成人食物。但“断乳”不等于“完全停止母亲乳汁”的喂养,也不是不需要其他乳汁。婴儿生后 2 年的营养来源一半是乳类。

　　像其他动物的成长过程一样,婴儿进食成人食物必须有学习与适应的过程。但人类的婴儿期比较长,适应期也就比较“复杂”,包括婴儿自己的适应过程,如从用手抓到用餐具,从只会吸吮到学会用牙咬、从杯碗中喝、学习将半固体或固体食物吞咽、咀嚼。父母则需要与婴儿成长过程同步准备食物,如从纯乳液到半固体的糊状或碎状食物,到与成人相同形状的固体食物,质地由软到硬;主食由纯乳类到一半乳类到成人的谷类为主的混合杂食。所以将初期的半固体食物称"断乳食品""辅助喂养""辅食"是不恰当的,容易产生歧义。临床上大部分儿科医生和儿童保健医生仍用"辅食"的概念指导家长,不少家长认为"辅食"就可以随便给婴儿,结果家长用"辅食""挤去"或"占用"可继续进食乳类的时间。因为婴儿从来没有吃过半固体或固体食物,所以权威的 Nelson 儿科学描述婴儿期的转换食物为"other foods",即"其他食物",方法为"引入"(introduction)。可见"引入"其他食物、"补充食物"与"辅食"含义是有差别的,术语的正确描述影响专业人员与家长的行为。

2009 年中华医学会儿科学分会(Chinese Associatetion Pediatrics,CAP)儿童保健学组(Pediatric Primary Care Group,PPCG)发表的"婴幼儿喂养建议"定义半固体、固体食物"是除乳类以外,适合婴儿营养需求和进食技能发育的其他食物"。

1. 引入其他食物的原因 母亲的乳汁帮助不成熟的婴儿时间是有限的,多数母亲的乳汁可满足婴儿生长约半年。自然过程是母亲乳汁营养与婴儿消化道发育同步,母亲乳汁营养的逐渐下降,提示婴儿逐渐需要其他食物。婴儿消化道发育与运动、语言行为发育一样,也有发育里程碑(表 2-18)。

表 2-18 婴儿消化道发育与运动、语言行为发育里程碑

年龄	消化道酶发育	进食技能	食物	质地	其他食物	质地	大运动发育	语言发育
			食物选择					
出生至3月龄(120d)	成熟: 胃蛋白酶、胰蛋白酶; 胃脂肪酶、人乳脂肪酶; 乳糖酶、小肠 α- 淀粉酶; 不成熟: 肠脂酶、胰脂酶; 唾液腺淀粉酶、胰淀粉酶	吸吮 - 吞咽	乳类	液体			俯卧时抬头片刻竖颈、俯卧抬头	咿咿发音逗笑
4~5 月龄	成熟:唾液腺淀粉酶	有节奏地咬	乳类	液体			手到口、抓	
5~6 月龄(150d)		用勺喂、舔	乳类	液体	强化铁米粉、肉类、根茎类或瓜豆类蔬菜	糊状	坐稳	

续表

年龄	消化道酶发育	进食技能	食物选择				大运动发育	语言发育
			食物	质地	其他食物	质地		
7~8月龄		抓食、咀嚼、喝、	乳类	液体	谷类	软颗粒	俯卧抬胸腹、爬、原地转、或倒退、坐稳能转身体	咿呀学语
					肉鱼蛋类、蔬菜	软条块状		
8~9月龄		学用勺自喂	乳类	液体			扶站	
12月龄		断离奶瓶					走	说第一个词
2岁	成人水平	独立进食	乳类	液体	同成人		跳、跑	2~4字短句

家长需知道婴儿消化道发育与运动、语言行为发育需同步,否则婴儿会出现进食行为异常表现。

2. 引入其他食物的年龄 各国均没有严格的规定,一般引入其他食物的婴儿为4~6月龄。据婴幼儿发育成熟水平引入其他食物,不断调整婴儿的食物质地,促进儿童进食技能发育,避免用一种方式或统一年龄、体重判断。

3. 引入的其他食物

(1)婴儿第一阶段食物:中华医学会儿科学分会(Chinese Associatetion Pediatrics,CAP)儿童保健学组(Pediatric Primary Care Group,PPCG)发表的《婴幼儿喂养建议》描述婴儿第一阶段食物为特别制作的婴儿产品或家庭自制的一定营养素的(维生素C)、不含添加剂(糖、盐)的泥状(茸状)食物,多为植物性食物,包括强化铁的米粉、肉泥和家禽菜肴、根茎类或瓜豆类的蔬菜泥。

(2)婴儿第二阶段食物:经过第一阶段食物训练已能分别接受各种食物,无明显过敏反应,7~8月龄婴儿宜混合食用(表2-19)。食物品种接近成人食物,宜含更多营养素,不含添加剂(糖、盐)。食物的硬度或大小应适度增加,适应婴儿咀嚼、吞咽功能的发育,如末状、碎状、指状或条状软食,包括水果、蔬菜、鱼肉类、蛋类和和豆类食物。引入的食物制作应以当地食物为基础,注意食物的质地、营养密度、卫生、制作多样性。乳类仍为婴儿营养的主要来源,应保证800ml左右。

4. 进食技能发育 婴儿进食技能学习需要感知觉和感知觉的反馈,涉及本体感受、触觉、压力觉、温度觉和味觉。特别是婴儿早期味觉发育与以后进食的偏爱行为密切有关。让婴儿较早感觉愉快的口腔刺激,如进食、咬东西、吃手指有利于以后进食固体食物和食物的转换。

婴儿进食技能发育包括婴儿成熟吸吮动作(2月龄)、随意吸与吞(4月龄)、出现有意识咬的动作(5月龄)、咀嚼与吞咽(6月龄)、手抓指状食物到口咬嚼(8月龄)、学习用杯喝奶(12月龄)。提前训练是婴儿自我进食技能的早期教育,如让婴儿 4~5 月龄手抓到口,8~9 月龄则很容易抓指状食物吃;12~14 月龄从勺中吃撒少到 15~18 月龄能自己用勺吃饭;7~8 月龄学习从小口杯喝,15~18 月龄即可从大口杯子喝。

表 2-19 引入过渡期食物的建议

| 月龄 | 种类 | 其他食物性状 | 餐数(6 餐) | | 进食技能 |
			乳类	其他食物	
6	含铁配方米粉、肉类、菜泥	泥状	5 次(人乳或配方)(已断夜奶)	加至 1 餐	用勺喂
7~9	稠粥、肉末、蛋、豆制品、碎菜、水果	小块、碎状	5→4 次	1→2 餐谷类 *水果少许	学用杯 抓食
10~12	软食、碎肉类、蛋、豆制品、蔬菜、水果	指状或条状	4 次	2 餐谷类	可抓食 自用勺 逐渐学喝

*水果量以不影响主要食物的摄入为准

5. 添加过渡期食物的原则

(1)定时进食:5~6 次 /d,4 月龄后应不再喂夜奶。

(2)大运动、进食技能发育:扶坐,竖头稳直;有意识咬的动作、咀嚼与吞咽、可手抓食物。

(3)能表示饿与饱:儿童可用自己的动作、面部表情或语言行为暗示进食状况。

(4)不定量喂养与进食其他事物关系:家长宜逐渐增加婴儿每次奶量,避免刻板固定每次奶量;当婴儿 5 次能完成 800~900ml 奶量,应适时进食其他食物至 1 餐;若 4 次可完成 800~900ml 奶量,则可进食其他食物至 2 餐。

(5)消退"厌新"反应:多次给婴儿尝试不同味道的食物,刺激婴儿味觉发育。

(6)培养婴儿主动进食:不强迫进食。

(7)反应性进食:婴儿与抚养人之间建立良好的进食行为关系,即喂养过程抚养人抚养者能够识别儿童的行为暗示,如动作、面部表情或语言表示饥饿与饱足时做出适当反应,包括提供适当和有营养的食物,维持好的进食环境。

(8)培养婴儿自我进食技能:如口腔运动,咀嚼和吞咽能力。

6. 常见问题

(1)引入过渡期食物困难:多见于 4~6 月龄婴儿与母亲同床,过度依恋母亲,仍然有夜间哺乳奶,甚至有含乳头睡觉习惯;或母亲用哺乳行为"哄"婴睡眠,形成不良睡眠条件反射,影响婴儿白天进食。

(2)纯乳类喂养时间过短或过长:影响其他食物摄入,宜婴儿发育水平及时引入(120 天<150 天<180 天)。

(3)家长忽略婴儿进食技能需要训练:食物过软、细、含水多,婴儿口腔功能差,稍微粗的食物则发生"卡""吐",婴儿拒绝主动进食能力,包括不会抓食、不会用勺。

【幼儿进食】

1. 幼儿进食原则(图2-18)

 中国营养学会 Chinese Nutrition Society

中国7~24月龄婴幼儿平衡膳食宝塔

 MCNC-CNS 中国营养学会 妇幼营养分会

依据《中国居民膳食指南(2022)》绘制

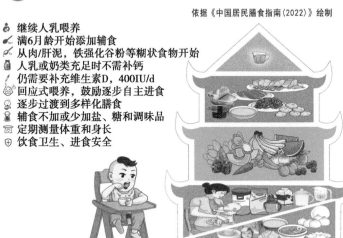

🍼 继续人乳喂养
🥄 满6月龄开始添加辅食
🥄 从肉/肝泥,铁强化谷粉等糊状食物开始
🍼 人乳或奶类充足时不需补钙
🥄 仍需要补充维生素D,400IU/d
🍚 回应式喂养,鼓励逐步自主进食
🍽 逐步过渡到多样化膳食
🧂 辅食不加或少加盐、糖和调味品
📏 定期测量体重和身长
⊕ 饮食卫生、进食安全

中国营养学会指导
中国营养学会妇幼营养分会编制

	7~12月龄	13~24月龄
盐	不建议额外添加	0~1.5g
油	0~10g	5~15g
蛋类	15~50g	25~50g
	(至少1个鸡蛋黄)	
畜禽肉鱼类	25~75g	50~75g
蔬菜类	25~100g	50~150g
水果类	25~100g	50~150g

继续人乳喂养,逐步过渡到谷类为主食
人乳700~500ml 人乳600~400ml

谷类	20~75g	50~100g

不满6月龄添加辅食,须咨询专业
人员做出决定

图 2-18　幼儿进食的原则

2. 幼儿进食特点　满足幼儿生理需要,还要满足心理需要。幼儿食欲相对下降或食欲波动受以下因素影响。

(1)幼儿心理行为,探索性行为。

(2)家庭成员行为。

(3)进食技能。

3. 及时更换乳类　中美儿科协会建议1岁后可饮用成人全脂奶,断离奶瓶。喝全脂奶到2岁,如生长良好可换低脂奶。

4. 与成人同桌、同食　婴儿后期可与成人同桌进餐,学习进食过程,中美儿科协会建议2岁后应与成人同食。

5. 幼儿膳食安排

(1)三餐主食及餐间点心:三餐主食同成人膳食,2~3次牛奶或酸奶(≥500ml)、蔬菜、水果。

(2)能量分布:早25%、中35%、晚30%、点心10%(包括牛奶或酸奶)。

(3)重视良好饮食习惯的培养,自己愉快进餐、允许幼儿进食量波动。

6. 适量盐、糖

(1)避免过多盐的食物:减少儿童依赖咸味食物产生口味偏好。除烹调盐外,控制含盐较多的加工食物。包括避免食用咸的零食,如薯片和饼干。

(2)甜食适量:过多甜食与儿童超重、龋齿有关,包括果汁及饮料摄入量。美国儿科学会指南不建议给儿童果汁,可给新鲜水果。建议不影响奶量情况下给婴儿水果适量,但无新鲜果汁;幼儿果汁<半杯/d,学龄前儿童果汁半杯~大半杯/d,学龄儿青少年:果汁1杯/d。

【基层儿科带教复习题】

单选题

1. 婴幼儿2岁时,活性达成人水平的消化酶是( )。

A. 胃蛋白酶　　　　　　B. 胰蛋白酶　　　　　　C. 胰脂酶

D. 胃脂肪酶　　　　　　E. 双糖酶

2. 添加过渡期食物的时机不包括( )。

A. 每个婴儿6月龄开始添加过渡期食物

B. 从婴儿月龄和发育成熟程度评估是否可以开始添加过渡期食物

C. 可以扶坐,竖头稳直

D. 有进辅食欲望,看别人吃东西伸手抓,自己咂嘴唇

E. 能张嘴吃食,从杯喝水,咬嚼指状食物,口中运输及吞咽自如

3. 女婴,足月出生,9月龄,配方奶喂养850ml/d,体重、身长增长良好,发育正常。6月龄开始其他食物,现在已吃软主食、肉末、水果,但不喜蔬菜,正确的处理是( )。

A. 暂停3个月,满周岁以后再开始给

B. 减少配方,同时给菜末

C. 20~30次反复尝试直到接受

D. 夜晚婴儿半醒时给菜汤、菜末

E. 补维生素D,维生素A和铁

4. 幼儿进食的原则不包括( )。

A. 3餐主食及餐间点心

B. 2~3次牛奶或酸奶≥500ml/d

C. 1岁后与成人同食

D. 1岁开始断离奶瓶

E. 如生长良好可将全脂奶在2岁时换为低脂奶

5. 10月龄男婴,人乳喂养,已加各种过渡期食物,体重、身长、头围生长良好。以下正确的建议是( )。

A. 建议每日食物中添加2g盐

B. 建议每日食物中添加5g盐

C. 建议每日食物中添加10g盐

D. 建议每日食物中添加15g盐

E. 不建议食物中添加盐

6. 临床指南建议可给儿童新鲜水果。如给新鲜100%果汁,2岁男孩建议每天适当的果汁摄入量是( )。

A. 果汁<半杯/d

B. 果汁<半杯多 /d

C. 果汁<大半杯 /d

D. 果汁<约 1 杯 /d

E. 果汁<1 杯 /d

(李廷玉　石应珊)

【参考文献】

1. 毛萌,李廷玉. 儿童保健学. 3 版. 北京:人民卫生出版社,2014.

2. 黎海芪等. 实用儿童保健学. 2 版. 北京:人民卫生出版社,2022.

3. 中国营养学会. 中国居民膳食营养素参考摄入量(2013 版). 北京:科学出版社,2014.

4. 李廷玉,主译. 婴儿营养原理与实践. 7 版,北京:人民卫生出版社,2009.

5. HAGAN JF, SHAW JS, DUNCAN PM. Bright Future Guidelines for Health Supervision of Infants, Children, and Adolescents. 4th ed. USA: American Academy of Pediatrics, 2017.

6. FEWTRELL M, BRONSKY J, CAMPOY C, et al. Complementary Feeding: A Position Paper by the European Society for Paediatric Gastroenterology, Hepatology, and Nutrition (ESPGHAN) Committee on Nutrition. J Pediatr Gastroenterol Nutr, 2017, 64 (1): 119-132.

第五节　早产儿喂养及营养管理

【基层临床实践要点】

1. 早产儿的定义,分类和风险。
2. 早产儿年龄矫正计算方法。
3. 早产儿生理特点。
4. 早产儿营养风险程度评估
5. 人乳强化剂,早产儿配方和早产儿出院后配方应用指征。
6. 早产儿强化喂养时间及出院后强化喂养管理方案。
7. 早产儿出院后微量营养素补充。
8. 出院后定期随访评估。

【概述】

1. **早产**　根据胎龄定义:胎龄(gestational age,GA)37~40 周的新生婴儿为足月新生婴儿,胎龄不足 37 周的新生婴儿为早产儿。

2. **早产发生率**　美国早产发生率约为 11%~13%,中国每年有 120 万早产儿出生,约占全球早产儿总数的 10%。

【早产儿的风险与相关疾病】

1. **风险** 早产儿又称未成熟儿,胎龄越小,各系统器官功能发育越不成熟。早产儿、低体重儿及小于胎龄儿在婴儿和儿童期是生长发育迟缓,感染性疾病的高风险人群,是 5 岁以下儿童死亡的主要原因。

近年,医学进步使胎龄>28 周、体重>1kg 的早产儿生存率明显增加。胎龄>30 周的早产儿长期健康或发育问题较少。胎龄<28 周的早产儿并发症较多,需要在新生儿重症监护室(NICU)进行支持与强化治疗。

2. **常见的相关疾病或后遗症** 早产儿在出生后立即得到有效的医疗干预和健康护理,可避免多数死亡的发生,并降低其患病率。早产儿合理喂养及营养管理是其中极重要的干预手段,不仅关系到近期的生长发育,而且影响到生长营养、发育学习、感染性疾病或残疾等远期预后。

(1)早期相关疾病

1)喂养不耐受、坏死性小肠结肠炎。

2)呼吸窘迫综合征(RDS)、支气管肺发育不良(BPD)或呼吸暂停。

3)心动过缓、动脉导管未闭。

4)早产儿视网膜病变(ROP)。

5)早产儿代谢性骨病。

6)其他健康问题,如黄疸、早产儿贫血等。

(2)远期预后

1)生长和 / 或神经发育迟缓。

2)感染性疾病。

3)慢性肺疾病。

4)脑瘫等残疾。

【早产儿的分类与胎龄矫正】

1. **早产儿的分类**

(1)根据胎龄分类

1)晚期早产儿(late preterm infants):GA 34~<37 周。

2)中期早产儿(moderately preterm infants):GA 32~<34 周。

3)极早产儿(very preterm infants):GA 28~<32 周。

4)超早产儿(extremely preterm infants:GA <28 周。

(2)根据出生体重分类

1)低出生体重(low birth weight,LBW):出生体重<2 500g。

2)极低出生体重(very low birth weight,VLBW):出生体重 1 000~1 499g。

3)超低出生体重(extremely low birth weight,ELBW):出生体重<1 000g。

(3)根据出生胎龄和出生体重的关系分类(同足月儿)

1)适于胎龄(appropriate for gestational age,AGA):出生体重在同胎龄平均体重的 P_{10}~P_{90} 之间。

2)大于胎龄(large for gestational age, LGA):出生体重>同胎龄平均体重的P_{90}。

3)小于胎龄(small for gestational age, SGA):出生体重<同胎龄平均体重的P_{10}。

2. 早产儿胎龄矫正 早产儿矫正年龄后再评估生长和营养的危险度。

(1)矫正方法:实际年龄减去早产的周数,如 32 周胎龄出生,现实际年龄 12 月龄,矫正 40 周 – 32 周 = 8 周(2 月龄),矫正年龄 = 12 月龄 – 2 月龄 = 1 月龄。

(2)矫正的年龄范围:提示为应该追赶正常的年龄。

①头围:18 月龄;②体重:24 月龄;③身长:40 月龄。

【早产儿生理特点】

早产儿营养管理与出生体重和胎龄有关。因早产儿胎龄和出生体重不同,宫内营养储备不同,其出生后对营养素和能量的需求不同。

1. 神经发育不成熟 早产儿脑发育不成熟,睡眠 - 觉醒周期不稳定,觉醒时间短影响喂养时间,使摄入奶量受限。

2. 吸吮、吞咽及呼吸协调性差

(1)胎龄<34 周早产儿吸吮、吞咽及呼吸不协调,易呛咳将奶液吸入气道或肺部。

(2)胎龄 34~36 周时协调性逐渐改善。

(3)胎龄 37 周后协调性发育成熟。

3. 消化吸收功能发育不成熟

(1)解剖结构:分化完成,胃容量小。

(2)肠蠕动弱:胎儿 20~25 周出现胃蠕动,30~31 周开始有胃的排空。

(3)胃肠动力功能发育差:胃排空延迟。

(4)消化酶发育不完善:胃肠消化、吸收功能差。

(5)胃肠黏膜屏障功能未发育成熟:易发生喂养不耐受、肠胀气、胃食管反流、消化功能紊乱和坏死性小肠结肠炎。

4. 营养代谢需求高 早产儿宫内营养储备低,生后各种并发症造成代谢的消耗增加。因此,单位体积对能量和营养素的需求大于正常足月胎儿的营养需求。

5. 微量营养素缺乏 胎儿期约 80% 微量营养素在胎龄 24 周后累积。故胎龄越小,体内累积越少。如足月儿体内钙约为 30g,24 周胎龄的早产儿钙只有足月儿的 10%~15%(3~4.5g)。

【早产儿乳类选择】

1. 人乳喂养 早产儿人乳喂养的益处影响早产儿的近期健康和远期预后,是任何婴儿配方不能替代的。

早产人乳特点:与足月人乳不同,早产儿母亲的乳汁如同宫内胎盘作用的延续,营养价值和生物学功能更适于早产儿的需求,成分与母亲孕龄有关。早产母亲的乳汁蛋白质含量高,利于早产儿的快速生长;营养适合早产儿的需求;乳清蛋白为主,乳清蛋白:酪蛋白为 70:30,含较多不饱和脂肪酸;脂肪及乳糖含量低,易于吸收;肾溶质负荷小。

人乳喂养是保障早产儿健康与生存的最有效措施之一,是早产儿首选的喂养方式。和足月儿一样,建议人乳喂养至少≥ 6 月龄。

虽然早产母亲的乳汁有益于早产儿生长,但早产儿本身摄入奶量的能力有限;同时早产母亲乳汁的蛋白质、矿物质含量难以满足早产儿特别是极(超)低出生体重早产儿出生后加速生长的需要。目前国际上均推荐人乳喂养的低出生体重早产儿采用强化人乳喂养。加入人乳强化剂(human milk fortifier,HMF)的早产母亲的乳汁或捐赠人乳为强化人乳,增加人乳中蛋白质、能量、矿物质和维生素含量。

2. 早产儿配方和早产儿过渡配方(表 2-20、表 2-21)

表 2-20 早产儿配方和早产儿过渡配方

	早产儿配方	早产儿过渡(出院后)配方
配方特点	蛋白质高于早产母亲的乳汁和婴儿配方含量; 氨基酸组成适合早产儿生长代谢; 脂肪长链多不饱和脂肪酸;促进神经系统的发育; 碳水化合物组成及强化维生素与矿物质可满足早产儿生长代谢的需求	避免长期采用早产儿配方可导致过多的能量、蛋白质及其他营养素的摄入,增加代谢负荷,故目前有介于早产儿配方与普通婴儿配方之间的过渡配方
应用指征	适用于胎龄<34 周、出生体重<2 000g 的早产儿住院期间应用	早产儿出院后人乳不足时的补充 存在营养不良高危因素的早产儿出院后应用

表 2-21 配方主要成分比较(/100ml)

营养成分	婴儿配方	强化人乳	早产儿配方	早产儿过渡配方
能量 /kcal	67.2~68.0	80~85	80.0~81.0	72.0~74.0
蛋白质 /g	1.45~1.69	2.5~2.8	2.20~2.40	1.85~1.90
脂肪 /g	3.5~3.6	4.1~4.3	4.1~4.3	3.4~4.1
碳水化合物 /g	7.3~7.6	7.9~9.6	8.6~9.0	7.7~8.0
钙 /mg	51~53	112~138	134~146	77~90
磷 /mg	28~36	60~78	67~73	46~49
铁 /mg	1.0~1.2	0.46~1.36	1.2~1.4	1.3~1.4
维生素 A/IU	200~204	983~1 210	250~1 000	330~340
维生素 D/IU	40.5~41.0	120~304	70.0~192.0	52.0~59.0

【住院早产儿喂养与营养管理】

1. **目的** 保证安全的前提下,尽早建立肠内营养,尽快达到足量全肠内营养 150ml/(kg·d),保证早产儿生长良好,营养均衡。避免快速增加肠内营养导致的不良后果。

2. **早产儿喂养的原则** 早产儿因胎龄、出生体重及并发疾病不同喂养不同,个体化喂养最为重要。

(1)开奶与胎龄、病情有关：见表 2-22。

表 2-22　开奶时间

胎龄与病情	开奶时间
BW>1 000g，病情相对稳定	<生后 12 小时
VLBWI/ELBWI	<生后 24 小时
体重<1 000g；严重窒息 Apgar 评分<4 分 /5min；脐动脉插管	延迟至生后 24~48 小时

(2)个体化喂养：见表 2-23。

表 2-23　早产儿个体化喂养管理

喂养方法选择	适应症
肠外营养	喂养不足或不耐受，部分肠外静脉营养补充
早期肠内营养	如根据早产儿耐受情况及时增加奶量，尽快从过渡到足量肠内营养
经口或吸吮	肠内营养逐渐由鼻胃管饲到经口或直接哺乳或配方喂养
人乳喂养	胎龄 ≥34 周、临床状况稳定的早产儿可母婴同室，直接哺乳
监测	体重增长、排便通畅、出入量和喂养耐受情况

(3)微量喂养的禁忌及非禁忌

1)禁忌：先天性肠道畸形和肠梗阻，血流动力学不稳定。

2)非禁忌：出生时窒息、RDS、脓毒血症、低血压、血糖紊乱、机械通气、脐插管；开始肠内微量喂养后宜密切地监护观察，特别是增加奶量后。

(4)早期微量喂养的奶类选择　首选母亲的乳汁；如无母亲人乳时，有条件者宜采用捐赠人乳喂养；无任何人乳提供时选用早产儿配方喂养。

(5)最初微量喂养安排：见表 2-24。

表 2-24　早产儿微量喂养

最初微量喂养		达足量肠内喂养	
奶量	喂养间隔	出生体重	时间
10~15ml/(kg·d)	BW>1 250g　q.3h. BW≤1 250g q.2h. 或 q.3h.	<1 000g	约生后 2 周
		1 000~1 500g	约生后 1 周

3. 早产儿随访重点

(1)需要密切观察喂养耐受性：见表 2-25。

表 2-25 重点观察对象

观察对象	出生体重与疾病处理	喂养耐受情况
特殊早产儿	BW<750g 的 ELBWI;SGA	
严重疾病早产儿	产前检查:胎儿脐血舒张末期血流中断(缺氧)、需要机械通气、生命体征尚未平稳	
母亲	产前、产时感染	

(2)早产儿随访

1)一般情况:体格增长、喂养方式。

2)体格生长评估 矫正胎龄 40 周前与后评估采用的参数不同,矫正胎龄 40 周前仍然是早产儿,采用 2013 年修订的 Fenton 早产儿生长曲线(见图 2-10);矫正胎龄 40 周后同足月儿评估方法(图 2-5)。

3)喂养耐受情况:观察呕吐、进食量、大小便、生命体征的变化、腹胀等,如呕吐物为胆汁样物、或有血性胃残余奶时需转诊。

4)呼吸道或神经系统症状:与并发症的治疗与转归有关。

5)营养代谢的血生化检测:出院时如营养代谢指标异常,出院 1 个月后据指征复查。

4. 增加奶量达足量肠内营养情况 见表 2-26。

表 2-26 增加奶量情况

出生体重	最初奶量	增加喂奶速度
BW<1 000g	15~20ml/(kg·d)	2~3 天可耐受最初奶量
1 000~1 500g	30ml/(kg·d)	增加 30ml/(kg·d)

【出院后早产儿喂养管理】

早产儿出院前,新生儿科医生应进行喂养和生长的评估,根据营养风险的程度分为高危(high risk,HR)、中危(moderate risk,MR)和低危(low risk,LR)三种情况(表 2-27)。营养风险程度是出院后指导个体化营养的依据。

1. 营养风险程度的分类

表 2-27 早产儿营养风险程度分类

风险评估	高危(HR)	中危(MR)	低危(LR)
胎龄/周	< 32	32~34	>34
出生体重/g	<1 500	1 500~2 000	>2 000
宫内发育迟缓	有	无	无
经口喂养	欠协调	协调	协调
奶量/(ml·kg^{-1}·d^{-1})	<150	>150	>150
体重增长/(g·d^{-1})	<25	>25	>25
宫外发育迟缓	有	无	无
并发症*	有	无	无

* 并发症包括:BPD、消化道结构或功能异常、MBD、贫血、严重神经系统损伤等。

2. 早产儿出院后喂养流程(图 2-19)

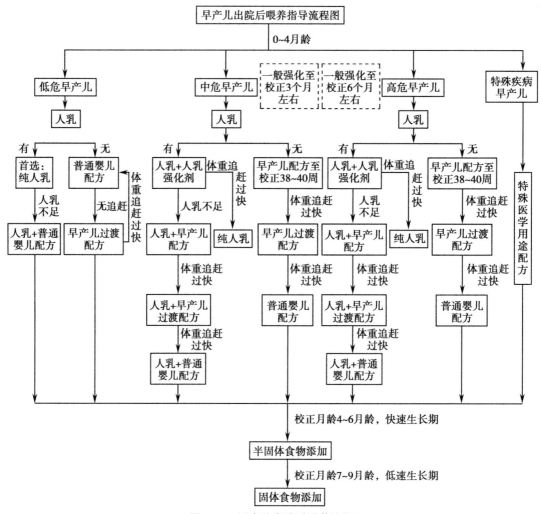

图 2-19　早产儿出院后喂养流程

引自:中华医学会儿科学分会儿童保健学组,中华医学会儿科学分会新生儿学组,《中华儿科杂志》编辑
　　委员会.早产,低出生体重儿出院后喂养建议.中华儿科杂志,2016,54(1):6-12.

3. 早产儿出院后喂养方案(表 2-28)

表 2-28　早产儿喂养方案

营养评估	人乳喂养	配方喂养	部分人乳喂养
HR	HM+HMF 至 38~40 周可采用 HM+1/2HMF	PF 至胎龄 38~40 周后转换为 PTF; PTF 使用:校正胎龄 6 个月	①HM 量>50%:HM+HMF+PF 至胎龄 38~40 周转换为 HM+1/2 HMF+PTF; ②无 HMF:HM+PF; ③无 HMF:HM+ PTF
	停用年龄:矫正胎龄 6 个月		

营养评估	人乳喂养	配方喂养	部分人乳喂养
MR	HM+HMF 至 38~40 周后可采用 HM+1/2HMF	PF 至胎龄 38~40 周后转换为 PTF	① HM 量>50% HM+HMF+PF 至胎龄 38~40 周转换为 HM+1/2 HMF+PTF； ②无 HMF:HM+PF； ③无 HMF:HM+ PTF
	停用年龄:矫正胎龄 3 个月		
LR	同足月儿	①同足月儿； ② 如生长缓慢(<25g/d)或奶量<150ml/kg·d,可 + PTF,至生长满意	①同足月儿； ②生长缓慢(<25g/d)或奶量<150ml/(kg·d),可 + PTF,至生长满意

4. 强化喂养支持时间及原则 早产儿的个体差异较大,不宜采用同一指标决定出院后强化营养支持的时间。强化营养的时间应以早产儿营养风险程度与体格发育水平综合判断。

一般来说,中危、生长速率满意的早产儿与高危早产儿强化的时间不同(表 2-29)。即使营养风险程度相同的早产儿强化营养的时间也存在个体差异,科学的方法是根据体格生长各项指标在矫正月龄后的发育状况决定强化营养,早产儿达到 P_{25}~P_{50},小于胎龄的早产儿>P_{10},可逐渐终止强化喂养,避免体重增速过快致体重 / 身长>P_{90}。

5. 早产儿微量营养素补充

(1)维生素 D:800~1 000IU/d,3 个月后转为预防量 400U/d,至 2 岁。

(2)维生素 A:早产、低出生体重儿生后每日补充维生素 A 1 332~3 330IU/kg,出院后按下限补充。

(3)铁:早产儿生后 2~4 周开始补充元素铁 2mg/(kg·d),至校正年龄 1 岁。

(4)钙:推荐摄入量 70~120mg/(kg·d),进食足量人乳,早产过渡配方或普通婴儿配方,不需补钙。

(5)磷:35~75mg/(kg·d)。

(6)DHA:55~60mg/(kg·d)直至胎龄 40 周。

(7)ARA:35~45mg/(kg·d)至胎龄 40 周。

6. 过渡期食物引入 矫正年龄 5~6 月龄后引入同足月儿。

【基层儿科带教复习题】

单选题

1. 以下不符合早产儿分类的是( )。

A. 胎龄不足 37 周出生的新生婴儿为早产儿

B. 低出生体重:出生体重<2 500g

C. 大于胎龄(LGA):出生体重>同胎龄平均体重的 P_{90}

D. 小于胎龄(SGA):出生体重<同胎龄平均体重的 P_{10}

E. 晚期早产儿:出生胎龄在 32~<34 周

2. 35 周胎龄早产儿,2 月龄(60 日)体检,矫正后的年龄是(　　)。

A. 2 月龄　　　　　　　　B. 1^{+10} 月龄　　　　　　　　C. 1^{+5} 月龄

D. 1 月龄　　　　　　　　E. 25 日龄

3. 35 周胎龄、出生体重 2 400g 的早产儿,人乳喂养不足,无并发症,营养风险及喂养计划是(　　)。

A. 营养风险中危:人乳喂养 + 普通婴儿配方补授

B. 营养风险中危:人乳喂养 + 部分早产儿过渡配方补授

C. 营养风险中危:人乳喂养 + 人乳强化剂

D. 营养风险低危:人乳喂养 + 普通婴儿配方补授

E. 营养风险低危:人乳喂养 + 部分早产儿过渡配方补授

4. 以下哪一项不恰当地叙述早产儿强化喂养追赶时间(　　)。

A. 小于胎龄早产儿,$>P_{10}$ 应视为追赶生长比较满意

B. 适于胎龄的早产儿,追赶体重达 $P_{10}\sim P_{25}$ 为追赶生长比较满意

C. 高危早产儿,强化喂养可至矫正胎龄 6 月龄,个别甚至 1 岁

D. 中危早产儿,强化喂养可至矫正胎龄 3 月龄,生长达到追赶目标,可终止强化喂养

E. 低危早产儿,生长良好,可直接人乳哺乳或用普通婴儿配方奶

5. 胎龄 34 周出生的 2.5 月龄早产儿,矫正后的年龄 1 月龄,人乳喂养 + 普通婴儿配方喂养,生长良好,需要补充以下微量营养素(　　)。

A. 维生素 A 1 500IU/d

B. 维生素 D 800IU/d

C. 铁 2mg/(kg·d)

D. 维生素 D、铁

E. 维生素 A、维生素 D、铁

6. 早产儿出院后喂养及营养评估第一步是(　　)。

A. 出生体重及体格生长评估

B. 个体化喂养方式、营养危险因素评估

C. 早产儿出生胎龄及矫正年龄

D. 并发疾病、喂养耐受性及胃肠疾病评估

E. 判定低、中、高危早产儿

(余　涛　景　红　石应珊)

【参考文献】

1. 毛萌,李廷玉等.儿童保健学.3 版.北京:人民卫生出版社,2014.

2. 黎海芪等.实用儿童保健学.2 版.北京:人民卫生出版社,2022.

3. 中国营养学会.中国居民膳食营养素参考摄入量(2013 版).北京:科学出版社,2014.

4. HAGAN JF, SHAW JS, DUNCAN PM. Bright Future Guidelines for Health Supervision of Infants, Children, and Adolescents. 4th ed. USA: American Academy of Pediatrics. 2017.

5. 中华医学会儿科学分会儿童保健学组,中华医学会儿科学分会新生儿学组.《中华儿科杂志》编辑委员会.早产,低出生体重儿出院后喂养建议.中华儿科杂志,2016,54 (1): 6-12.

6. 丁国芳.极低出生体重儿尽早达到足量肠内营养喂养策略 - 极低出生体重儿喂养指南解读.中国实用儿

科杂志, 2016, 31 (2): 85.

7. MURPHY SL, MATHEWS TJ, MARTIN JA, et al. Annual summary of vital statistics: 2013-2014. Pediatrics, 2017, 139.

8. MATTHEWS TJ, MACDORMAN MF, THOMA ME. Infant mortality statistics from the the 2013 period linked birth/Infant death date set. Natl Vital Stat Rep, 2015, 64: 1.

9. FRIEDRICH MJ, Premature birth complications top cause of death in children younger than 5 years. JAMA, 2015, 313: 235.

第六节　维生素 A 及维生素 A 缺乏

【基层临床实践要点】

1. 维生素 A 及维生素 A 缺乏的定义。
2. 维生素 A 的功能。
3. 富含维生素 A 食物儿童维生素 A 缺乏的高危因素及高危人群。
4. 婴幼儿脂溶性维生素 A 每日推荐摄入量。
5. 临床型及亚临床状态维生素 A 缺乏的诊断。
6. 维生素 A 缺乏的治疗原则。
7. 维生素 A 缺乏的预防。

【概述】

1. **定义**　维生素 A 为脂溶性维生素,机体微量营养素,包括视黄醇、视黄醛、视黄酯及视黄酸。维生素 A 缺乏(vitamin A deficiency disorders, VADD)是身体维生素 A 不足导致的疾病。

2. **维生素 A 缺乏的流行病学**

(1)世界各国:WHO 1995~2005 年的资料显示 VAD 是全球公共卫生问题,主要与致盲、贫血、感染有关。维生素 A 缺乏症是与铁缺乏症、碘缺乏症并列为全球三大微营养素缺乏,导致全球 1/3 孕妇(600 万人)发生夜盲症,100 万~200 万儿童死亡,35 万学龄前儿童致盲。

(2)中国:中国孕妇 VAD 中度流行。学前儿童 VAD 轻度流行。2000 年中国 6 岁以下儿童,按 WHO 标准 VAD 10%,20% 为中度流行地区。2002 年中国 3~12 岁儿童 VAD 9.3%,边缘性缺乏率为 45.1%。

【病因与高危人群】

维生素 A 缺乏的病因与高危人群见表 2-29。

表 2-29 病因与高危人群

病因	高危人群
维生素 A 贮量不足	早产儿、双胎儿、低出生体重儿
维生素 A 摄入不足和需求 / 消耗增加	妊娠、哺乳妇女、婴幼儿、患慢性疾病如感染、肿瘤等
维生素 A 吸收不良	消化系统疾病或膳食脂肪过低影响吸收
维生素 A 代谢障碍	肝病、甲状腺功能减退、蛋白质营养不良、锌营养缺乏

【维生素 A 缺乏的临床表现】

1. 维生素 A 的功能

（1）视觉生理功能。

（2）维持细胞分化：视黄酸通过相应的酶系统参与调节机制：保持上皮细胞完整性，稳定细胞膜呼吸道上皮细胞完整性；免疫功能、造血细胞再生。

（3）能量平衡、促进脑、长骨的软骨生长发。

（4）维护生殖功能、胚胎发育。

（5）神经系统调节功能。

2. 血清维生素 A 测定方法
血清视黄醇结合蛋白测定：反映血清视黄醇水平，基层医院可应用，但尚无全国参考值。血清维生素 A 水平代表体内 VA 营养状况，不代表体内贮存。高效液相色谱法 / 串联质谱法最准确。

3. 血清维生素 A 水平分型（表 2-30）

表 2-30 血清维生素 A 水平分型及临床症状

分型	血清维生素 A（μmol/L）	临床症状
正常范围	1.05~2.56	无症状
VA 不足 可疑亚临床缺乏 边缘型 VA 缺乏	0.7~1.04	无维生素 A 缺乏的典型眼部症状； 反复呼吸道和消化道感染； 似缺铁性小细胞低色素性轻度贫血
亚临床 VA 缺乏	<0.7	
VA 缺乏	<0.7	皮肤干燥、夜盲或暗光中视物不清
严重 VA 缺乏	<0.35	眼干燥症、致盲

4. 临床表现

（1）临床型维生素 A 缺乏（VA <0.7μmol/L）

1）眼部：症状最早出现，预后最严重：夜盲或暗光中视物不清，眼干燥症、致盲。

2）皮肤：干燥、角化过度，指甲脆、易折、多纹等。

3）感染：反复呼吸道和消化道感染，增加疾病发病率和死亡率。

4）贫血：贮存铁增加、外周血血清铁降低、似缺铁性小细胞低色素性轻度贫血。

5）生长发育迟缓。

(2)亚临床状态维生素 A 缺乏（VA <0.7μmol/L）

1)血清或组织中维生素 A 水平处于正常低值或略低于正常水平,VA 不足、亚临床 VA 缺乏、边缘型 VA 缺乏。

2)无维生素 A 缺乏的典型眼部症状,反复呼吸道和消化道感染,增加疾病发病率和死亡率。

3)贮存铁增加,外周血血清铁降低,似缺铁性小细胞低色素性轻度贫血。

【维生素 A 缺乏的诊断】

1. 临床型维生素 A 缺乏的诊断
(1)高危因素:摄入不足、吸收不良或消耗增加的病史。

(2)明显的维生素 A 缺乏的临床表现。

(3)血清维生素 A 水平。

2. 亚临床状态维生素 A 缺乏的诊断
(1)缺乏特异的临床表现。

(2)出现反复上呼吸道、消化道感染、缺铁性贫血治疗效果不明显的儿童应考虑边缘型 VA 缺乏。

(3)结合血清维生素 A 水平分辨 VA 不足及亚临床 VA 缺乏。

【维生素 A 缺乏的治疗】

边缘型或疑亚临床型维生素 A 缺乏,亚临床维生素 A 缺乏及临床型维生素 A 缺乏的治疗。

1. 一般治疗
(1)调整饮食,食用富含维生素 A 的食物。

(2)人乳喂养者,乳母多食富含维生素 A 食物。

(3)无法人乳喂养者,采用维生素 A 强化的婴儿配方喂养。

(4)维生素 A 强化食品。

2. 病因治疗　原发病治疗。

3. 维生素 A 制剂
(1)轻症维生素 A 缺乏:消化吸收功能正常儿童口服维生素 A 剂量为 7 500~15 000μg/d(2.5 万 ~ 5 万 IU),每天口服 2~3 次,2 天后减至维持量 1 500g(4 500U/d)。

(2)重症维生素 A 缺乏:明显临床表现,如角膜病变、慢性腹泻、或肠道吸收障碍。采用肌内注射维生素 A(每支含维生素 A 7 500μg 及维生素 D 62.5μg)0.5~1.0ml 肌内注射,连续 3~5 天后改为口服治疗。

(3)眼局部治疗

1)重症维生素 A 缺乏:抗生素眼膏抗感染,0.5% 红霉素或金霉素 3~4 次 /d。

2)角膜软化和溃疡:抗生素眼药水和消毒维生素 AD(鱼肝油)滴剂交替滴眼。

4. 维生素 A 中毒剂量
(1)急性中毒

1)成人一次剂量超过 100 万 IU。

2）儿童一次剂量超过 30 万 IU。

（2）亚急性和慢性中毒：有报道摄入维生素 A>2.5 万 IU/d 连续 6 年，或>10 万 IU/d 连续 6 个月以上可出现中毒症状。妊娠 8 周内的妇女摄入维生素 A>1 万 IU/d 有可能诱发胎儿畸形。

【预防】

1. 健康教育

（1）儿童膳食的营养平衡：食用富含维生素 A 的食物，预防维生素 A 缺乏。

（2）人乳喂养：孕妇和乳母多食富含维生素 A 食物。

（3）富含维生素 A 食物：见表 2-31。

1）动物来源：蛋黄、牛奶、肝脏、鱼油、鸡蛋等；体内转化率高，易于吸收。

2）植物来源：红、黄、深绿色蔬菜和水果。

表 2-31　富含维生素 A 的食物（*视黄醇 μgRAE（IU）/100g）

动物源性	植物源性
羊肝　6 355（20 972）	胡萝卜　841（2 775）
牛肝　6 127（20 220）	菠菜　469（1 547）
鸡肝　10 414（34 366）	熟南瓜　369（1 217）
猪肝　4 972（16 407）	西红柿　42（138）
蛋黄（5 个）　438（1 445）	芒果　38（125）
鸡蛋　234（772）	橘子　34（112）
婴儿配方　295（973）	橙子　11（36）
人乳　59（194）	
带鱼　29（95）	
鲜牛乳 24（79）	

*1μgRAE 视黄醇 =3.3IU

2. 药物补充和强化食品

（1）无法人乳喂养的婴儿采用维生素 A 强化的婴儿配方喂养。

（2）高危人群补充维生素 A。

3. 维生素 A 每日推荐摄入量

2010 年中国《儿童微量元素缺乏防治建议》：建议高发地儿童补维生素 A 1 500IU/d（A D 鱼肝油）或半年一次口服 10 万～20 万 U 维生素 A（表 2-32）。

表 2-32　维生素 A 每日推荐摄入量

每日摄入量	适宜摄入量 AIIU/μg	上限 ULIU/μg
0.5 岁以下	1 032(312)	1 997(2 000)
≥0.5 岁	1 165(353)	4 997(5 000)
≥4 岁	2 640(800)	6 660(7 000)

4. 安全性

(1) <6 月龄：人乳喂养补充维生素 A 1 500IU/d 安全，低于婴儿每日推荐维生素 A 摄入量 300~350μgRE。

(2)≥6 月龄：补充维生素 A 1 500IU/d 安全。≥2 岁儿童补充维生素 A 基于当地维生素 A 缺乏状况决定。

(3)婴儿配方喂养≥800ml/d，满足需要量。

(4)维生素 AD 胶囊的维生素 A 含量在安全范围。

【基层儿科带教复习题】

单选题

1. 符合中国 2002 年 3~12 岁儿童维生素 A 水平调查结果的选项是(　　　)。

A. 维生素 A 缺乏率约 6%；边缘性维生素 A 缺乏率约 30%

B. 维生素 A 缺乏率约 7%；边缘性维生素 A 缺乏率约 35%

C. 维生素 A 缺乏率约 8%；边缘性维生素 A 缺乏率约 40%

D. 维生素 A 缺乏率约 9%；边缘性维生素 A 缺乏率约 45%

E. 维生素 A 缺乏率约 10%；边缘性维生素 A 缺乏率约 50%

2. 维生素 A 的功能有(　　　)。

A. 视觉生理功能，神经系统调节功能

B. 维持细胞分化，免疫功能、造血细胞再生

C. 能量平衡、促脑、长骨的软骨生长发育

D. 维护生殖功能、胚胎发育

E. ABCD

3. 以下不符合维生素 A 缺乏的病因和高危人群的选项是(　　　)。

A. 维生素 A 贮量不足：早产儿、双胎儿、低出生体重儿

B. 维生素 A 摄入不足和需求或消耗增加：婴幼儿、青少年

C. 维生素 A 摄入不足和需求或消耗增加：妊娠、哺乳妇女、患慢性疾病等

D. 维生素 A 吸收不良：消化系统疾病或膳食脂肪过低影响吸收

E. 维生素 A 代谢障碍：肝病、甲状腺功能减退、蛋白质营养不良、锌营养缺乏

4. 一 2 岁男童血清维生素 A 0.7~1.04μmol/L，其典型临床症状是(　　　)。

A. 无症状

B. 致盲

C. 反复呼吸道和消化道感染

D. 夜盲或暗光中视物不清

E. 眼干燥症

5. 儿童维生素 A 急性中毒的剂量是（　　　）。

A. 一次剂量超过 100 万 IU

B. 一次剂量超过 50 万 IU

C. 一次剂量超过 40 万 IU

D. 一次剂量超过 30 万 IU

E. 一次剂量超过 20 万 IU

6. 以下不符合婴儿及儿童每日脂溶性维生素 A 建议摄入量的选项是（　　　）。

A. <半岁：人乳喂养每天补充维生素 A 1 500IU

B. ≥半岁：每天补充维生素 A 1 500IU，专家建议到 2 岁

C. 配方喂养每天 800ml 或以上不用额外补充维生素 A

D. 维生素 A 缺乏高发地儿童补维生素 A 1 500IU/d

E. 早产、低出生体重儿出院后补充 1 000IU/d

（李廷玉　石应珊）

【参考文献】

1. 毛萌，李廷玉 . 儿童保健学 . 3 版 . 北京：人民卫生出版社，2014.

2. 黎海芪 . 实用儿童保健学 . 2 版 . 北京：人民卫生出版社，2022.

3. 中国营养学会 . 中国居民膳食营养素参考摄入量 (2013 版) . 北京：科学出版社，2014.

4. 金春华 . 中国儿童维生素 A、E 缺乏与呼吸道感染 . 北京：人民卫生出版社，2019.

5. HAGAN JF, SHAW JS, DUNCAN PM. Bright Future Guidelines for Health Supervision of Infants, Children, and Adolescents. 4th ed. USA: American Academy of Pediatrics, 2017.

6. 《中华儿科杂志》编辑委员会，中华医学会儿科学分会儿童保健学组，中华医学会儿科学分会新生儿学组 . 早产，低出生体重儿出院后喂养建议 . 中华儿科杂志，2016, 54 (1): 6-12.

7. IMDAD A. Vitamin A supplementation for preventing morbidity and mortality in children from six months to five years of age. Review. Cochrane Database Syst Rev, 2017, 3: CD008524.

8. MAYO-WILSON E. Vitamin A supplements for preventing mortality, illness, and blindness in children aged under 5: systematic review and meta-analysis. BMJ, 2011, 343: d5094.

第七节　维生素 D、钙及营养性佝偻病

【基层临床实践要点】

1. 婴幼儿维生素 D 的适宜摄入量（AI），可耐受最高摄入量（UL），每日推荐摄入量（RNI）。

2. 婴幼儿钙（mg/d）的适宜摄入量（AI）和可耐受最高摄入量（UL），每日推荐摄入

量（RNI）。

3. 维生素 D 和钙的来源。

4. 维生素 D 的营养分级。

5. 钙营养分级（血清钙）。

6. 营养性佝偻病的定义。

7. 营养性佝偻病的症状和诊断。

8. 营养性佝偻病的预防。

9. 营养性佝偻病的治疗原则。

【概述】

1. **维生素 D** 维生素 D（vitamin D，VitD）是一种脂溶性物质，又称脂溶性维生素 D。维生素 D 是钙代谢重要的生物调节因子，助人体从肠道吸收钙，调节骨骼中钙磷的储存量，以及肾脏尿钙磷的排出，是人体的必需营养素。维生素 D 影响血清及骨骼钙磷的浓度，保证骨骼和牙的健全，神经肌肉、心脏细胞、免疫等系统的正常功能。

2. **营养性维生素 D 缺乏佝偻病** 是成长中儿童体内持续维生素 D 不足使钙、磷代谢紊乱，骨骼不能摄取足够的钙和磷，致生长的长骨生长板软骨细胞分化不良和骨组织矿化障碍的一种骨质软化症。

【维生素 D 来源】

人体的维生素 D 包括维生素 D_2 与维生素 D_3。维生素 D_3 主要是皮肤通过光照自身合成；部分来源于食物的是维生素 D_2。人体脂溶性维生素 D 来源与年龄、活动状况有关。

1. **胎儿** 母亲妊娠后期母体循环中的维生素 D 经胎盘转运至胎儿体内贮存，以满足新生儿生后早期维生素 D 来源少的状况。新生儿体内贮存的母亲输入的维生素 D 一般可满足生后 2~4 周的生长需要。因此，孕母体内维生素 D 的水平与胎龄是最早影响新生婴儿体内维生素 D 营养状况的因素。

2. **皮肤光照合成** 为内源性维生素 D。

人体皮肤中的 7-脱氢胆固醇经紫外线照射（波长 290~320nm），转变为维生素 D_3，即内源性维生素 D，是人体维生素 D 最主要的来源。因此，受日照时间（季节、维度、户外活动时间）、波长、皮肤暴露（衣着、防晒霜）、有色皮肤等因素影响。一般建议儿童户外活动 1~2h/d，夏季可在树荫、屋檐下接受折射阳光。避免过度日晒造成皮肤灼伤，预防浅色皮肤发生癌变。

3. **外源性维生素 D** 来自食物，但天然食物维生素 D 含量低。中国儿童天然食物中获维生素 D 约 150IU/d，包括动物肝脏、鱼肝油、海鱼、紫菜、蛋黄等。目前儿童出户外活动外，还可从市售维生素 D 强化食品（婴儿配方、配方米粉）、鱼肝油（AD 滴剂）获得足够维生素 D。

【维生素 D 的代谢】

维生素 D_2 与维生素 D_3 体内代谢过程相同。维生素 D 原吸收 270~300nm 波长的光量子后启动一系列复杂的光化学反应形成维生素 D。植物中维生素 D_2 的维生素 D 原为麦角固醇,光照产物后形成维生素 D_2 或麦角钙化醇;维生素 D_3 的维生素 D 原为 7- 脱氢胆固醇,光照产物后形成维生素 D_3 或胆钙化醇。维生素 D 进入血液循环与血浆中的维生素 D 结合蛋白结合(DBP)转运至肝脏后,被肝细胞内质网和线粒体的 25- 羟化酶作用形成 25-$(OH)D$ 再进入血循环;25-$(OH)D$ 在肾脏被 1α 羟化酶和细胞色素 P450 转化为 $1\alpha,25$-$(OH)_2D$ (图 2-20)。血清 25-$(OH)D$ 水平升高与维生素 D 摄入有关,但呈非线性相关关系。

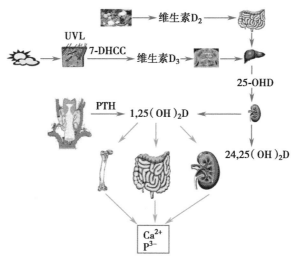

图 2-20 体内维生素 D 代谢

【维生素 D 的生理功能】

1. **生物活性** 维生素 D 本身无生理功能。维生素 D 的活性形式有 25-$(OH)D$、$1,25$-$(OH)_2D$、$24,25$-$(OH)_2D$ 等,其中以 $1,25$-$(OH)_2D$ 生物活性最强。但 $1,25(OH)_2D$ 的半衰期只有 4 小时,浓度较 25-OHD 低 1 000 倍,且严密受到甲状旁腺激素、钙、磷调节使血清 $1,25(OH)_2D$ 浓度较稳定,即使体内维生素 D 不足已较严重,$1,25(OH)_2D$ 水平可仍在正常范围内。故循环中的 $1,25(OH)_2D$ 水平不代表体内维生素 D 状况。肝脏释放入血循环中的 25-$(OH)D$ 浓度较稳定。血清 25$(OH)D$ 的半衰期较长(25 日),因此血清 25$(OH)D$ 是维生素 D 的体内状况的最好指标。正常血清 25$(OH)D$ 浓度为 $15\sim50ng/ml(30\sim80ng/ml)$。虽然 25-$(OH)D$ 有动员骨钙入血的功能,但生物活性作用较弱,抗佝偻病的生物活性亦较低。

2. **激素的前体** $1,25$-$(OH)_2D$ 主要通过作用于靶器官(肠、肾、骨)而发挥生理功能。研究已确认 $1,25$-$(OH)_2D$ 生成与发挥生物作用的过程具有内分泌腺的特点,即维生素 D 是激素的前体,肾脏合成 $1,25$-$(OH)_2D$,DBP)携带维生素 D 及维生素 D 代谢产物到身体各靶器官。同时,25-$(OH)D$ 可在肾外组织转为 $1,25$-$(OH)_2D$,产生旁分泌或自分泌作用。$1,25$-$(OH)_2D$ 参与全身多种细胞的增殖、分化和凋亡,影响神经肌肉功能正常和免疫功能的调控过程,即维生素 D 对人体健康的作用不再局限于骨骼或钙磷代谢。因此,维生素 D 不仅是一个重要的营养成分,更是一组脂溶性类固醇(fat-soluble secosteroids)。

【维生素 D 的体内调节】

1. 25-OHD 的浓度反馈调节　正常情况下维生素 D 的合成与分泌是据机体需要受血中 25-OHD 的浓度反馈调节,即生成的 $1,25\text{-}(OH)_2D$ 的量达到一定水平时,抑制 25-OHD 在肝内的羟化以及 $1,25\text{-}(OH)_2D$ 在肾脏羟化过程(图 2-21)。

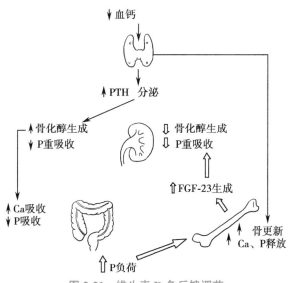

图 2-21　维生素 D 负反馈调节

2. 血清 $1,25(OH)_2D$ 调节　血清 $1,25(OH)_2D$ 水平被 PTH、血钙、血磷调控,肾脏生成 $1,25\text{-}(OH)_2D$ 间接受血钙浓度调节。

(1)血钙过低:甲状旁腺(PTH)分泌增加,PTH 刺激肾脏 $1,25\text{-}(OH)_2D$ 合成增多;PTH 与 $1,25\text{-}(OH)_2D$ 共同作用于骨组织,增加破骨细胞活性,降低成骨细胞活性,骨重吸收增加,骨钙释放入血,使血钙恢复,以维持正常生理功能。

(2)血钙过高:降钙素(CT)分泌,抑制肾小管羟化生成 $1,25\text{-}(OH)_2D$。

(3)血磷降低:可直接促肾脏内 25-(OH)D 羟化生成 $1,25\text{-}(OH)_2D$ 的增加。

(4)高血磷:抑制其合成。高血磷由骨细胞的 FGF-23 刺激产生。

【维生素 D 缺乏佝偻病】

1. 定义　营养性维生素 D 缺乏佝偻病(rickets with nutritional Vitamin D deficiency)是儿童体内维生素 D 不足使钙、磷代谢紊乱,产生的一种以骨骼病变为特征的全身慢性营养性疾病。典型的表现是生长着的长骨干骺端和骨组织矿化不全致软骨和骨骼畸形,成熟骨矿化不全则表现为骨质软化症(osteomalacia)。

2. 高危因素

(1)胎儿期贮存不足:早产儿、双胎。

(2)食物中未补充维生素 D:长期纯人乳喂养婴儿未补充维生素 D、或奶蛋,素食者缺乏维生素 D 强化食品是佝偻病发生的重要原因之一。

(3)日光暴露不足:户外活动少(如冬季、幼儿园儿童)、泛用防晒霜。

（4）疾病因素

1）脂肪吸收不良：如消化道疾病。

2）肠道脂肪吸收障碍：如炎症性肠病（IBD）、肝脏病、囊性纤维病、慢性肠炎、克罗恩病等降低维生素 D 吸收。

3）循环中维生素 D 含量下降：如超重/肥胖者皮肤合成维生素 D 能力正常，但大量皮下脂肪贮存维生素 D 致循环中维生素 D 含量低。

4）小肠上部吸收维生素 D 下降：如胃分流术后。

5）肾脏维生素 D 转化下降：有活性的代谢产物疾病亦影响。

（5）其他医学情况

1）降低维生素 D 的吸收药物：如减肥药（奥利司他）和降胆固醇药物（消胆胺）。

2）促进肝脏维生素 D 分解药物：如抗惊厥药（鲁米那、苯妥英）。

【临床表现】

1. **佝偻病骨骼变化** 佝偻病的本质是甲状旁腺功能代偿性亢进的结果，临床出现一系列佝偻病症状和血生化改变。长期严重维生素 D 缺乏造成肠道吸收钙、磷减少，机体低血钙症致甲状旁腺功能代偿性亢进，动员骨钙释出血清钙浓度在正常或接近正常的水平，以维持正常生理功能。同时，PTH 的分泌增加抑制肾小管磷的重吸收，继发机体严重钙、磷代谢失调，特别是严重低血磷（图 2-22）。血磷降低的使细胞外液钙、磷浓度不足破坏软骨细胞正常增殖、分化和凋亡的程序；钙化管排列紊乱，长骨骺线失去正常形态，形成参差不齐的宽带，钙化带消失；骨基质不能正常矿化，成骨细胞代偿增生，碱性磷酸酶分泌增加，骨样组织堆积于干骺端，骺端增厚，向两侧膨出形成"串珠"、"手足镯"（表 2-33）。儿童维生素 D 缺乏主要表现生长最快部位的骨骼改变，亦可影响肌肉发育及神经兴奋性的改变。因此临床表现与年龄有关。佝偻病的骨骼改变常在维生素 D 缺乏后数月出现。

表 2-33 病理改变与临床表现

病理改变	临床表现
骨样组织堆积	"方"颅、肋串珠、手足镯
骨化不全	"方"颅
肌肉无力与骨质疏松	骨软化继发外力作用的骨骼畸形，下肢膝关节外翻或内翻畸形；肋膈沟（Harruson 沟），即下前胸发生在吸气时膈胸膜拉动软化的肋骨沿着水平形成凹陷

2. **婴儿维生素 D 缺乏性手足搐搦症** 为 PTH 的分泌疲惫，血钙不能恢复正常，致神经肌肉兴奋，临床症状表现有隐匿型与典型发作。

3. **体检方法**

（1）维生素 D 缺乏佝偻病体征检查

1）"方"颅：从颅骨上方看，额骨、顶骨隆起，似"方"形（图 2-23）。

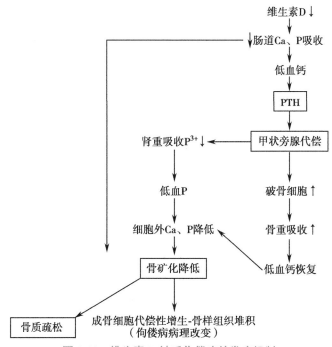

图 2-22　维生素 D 缺乏佝偻病的发病机制

2）颅骨软化：手指压枕骨或顶骨的后部，放开可类似于压乒乓球感觉。正常新生儿在骨缝附近亦可感觉，但出生几个月消失（图 2-24）。

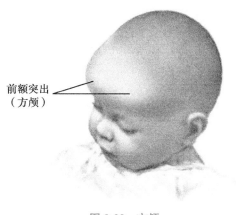

图 2-23　方颅

前额突出（方颅）

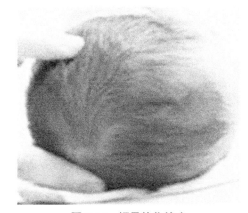

图 2-24　颅骨软化检查

3）肋串检查方法：肋软骨交界处扩大，检查者手指沿着肋骨移动到肋软骨连接，像念珠的珠子感觉，从上到下多个膨大似"串珠"。

4）手足镯：手腕或足踝不上下触摸（图 2-25）。

5）肋膈沟：见图 2-26。

（2）婴儿维生素 D 缺乏性手足搐搦症体征检查

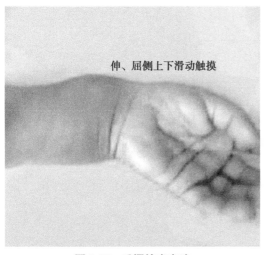

伸、屈侧上下滑动触摸

图 2-25　手镯检查方法

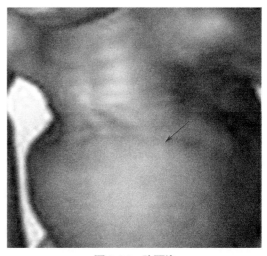

图 2-26　肋膈沟

1）隐匿体征

A. 面神经征（Chvostek sign）（图 2-27）：以指尖或叩诊锤轻叩患儿颧弓与口角间的面颊部（第 7 颅神经孔处），出现眼睑和口角抽动者为阳性，新生儿期可呈假阳性。

B. 腓反射：以叩诊锤叩击膝下外侧腓骨小头处的腓神经，足向外展者为阳性（图 2-28）。

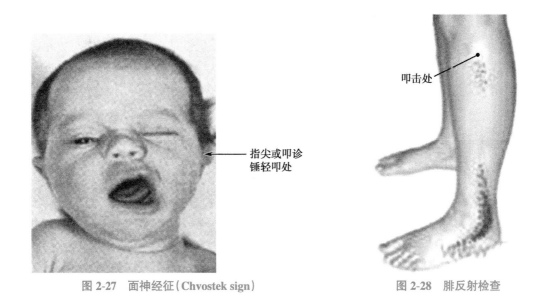

指尖或叩诊锤轻叩处

叩击处

图 2-27　面神经征（Chvostek sign）

图 2-28　腓反射检查

C. 陶瑟氏征：充气血压计袖带，使上臂血压维持在收缩压与舒张压之间，5 分钟内出现手痉挛症状者为阳性（图 2-29）。

2）典型手足搐搦发作：见图 2-30。

【诊断】

1. **诊断金标准** 目前仍以血生化、骨骼 X 线片为诊断维生素 D 缺乏的金标准。
2. **临床资料可靠性**

(1)可靠资料:诊断的必要条件。

1)病史:高危因素

2)体征:肋串珠、手足"镯"。

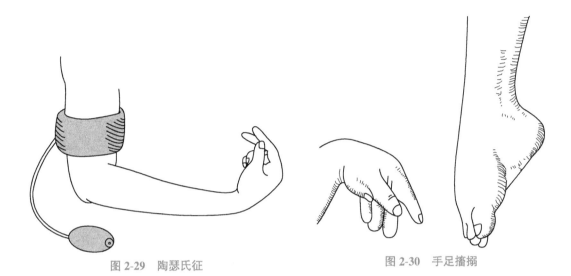

图 2-29 陶瑟氏征　　　　　　　　图 2-30 手足搐搦

(2)不可靠资料:与正常重叠。

1)症状:出汗、夜惊、易激惹、睡眠不安。

2)体征:萌牙延迟、前囟闭合延迟、枕秃、方颅、头颅"乒乓"感、胸骨畸形(多为先天性畸形,如鸡胸、漏斗胸)。

3. **关于血清 25(OH)D 浓度结果的判断** 美国医学研究院(IOM)和美国儿科学会定义如下。

(1)血清 25(OH)D 浓度<11ng/ml(27.5nmol/L)为维生素 D 缺乏,有明显佝偻病体征。

(2)血清 25(OH)D 水平为 11~15ng/ml(27.5~37.5nmol/L)应提示存在维生素 D 缺乏的危险。

(3)血清 25(OH)D 浓度为 12~20ng/ml(30~50nmol/L)则可能存在潜在不足的危险。

(4)血清 25(OH)D 浓度 ≥20ng/ml(≥50nmol/L)可覆盖 97.5% 的人群,提示机体维生素 D 足够。过多补充使血清 25(OH)D 浓度>50ng/ml(>125nmol/L)则可能有潜在的副作用。

【鉴别诊断】

1. **病因不同,骨骼 X 相同** 遗传代谢性骨病(如家族性低磷性佝偻病),各项检测指标测值不同(表 2-34)。
2. **体征相近,病因不同** "方"颅:软骨营养不良(舟状头)、脑积水(图 2-31);下肢弯曲:黏多糖病骨骼畸形、下肢生理性弯曲(图 2-32,图 2-33)。

表 2-34 维生素 D 缺乏的鉴别诊断

类型		血清 Ca 水平	血清 P 水平	ALP 活性	尿氨基酸浓度	遗传类型	已知基因异常
I	继发性甲状旁腺功能亢进:(维生素 D 缺乏致 25(OH)D 低,不能生成 1,25(OH)$_2$D						
	1. 维生素 D 缺乏						
	a.日光暴露少	-、↓	↓	↑	↑		
	b.食物中维生素 D 少	-、↓	↓	↑	↑		
	c.先天性	-、↓	↓	↑	↑		
	2. 维生素 D 吸收不良	-、↓	↓	↑	↑		
	3. 肝脏疾病	-、↓	↓	↑	↑		
	4. 抗惊厥药物	-、↓	↓	↑	↑		
	5. 肾病性骨营养不良	-、↓	↓	↑	V		
	6. 维生素 D- 依赖 I 型	↓	-、↓	↑	↑	AR	有
II	原发性磷缺乏						
	1. 家族性低磷酸盐血症	-	↓	↑	↑	XD,AD	有
	2. 范科尼综合征						
	a.胱氨酸病	-	↓	↑	↑	AR	有
	b.酪氨酸病	-	↓	↑	↑	AR	有
	c.脑眼肾综合征(Lowe syndrome)	-	↓	↑	↑	XR	有
	d.获得性		↓	↑	↑		
	3. 近侧肾小管酸中毒 II 型	-	↓	↑	↑		有
	4. 肿瘤性低磷酸血症	-	↓	↑	-		有
	5. 磷缺乏或吸收不良						
	a.肠道外高营养	-	↓	↑	-		
	b.磷摄入过少	-	↓	↑	-		
III	终末器官抵抗 1,25(OH)$_2$D						
	维生素 D- 依赖性 II 型	↓	↓、-	↑	↑	AR	有

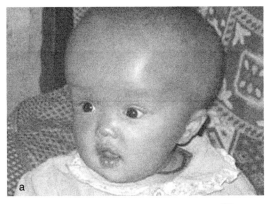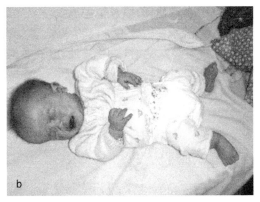

图 2-31 "方"颅

a. 脑积水 b. 软骨营养不良(舟状头)

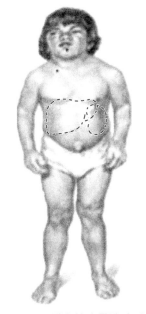

图 2-32 黏多糖病骨骼畸形

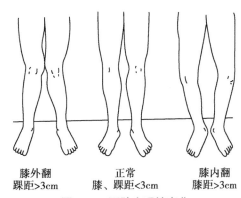

膝外翻	正常	膝内翻
踝距>3cm	膝、踝距<3cm	膝距>3cm

图 2-33 下肢生理性弯曲

【营养性维生素 D 缺乏的治疗】

1. **维生素 D 缺乏佝偻病治疗** 控制活动期,防止骨骼畸形,治疗的原则以口服治疗为主。2009 年《中华儿科杂志》与儿童保健学组发表的《儿童维生素 D 缺乏性佝偻病防治建议》和 2012 年美国科学研究院(OIM)均建议维生素 D 剂量为 2 000IU~5 000IU/d,血 25(OH)D>30ng/ml 后采用 400~600IU/d 维持。除采用维生素 D 治疗外,注意加强营养,坚持每日户外活动,适当补充钙剂。

2. **维生素 D 缺乏手足搐搦**

(1)控制惊厥或喉痉挛:为急救处理,包括立即吸氧,防止舌头致窒息,必要时做气管插管以保证呼吸道通畅,以及抗惊厥治疗。

(2)钙剂治疗:积极提高血钙水平,如 10% 葡萄糖酸钙 5~10ml 加入 10%~25% 葡萄糖液 10~20ml 缓慢静脉注射(>10 分钟)或静脉点滴。惊厥反复发作时,可每日静脉注射 2~3 次,惊厥停止后改口服钙剂。

(3)维生素 D 治疗:急诊情况控制后,按维生素 D 缺乏性佝偻病治疗方法采用维生素 D 治疗补充。

治疗后,较轻的骨骼畸形随着体格生长多能自行矫正。严重的下肢畸形,4 岁后可考虑外科手术矫形。

【营养性佝偻病的预防】

1. 健康教育 重视户外活动与维生素 D 预防量的摄入。

2. 维生素 D 的推荐摄入量

(1)婴儿:足月儿摄入量为 400IU/d(40IU =1μg);早产儿摄入量为 800IU/d,3 个月后采用足月儿预防量。

(2)幼儿:400~600IU/d。

【基层儿科带教复习题】

单选题

1. 关于维生素 D 和钙来源的叙述,以下不正确的是(　　　)。

A. 孕后期母体胎盘 - 胎儿转运维生素 D

B. 皮肤光照合成内源性维生素 D

C. 来自天然食物的外源性维生素 D:谷物、蔬菜、水果

D. 含维生素 D 和钙的强化食品:维生素 AD 强化全脂牛奶,婴儿配方,婴儿配方米粉

E. 维生素 D 补充剂:维生素 D 滴剂,维生素 AD 胶囊

2. 以下不符合婴幼儿维生素 D 的每日推荐摄入量(RNI)的是(　　　)。

A. 男婴 36 胎龄周出生,矫正胎龄 2 周龄,每日维生素 D 推荐摄入量为 800IU

B. 男婴 35 胎龄周出生,矫正胎龄 2 月龄,每日维生素 D 推荐摄入量为 400IU

C. 女婴 39 胎龄周出生,2 月龄,每日维生素 D 推荐摄入量为 400IU

D. 2 岁儿童每日维生素 D 推荐摄入量为 400IU

E. 17 岁青少年每日维生素 D 推荐摄入量为 600IU

3. 关于营养性佝偻病的病因,以下正确的是(　　　)。

A. 营养性维生素 A 缺乏

B. 营养性钙缺乏

C. 营养性维生素 D 缺乏

D. 营养性维生素 B 缺乏

E. 营养性维生素 C 缺乏

4. 关于维生素 D 的营养分级,以下正确的是(　　　)。

A. 维生素 D 缺乏(20ng/ml) 　　　　　　B. 维生素 D 缺乏(30nmol/L)

C. 维生素 D 不足(12ng/ml) 　　　　　　D. 维生素 D 不足(12nmol/L)

E. 维生素 D 充足（40nmol/L）

5. 检测营养性佝偻病的金标准是（　　　）。

A. 骨密度   B. 尿磷、尿钙

C. 血清钙   D. 25 羟基维生素 D

E. 碱性磷酸酶

6. 2 月龄足月男婴,体重身长生长良好。人乳喂养,晚上喂 2 次婴儿配方。母亲询问是否需要补充维生素 D,如果需要,需补（　　　）。

A. 不需要补充维生素 D

B. 需要补充维生素 D 200IU/d

C. 需要补充维生素 D 400IU/d

D. 需要补充维生素 D 600IU/d

E. 需要补充维生素 D 800IU/d

（黎海芪　陈 立）

【参考文献】

1. 黎海芪 . 实用儿童保健学 . 2 版 . 北京 : 人民卫生出版社 , 2022.

2. 毛萌 , 李廷玉 . 儿童保健学 . 3 版 . 北京 : 人民卫生出版社 , 2014.

3. 中国营养学会 . 中国居民膳食营养素参考摄入量 (2013 版). 北京 : 科学出版社 , 2014.

4. HAGAN JF, SHAW JS, DUNCAN PM. Bright Future Guidelines for Health Supervision of Infants, Children, and Adolescents. 4th ed. USA: American Academy of Pediatrics, 2017.

5. 低出生体重儿出院后喂养建议《中华儿科杂志》编辑委员会 , 中华医学会儿科学分会儿童保健学组 , 中华医学会儿科学分会新生儿学组 . 早产 . 中华儿科杂志 , 2016, 54 (1): 6-12.

6. MUNNS CF, SHAW N, KIELY M, et al. Global Consensus Recommendations on Prevention and Management of Nutritional Rickets. J Clin Endocrinol Metab, 2016, 101 (2): 394-415.

7. Itkonen ST, Erkkola M, Lamberg-Allardt CJE. Vitamin D Fortification of Fluid Milk Products and Their Contribution to Vitamin D Intake and Vitamin D Status in Observational Studies-A Review. Nutrients, 2018, 10 (8).

第八节　铁缺乏及缺铁性贫血

【基层临床实践要点】

1. 铁的生理功能。

2. 铁的推荐膳食摄入量及乳汁营养素铁含量。

3. ID 和 IDA 的危险因素和预防。

4. 儿童 IDA 临床诊断思路。

5. ID 和 IDA 缺铁性贫血的诊断和治疗。

6. IDA 与地中海贫血的鉴别诊断。

【概述】

除维生素 A、碘外,铁是儿童三种最容易缺乏的营养素之一,因铁缺乏时机体不能合成足够的血红蛋白而产生缺铁性贫血。缺铁性贫血是儿童中最常见的营养缺乏性疾病。铁在人体内参与血红蛋白和 DNA 合成以及能量代谢等重要生理过程。铁是人体最容易缺乏的营养素之一。铁缺乏(iron deficiency,ID)以及缺铁性贫血(iron deficiency anemia,IDA)是世界范围内最常见的单一营养缺乏性疾病。

【铁的生理功能】

1. **与红细胞形成与成熟有关**

2. **细胞呼吸** 铁作为血红蛋白、肌红蛋白、细胞色素(cytochromes)以及一些呼吸酶的成分,参与体内氧与二氧化碳的转运、交换和组织呼吸过程。红细胞中的血红蛋白(hemoglobin)将氧从肺转运到身体其他部分。肌红蛋白基本功能是在肌肉中转运和储存氧,肌肉收缩时释放氧。

3. **参与免疫功能** 铁水平与抗体的产生、杀菌酶活性、淋巴细胞转化率、吞噬细胞移动抑制因子、中性粒细胞吞噬功能等有关。

4. **其他** 铁还参与催化促进 β- 胡萝卜素转化为维生素 A、嘌呤与胶原的合成、脂类在血液中的转运以及药物在肝脏的解毒等。

【吸收与代谢】

体内铁的总量和平衡通过肠道吸收调节而控制。人体内铁稳态主要依赖反复利用 90% 衰老红细胞的血红素铁、调控肠道铁的吸收以及铁蛋白储存铁和释放铁三种机制维持。

铁在食物中主要以三价铁的形式存在,有 2 种类型铁,10% 的血红素铁(haem iron)和 90% 非血红素铁(non-haem iron)。非血红素铁的吸收明显受到膳食因素的影响,植物性食物中的铁吸收率明显低于动物性食物(表 2-35)。

1. **有利铁吸收因素** 蛋白质、脂肪、碳水化合物、钙、锌、维生素 A、维生素 E、维生素 C、维生素 B_2 等。

2. **抑制铁吸收因素** 膳食纤维、植酸、草酸、多酚类化合物。因此,一般混合膳食中的铁吸收率为 14%~18%,而素食中的铁吸收率为 5%~12%。

表 2-35 不同食物的铁吸收率

食物	铁吸收率
人乳	50%~70%
铁强化牛奶配方	3%~12%
铁强化大豆配方	< 1%~7%
铁强化谷物	4 ~ 10%
牛奶	~10%

引自:Kelly Bonyata,IBCLC(international board certified lactation consultant):Is Iron-Supplementation Necessary ?

【高危因素】

1. **贮存铁不足**　母亲妊娠期铁缺乏与早产、多胎使胎儿铁贮存不足。

2. **铁摄入不足**　健康胎儿体内贮存铁可满足 4~6 月龄婴儿对铁的需求。婴儿早期快速生长使体内贮存铁基本耗竭。故婴儿后期需合理引入含铁丰富的食物。

3. **铁的生物利用率低**　以植物性食物为主或素食者易发生缺铁与贫血。

4. **生理性需要量增加**　如早产/低出生体重儿,青春期少女易缺铁与贫血。

5. **铁代谢的调节机制不成熟**　婴儿期吸收的铁可能主要是用于生成红细胞与合成血红蛋白,<6 月龄的婴儿铁代谢调节功能可能不成熟,即铁吸收的调节缺乏铁的摄入量和铁贮存的副反馈调节。

6. **异常丢失**　儿童失血性贫血多见于年长儿童。隐性出血可致慢性缺铁或贫血,如消化性溃疡、梅克尔憩室、息肉、血管瘤,或炎症性肠病等;钩虫感染、严重消化道牛奶蛋白食物过敏也可致肠道出血导致缺铁与贫血。

7. **遗传因素**　难治性缺铁性贫血(iron refractory iron deficiency anemia,IRIDA)因 *TMPRSS6* 基因变异所致。

8. **贫困**　经济文化水平低的地区与国家缺铁与缺铁性贫血的患病率高。

【临床与公共健康问题分类】

1. **贫血程度分类**　儿科学依据血红蛋白含量或红细胞数的儿童贫血分类(表 2-36)

表 2-36　儿童贫血分类

贫血程度	血红蛋白 /(g·L)	
	6 月龄 ~6 岁	新生儿
轻度	~90	144~120
中度	~60	~90
重度	~30	~60
极重度	<30	<60

2. **公共健康问题分类**(表 2-37)

表 2-37　缺铁性贫血的公共健康问题分类(WHO)

公共健康问题分类	IDA 发生率 /%
正常	≤ 4.9
轻度	5.0~19.9
中度	20.0~39.9
严重度	≥ 40.0

【铁缺乏与缺铁贫血的发展阶段】

与机体铁缺乏的程度有关。

1. **铁缺乏阶段**　铁缺乏（ID）首先影响铁贮存，但临床尚无症状，或为非特异性症状。
2. **红细胞生成下降**　铁是合成血红蛋白的原料，ID 时新生红细胞中血红蛋白量不足。
3. **缺铁性贫血阶段**　缺铁性贫血（IDA）是铁缺乏的主要临床表现。

【缺铁与缺铁性贫血临床表现】

ID 及轻度 IDA 无特异临床表现，中重度 IDA 儿童的临床表现与 ID 的程度和进展情况有关。

1. **一般表现**　中、重中度 IDA 出现因组织缺氧而引起的体力差、易疲劳、不活泼、食欲减退等贫血症状。
2. **免疫功能下降**　易发生反复感染，严重可伴营养不良。
3. **功能改变**　可影响儿童认知、行为与体能发育。

（1）神经系统：轻度～中度 IDA 儿童出现烦躁。研究显示缺铁可影响到儿童注意力、警觉性、以及学习能力，但补充铁剂不能完全逆转 ID 所造成的神经系统损害。

（2）体能发育不足：因肌肉能量不足，儿童可表现体能不足，如乏力、学习工作能力下降。

（3）血液、心血管循环系统：严重贫血婴幼儿可出现骨髓外造血，即肝、脾、淋巴结可轻～中度增大，代偿性心率增快、气急、心脏扩大，伴收缩期杂音。

（4）消化系统：中、重度贫血儿童可表现为厌食，食欲下降、舌炎。

（5）其他：铅污染地区的 ID 或 IDA 儿童肠道铅吸收增加，可加重铅中毒。

4. **铁难治性缺铁性贫血**　儿童期出现小细胞性贫血，对口服铁剂无反应，并伴有低血清铁和转铁蛋白饱和度。

【实验室检查】

1. 儿童贫血实验室检测及临床意义（表 2-38）

表 2-38　儿童贫血实验室检测及临床意义

实验室检测	临床意义
RBC 和 Hb	判断贫血程度
MCV、MCH、MCHC 及外周血涂片 RBC 形态	小细胞低色素贫血，大细胞性贫血，正细胞性贫血的分类
网织红细胞	推测和判断骨髓造血功能情况
WBC 和 PLT 形态及数量	了解粒系和巨核系是否受累
血清铁，血清运铁蛋白饱和度，血清铁蛋白	判断体内铁缺乏或铁负荷过多：血清铁蛋白是去铁蛋白和铁核心 Fe^{3+} 形成的复合物，是铁的贮存形式

2. **缺铁与缺铁性贫血**　检查结果应符合体内铁损耗的铁减少期、红细胞生成缺铁期、缺铁性贫血期三个阶段（表 2-39）。

表 2-39　铁营养状况的实验室指标

实验室指标	铁缺乏	缺铁性贫血	铁过量
血清铁蛋白	↓	↓↓	↑
运铁蛋白饱和度	↓	↓	↑↑
血清运铁蛋白受体	↑↑	↑↑↑	↓
血红蛋白	正常	↓	正常
平均红细胞容积	正常	↓	正常

3. 铁难治性缺铁性贫血　血清铁、转铁蛋白饱和度降低,血清铁蛋白处于正常范围或中等程度的升高之间,血清铁调素水平明显高于体内铁水平。

【贫血诊断】

1. 缺铁与缺铁性　准确测定铁的状态是诊断的关键。

(1)诊断标准:1~6 月龄儿童血红蛋白值变化大,尚无统一贫血诊断标准。目前 0~6 月龄婴儿贫血标准为中华医学会儿科学分会血液学组暂定标准(表 2-40)。美国 CDC 建议采用锌原卟啉(EP)界定铁缺乏状况:<5 岁儿童以>70μg EP/dl 红细胞,≥5 岁儿童以>80μg EP/dl 红细胞。2020 年 WHO 发表《采用铁蛋白评估个体或群体铁状况指南》建议以血清铁蛋白(ferritin)评估个体或人群的铁营养状况。因铁蛋白是一种存在于所有细胞中的铁储存蛋白,检测方法成熟,建议以铁蛋白浓度判断铁缺乏的标准为(表 2-41)。

表 2-40　WHO 建议的贫血判断标准

人群	年龄 / 岁	血红蛋白 /(g·L⁻¹)
儿童	0.50~4.99	110
儿童	5.00~11.99	115
儿童	12.00~14.99	120
未妊娠妇女	>15	120
妊娠妇女		110
男人	>15	130
*儿童	<1 月龄 1~4 月龄 4~6 月龄	145 90 <100

*中华医学会儿科学分会血液学组暂定标准

表 2-41　WHO 建议铁蛋白浓度评估儿童铁状况判断标准(2020 年)

血清铁蛋白(μg·L⁻¹)				
年龄	铁缺乏		铁超载风险	
	表面健康	感染状况	表面健康	疾病状况
0~23 月龄	<12	<30	–	
24~59 月龄	<12	<30	–	
5~10 岁	<15	<70	女童>150 男童>200	>500
10~20 岁	<15	<70-	女童>150 男童>200	>500

(2)铁剂试验性诊断治疗:贫血患儿补充铁剂后,血红蛋白水平迅速上升。治疗 4 周血红蛋白上升 10g/L 为治疗有效,可确诊为 IDA。

2. 铁难治性缺铁性贫血

(1)实验室检测:血清铁水平低,转铁蛋白饱和度低,铁蛋白(ferritin)水平在正常范围或中等程度的升高之间;C 反应蛋白无异常;口服铁剂无效(部分肠胃外补充铁剂亦无效);铁调素(hepcidin)水平高。

(2)基因检测:可确诊。

【缺铁与缺铁性贫血鉴别诊断】

(1)与其他小细胞贫血鉴别诊断(表 2-42)

表 2-42　小细胞贫血的鉴别诊断

	缺铁性贫血	地中海贫血	慢性疾病	铁粒幼细胞贫血
血清铁蛋白	↓	↑	正常或↑	正常或↑
红细胞分布宽度	↑	正常或↑	正常	↑
血清铁	↓	正常或↑	正常或↓	正常或↑
总铁结合力	↑	正常	轻微↓	正常或↑
转铁蛋白饱和度	↓	正常或↑	正常或轻微↓	↑

(2)IDA 与地中海贫血的鉴别诊断:基层鉴别缺铁性贫血和地中海贫血关键点为年龄及喂养史,家族史;患儿血常规监测,贫血程度,父母血常规分析;诊断性治疗(表 2-43)。

表 2-43 IDA 与地中海贫血的鉴别诊断

	IDA	α 和 β 地中海贫血
贫血程度	多轻或中度	轻、中或重度
喂养史 家族史	存在高危因素,单纯母乳喂养,铁供给不足、吸收障碍、需求增多或慢性失血等	地中海贫血高发地区 地中海贫血貌
实验室检查	血常规:Hb 降低,小细胞低色素性(MCV、MCH、MCHC 均降低);*RDW 升高 **Mentzer ≥ 13 提示 IDA	血常规:Hb 偏低或正常低限;MCV 显著降低,RBC 显著增加,*RDW 正常 **Mentzer <13 提示地中海贫血 地中海贫血初筛:血红蛋白电泳 HbF-A2 及 F 增高
诊断性治疗	补铁 + 维生素 C,1 月后 Hb 上升	补铁 + 维生素 C,1 月后 Hb 无变化
确诊	血清铁及铁蛋白下降,转铁蛋白上升	地中海贫血基因检测
防治原则	应对 ID/IDA 的高危因素 铁剂治疗:7~10 天后 Ret 增加,1 月后 Hb 增加	预防重度地中海贫血儿出生 中或重度地中海贫血:专科确诊,规范输血,去铁治疗,干细胞移植

* 红细胞分布宽度(red cell distribution width,RDW)
- RDW 计算为 MCV/ 平均 MCV)× 100 的标准偏差。
- 正常范围(11.5%~14.5%)。
- 贫血伴正常 RDW,高度怀疑地中海贫血特征。
- 贫血伴 RDW 升高,常提示 IDA。

**Mentzer 指数
- Mentzer 在 1973 年首次描述。
- mentzer 指数 = MCV/RBC 计数。
- <13 可能表示地中海贫血。
- >13 通常表示 IDA。

(3)铅中毒:铅中毒和缺铁性贫血二者都表现为红细胞原卟啉浓度升高,红细胞形态相似。但铅中毒时常有明显的红细胞嗜碱性点彩,并有血铅,尿、粪卟啉水平升高等。

【治疗】

1. **缺铁与缺铁性贫血治疗** 治疗原则依据 2008 年《中华儿科杂志》编辑委员会、中华医学会儿科学分会血液学组、中华医学会儿科学分会儿童保健学组共同发表的《儿童缺铁和缺铁性贫血防治建议》,包括补充铁剂、祛除 ID 的高危因素并增加铁的摄入和吸收。铁剂治疗无效时提示需再确认缺铁性贫血的诊断。

(1)一般治疗:增加食物铁的摄入、提高食物铁的生物利用率。加强重症缺铁性贫血儿童护理,预防及治疗感染。

(2)铁剂治疗:口服铁剂治疗为主要途径(表 2-44)。铁剂治疗剂量以元素铁计算,如硫酸亚铁含 20% 的元素铁,富马酸亚铁含 33% 的元素铁。补充元素铁为 3~6mg/(kg·d),3 次 /d。

治疗 1 个月,贫血纠正后仍需继续服用铁剂 1~2 个月,以补足体内的铁储存。餐间服用铁剂可增加铁的吸收率,但目前建议随餐服用,以减少胃肠道不良反应,增加依从性。不良反应严重时,可更换不同剂型的铁剂,或剂量减半。

表 2-44 口服亚铁制剂

药品规格	硫酸亚铁	葡萄糖酸亚铁	富马酸亚铁	蛋白琥珀酸铁（螯合物）
片剂 糖浆	0.3g/片 2.5%	0.1g/片 2.5%	0.2g/片 0.1g/片	0.1g/片 15ml/瓶
含元素铁	60mg/片 8mg/ml	30mg/片	66mg/片 33mg/片	30mg/片 280mg/15ml（12mg/ml）

（3）其他维生素：可同时口服维生素 C 促进铁吸收，补充其他维生素和微量元素，如维生素 B_2、叶酸、维生素 B_{12}。

2. 难治性缺铁性贫血（IRIDA）治疗 需经肠胃外补铁。静脉铁剂主要有蔗糖铁、羧基麦芽糖铁、葡萄糖醛酸铁、低分子右旋糖酐铁、纳米氧化铁和异麦芽糖铁。

3. 继发贫血的疾病治疗 治疗原发疾病，尤其是各种隐性或显性失血性疾病，如钩虫感染、消化道溃疡、炎症性肠病、牛奶蛋白过敏等。

【预防】

铁缺乏与缺铁性贫血是可以预防的单一营养素缺乏疾病。我国儿童铁缺乏与缺铁性贫血患病率较高的原因主要是预防措施不足，包括常规筛查和补充铁，以及铁营养的科学知识不普及。

1. 降低贫困 改善经济文化水平。

2. 高危人群的预防

（1）妊娠母亲：妊娠期母亲铁缺乏状况影响胎儿体内铁的贮存，故预防婴儿贫血的关键是预防母亲妊娠期铁缺乏。2014 年中华医学会围产医学分会发表《妊娠期铁缺乏和缺铁性贫血诊治指南》，建议妊娠母亲铁缺乏和轻、中度贫血者以口服铁剂治疗为主，并进食富含铁的食物。为避免贫血反复，疗程宜足，即血红蛋白恢复正常后继续口服铁剂 3~6 个月或至产后 3 个月。WHO 建议在贫血患病率较高的地区（>40%），妇女妊娠期应补充铁 60mg/d、叶酸 400μg/d。

因分娩时脐带结扎时间与婴儿早期贫血发生有关。如延迟 3 分钟结扎脐带，可使新生儿获得 30~35mg 铁。

（2）婴幼儿、青春期少年：改善饮食增加铁摄入并提高铁的生物利用率是最主要的预防措施。2010 年美国 AAP 的关于《0~3 岁儿童缺铁性贫血诊断与预防临床指南》、2008 年《中华儿科杂志》编辑委员会、中华医学会儿科学分会血液学组、中华医学会儿科学分会儿童保健学组发表的《儿童缺铁和缺铁性贫血防治建议》均建议预防性补充铁剂，建议早产、LBW 婴儿 2 月龄开始补充铁剂（表 2-45）。2011 年 WHO 建议在贫血流行地区（>20%）学龄前及学龄儿童的地区可采用间断补铁方法改善儿童铁营养状况（表 2-46）。

表 2-45 <3 岁儿童铁的需要量或补充量

年龄	铁的需要量或补充量	
	美国 AAP	中国 CAP
早产儿	1~12 月龄：2~4mg/（kg·d）	人乳喂养 2~4 周龄补铁，剂量 1~2mg/（kg·d）×12 月

续表

年龄	铁的需要量或补充量	
	美国 AAP	中国 CAP
足月儿 0~6 月龄 7~12 月龄 1~3 岁	人乳喂养 4 月龄后 1mg/(kg·d) 至可摄入含铁丰富的食物； 11mg/d(补充铁或富含铁食物)； 7mg/d(富含铁食物)	人乳喂养 4 月龄后 1mg/(kg·d)至可摄入含铁丰富的食物； 增加摄入含铁丰富的食物

表 2-46 学龄前及学龄儿童的地区间歇补铁方法(WHO,2011)

目标人群	24~59 月龄	5~12 岁
*铁元素补充量 /mg	25	45
剂型	糖浆或滴剂	片剂或胶囊
服法	1 次 / 周	
间歇时间	补充 3 个月、停 3 个月,直至铁缺乏恢复正常	
周期	2 个周期 /1 年(2 个学期)	

*铁元素 25mg = 富马酸亚铁 75mg,硫酸亚铁 125mg,葡萄糖酸亚铁 210mg

铁元素 45mg= 富马酸亚铁 135mg= 硫酸亚铁 225mg,葡萄糖酸亚铁 375mg

(3)定期筛查:血红蛋白检测和缺铁高危因素结合评估可早期发现缺铁与缺铁性贫血。各国筛查方案的差别与儿童贫血患病率有关。我国建议早产 / 低出生体重儿可在 3~6 月龄时,足月儿可在 6~9 月龄时行血常规筛查,具有 ID 高危因素的幼儿、青春期少年应每年筛查血红蛋白。

3. 健康教育

(1)科普教育:教育家长了解食物中铁的含量与吸收率,有利儿童食物的选择。2013 年中国营养学会公布铁的参考摄入量(DRI)(表 2-47)。

表 2-47 儿童铁的推荐膳食摄入量

年龄	平均需要量(EAR)(mg/d)		膳食铁推荐摄入量(RNI)(mg/d)	
	男童	女童	男童	女童
0~	–		0.3(AI)	
6 月龄 ~	7		10	
1 岁 ~	6		9	
4 岁 ~	7		10	
7 岁 ~	10		13	
11 岁 ~	11	14	15	18
14 岁 ~	12	14	16	18
18 岁 ~	9	15	12	20

(2)改善喂养方法:提倡纯人乳喂养至 4~6 月龄,不能人乳喂养的婴儿应采用强化铁的配方喂养。4~6 月龄婴儿引入的第一个半固体食物(或泥状、糊状食物)应是强化铁的谷类,并逐渐引入富含铁的瘦肉等动物性食物。

(3)治疗依从教育性:通过科普知识宣传,增强家长治疗的依从性,对降低婴幼儿总体缺铁性贫血和铁缺乏的患病率非常重要。

(4)改善卫生环境:减少感染机会。

【基层儿科带教复习题】

单选题

1. 关于铁的生理功能,以下叙述不正确的是(　　)。

A. 参与血红蛋白,肌红蛋白和酶的组成,与红细胞形成和成熟有关

B. 转运机体各器官组织,参与细胞组织呼吸

C. 影响认知、行为及精细运动的发育

D. 影响注意力、记忆力及学习能力

E. 影响免疫功能

2. 微量营养素 - 矿物质铁的幼儿每日膳食推荐摄入量 RNI(　　)。

A. 男,女 9mg/d　　　　　　　　　　B. 男,女 10mg/d

C. 男,女 12mg/d　　　　　　　　　　D. 男,女 15mg/d

E. 男,女 18mg/d

3. 以下哪一项不符合 ID/IDA 定期普查血红蛋白的时间(　　)。

A. 早产儿 1~2 月龄检测 Hb

B. 低出生体重儿 3~6 月龄检测 Hb

C. 足月儿在 6~9 月龄普测 Hb

D. 有缺铁高危因素幼儿每年测 Hb 1 次

E. 青春期女孩应定期测 Hb

4. 以下哪一项是铁缺乏及缺铁性贫血的鉴别诊断要点(　　)。

A. 是否出现贫血症状

B. Hb 是否降低

C. MCV 是否降低及 RDW 是否升高

D. 血清铁及铁蛋白(ferritin)是否降低

E. 血清转铁蛋白饱和度是否降低

5. 以下哪些情况是 ID 和 IDA 的高危人群(　　)。

A. 早产和低出生体重儿铁储备量少

B. 婴幼儿铁摄入不足

C. 青春期少女月经过多

D. 妊娠期

E. ABCD

6. 补铁后如未出现预期的治疗效果,首先应考虑的因素是(　　)。

A. 诊断是否正确

B. 是否按医嘱服药

C. 膳食铁是否摄入不足

D. 是否存在影响铁吸收的原因

E. 是否存在导致铁继续丢失的原因

（李晓辉　石应珊　黎海芪）

【参考文献】

1. 黎海芪. 实用儿童保健学. 2 版. 北京：人民卫生出版社，2022.

2. 毛萌，李廷玉. 儿童保健学. 3 版. 北京：人民卫生出版社，2014.

3. 中国营养学会. 中国居民膳食营养素参考摄入量 (2013 版). 北京：科学出版社，2014.

4. 中华儿科杂志编辑委员会，中华医学会儿科学分会血液学组，中华医学会儿科学分会儿童保健学组. 儿童缺铁和缺铁性贫血防治建议. 中华儿科杂志，2008, 46 (7): 502-504.

5. 中华儿科杂志编辑委员会，中华医学会儿科学分会儿童保健学组，中华医学会儿科学分会新生儿学组. 早产，低出生体重儿出院后喂养建议. 中华儿科杂志，2016, 54 (1): 6-12.

6. BAKER RD, GREER FR. Committee on Nutrition American Academy of Pediatrics Diagnosis and prevention of iron deficiency and iron-deficiency anemia in infants and young children (0-3 years of age). Pediatrics, 2010, 126: 1040-1050.

7. FEWTRELL M, BRONSKY J, CAMPOY C, et al. Complementary Feeding: A Position Paper by the European Society for Paediatric Gastroenterology, Hepatology, and Nutrition (ESPGHAN) Committee on Nutrition. J. Pediatr. Gastroenterol Nutr, 2017, 64: 119-132.

8. FRIEL J, QASEM W, CAI C. Iron and the Breastfed Infant. Antioxidants (Basel), 2018, 7 (4): 54.

9. CAI C, GRANGER M, ECK P, et al. Effect of Daily Iron Supplementation in Healthy Exclusively Breastfed Infants: A Systematic Review with Meta-Analysis. Breastfeed Med, 2017, 12: 597-603.

10. CAI C, HARDING SV, FRIEL JK. Breast milk iron concentrations may be lower than previously reported: implications for exclusively breastfed infants. Matern Pediatr Nutr, 2015, 2: 2.

11. QASEM W, FENTON T, FRIEL J. Age of introduction of first complementary feeding for infants: A systematic review. BMC Pediatr, 2015, 15: 107.

第九节　食　物　过　敏

【基层临床实践要点】

1. 食物不耐受和食物过敏鉴别。

2. 常见过敏食物种类。

3. 严重过敏反应识别和处理。

4. 常见食物过敏性疾病的临床特征和诊断。

5. 食物过敏的诊断方法和解读。

6. 食物过敏的管理。

【概述】

食物不良反应是食物或食物添加剂引起的异常反应,包括食物过敏、食物不耐受和食物中毒(图 2-34)。

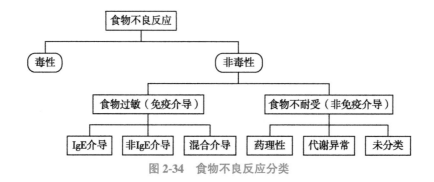

图 2-34　食物不良反应分类

1. 食物不耐受　为非免疫介导的食物不良反应,是对某一物质的异常的生理性应答,症状可累及胃肠道、呼吸道及皮肤等器官。包括机体本身代谢异常(如乳糖不耐受)、对某些食物内含的药物成分(如咖啡因、生物胺、食品添加剂等)易感性增高,甚至是心理因素等。

2. 食物过敏　2004 年 WAO 定义食物过敏(food allergy,FA)为免疫学机制介导的食物不良反应,即食物蛋白引起的异常或过强的免疫反应,可由 IgE 或非 IgE 介导;表现为一疾病群,症状累及皮肤、呼吸系统、消化系统、心血管系统等系统,甚至发生严重过敏反应。FA 是婴幼儿期常见的变态反应性疾病。

【食物过敏免疫反应类型】

1. 食物过敏免疫反应类型　主要为 IgE 介导、非 IgE 介导和混合介导三型。

(1)IgE 介导反应:即速发型变态反应,多在进食后的数秒至 2 小时内出现症状。

(2)非 IgE 介导反应:主要为迟发型反应,通常在食物摄入数小时或数天后发生,多为消化道症状。

(3)IgE 和非 IgE 混合介导反应:表现为迟发型反应,兼有以上 2 种免疫反应机制。如特应性皮炎、嗜酸性粒细胞增多性食管炎等常为 IgE 和非 IgE 混合介导。

2. IgE 介导的食物过敏　为速发型免疫反应,30~60 分钟出现症状。有食物抗原致敏阶段与敏感阶段(图 2-35)。

(1)食物致敏阶段:初次暴露于致敏食物蛋白后机体免疫系统产生特异性 IgE 抗体,IgE 抗体再结合于肥大细胞和嗜碱性粒细胞表面,即机体致敏。但食物致敏尚不是食物过敏。

(2)食物过敏反应阶段:当相同食物抗原再次进入机体,与肥大细胞表面 IgE 抗体结合,激活肥大细胞与嗜碱性粒细胞。肥大细胞和嗜碱性粒细胞迅速释放生物活性物质,如组胺(histamine),白三烯(leukotrienes)和前列腺素类(prostaglandins)即刻产生血管扩张、平滑肌收缩等过敏性炎症反应为免疫机制介导的食物不良反应,即食物蛋白引起的异常或过强的免疫反应。食物过敏表现为一疾病群,症状累及皮肤、呼吸系统、消化系统、心血管系统等,甚至发生严重过敏反应(全身性过敏反应)。

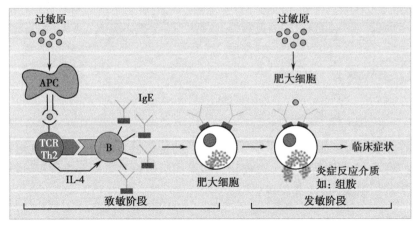

图 2-35 致敏阶段与发敏阶段

3. 非 IgE 介导的食物过敏 免疫机制尚不清楚。目前认为主要由细胞介导的迟发型反应(图 2-36)。食物摄入数小时或数天后发生,主要为胃肠道症状。

【病因与危险因素】

1. 致敏食物 食物过敏反应主要抗原为糖蛋白,对热、蛋白酶与酸性稳定,但物理处理可在一定程度上可以减少免疫原性,如加热和加压。其次是非特异性脂质转运蛋白,对热稳定,易被消化。

(1)常见的食物过敏原:长期以来,人们一直认为>90% 的食物过敏是由 8 种食物所致,即鸡蛋、牛奶、花生、小麦、贝类、大豆、鱼类、坚果。虽然芝麻是引起地域性过敏的食物来源,2021 年 FAO/WHO 的报告提出芝麻应替代大豆,包括在 90% 以上的常见食物过敏原内。

90% 婴幼儿与 8 大类有关(表 2-48)。

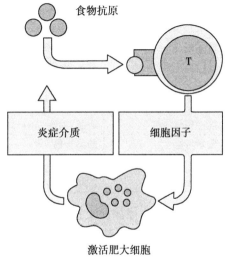

图 2-36 Ⅳ型变态反应
(细胞介导 / 迟发型)

表 2-48 与儿童年龄相关的常见食物过敏原

食物	多见婴幼儿	多见年长儿
牛乳 / 羊乳	*	
鸡蛋	*	
大豆	*	
花生	*	*
坚果		*
小麦	*	

续表

食物	多见婴幼儿	多见年长儿
鱼		*
贝类(虾、蟹、牡蛎、扇贝)		*
水果		*
蔬菜		*

　　(2)食物过敏原分类:近20年许多食物过敏原的特征被鉴定,按抗原特性可将食物分为2类,以花生、鸡蛋、牛奶为代表的Ⅰ类食物过敏原和以植物为主的Ⅱ类食物过敏原,其抗原与桦树花粉中的蛋白质同源(表2-49)。

表 2-49　食物抗原分类

	Ⅰ类食物过敏原	Ⅱ类食物过敏原
食物	多为传统的食物,如鸡蛋、牛奶、花生、鱼虾、大豆	多为植物蛋白质,如苹果、芹菜
抗原成分	水溶性糖蛋白	植物非特异性脂质转运蛋白(nsLTPs)
致敏器官系统	主要经消化道致敏,产生全身反应	呼吸道,发生口腔过敏综合征
抗原分子量	10~70kD	
抗原理化特性	耐热,对蛋白酶与酸性稳定	对热稳定,易被消化
致敏特性	原发致敏	稳定的蛋白质致敏,与花粉蛋白质有高度同源性,易发生交叉过敏反应
主要影响人群	儿童	成人(桦树花粉过敏性鼻炎)

　　(3)食物抗原的交叉过敏反应:临床上往往发生同类食物过敏现象,如对牛奶蛋白过敏的人也可能发生对羊奶过敏情况(表2-50)。因物种间的亲缘关系有关,进化中保守的蛋白质通常容易产生交叉反应,即2种蛋白质的氨基酸序列部分相同,或者两者结合特定抗体的三维构象相似(表2-51)。

表 2-50　常见交叉反应食物

食物	交叉反应食物
牛奶	山羊奶、绵羊奶、水牛奶等
鸡蛋	各种禽蛋
大豆	其他豆荚类
坚果	其他坚果,与花生可发生交叉反应
鱼	其他鱼类(与金枪鱼和箭鱼发生过敏反应少)
虾	其他甲壳类
小麦	其他含有麸质的谷类(燕麦、大麦)
花生	其他豆荚类,豌豆,扁豆,与其他坚果可发生交叉反应
猕猴桃	香蕉,牛油果,橡胶
苹果、胡萝卜、桃子	桦树花粉,其他水果,坚果

表 2-51 哺乳动物乳蛋白间的序列同源性 *

蛋白质	乳汁							
	山羊	绵羊	水牛	猪	马	驴	单峰驼	人
α- 乳清蛋白	95.1	97.2	99.3	74.6	72.4	71.5	69.7	73.9
**β- 乳球蛋白	94.4	93.9	96.7	63.9	59.4	56.9	无	无
血清白蛋白	—	92.4	—	79.9	74.5	74.1	—	76.6
αs1- 酪蛋白	87.9	88.3	—	47.2	—	—	42.9	32.4
αs2- 酪蛋白	88.3	89.2	—	62.8	—	—	58.3	—
β- 酪蛋白	91.1	92.0	97.8	67.0	60.5	—	69.2	56.5
κ- 酪蛋白	84.9	84.9	92.6	54.3	57.4	—	58.4	53.2

* 与牛奶蛋白相比的百分率
** BLG 是牛乳中最重要的过敏原

2. 危险因素 过敏性疾病的发生是基因与环境因素相互作用的结果。

(1)婴儿自身因素

1)遗传因素:是 FA 的易患因素。研究显示父母双方有过敏性疾病的儿童发生过敏的机会约为 70%(50%~80%),父母一方有过敏性疾病的儿童发生过敏的机会为 30%(20%~40%),父母双方无过敏性疾病的儿童发生过敏的机会为 15%。

2)持续 Th2 优势:胎儿与婴儿早期免疫应答为 Th2 优势,出生后环境的刺激即向 Th1 优势转变,如微生物暴露刺激婴儿免疫系统逐渐成熟。当婴儿持续 Th2 优势免疫应答则为特应质,或易感体质。

3)宫内致敏:已有研究证实胎儿淋巴细胞可对食物抗原出现增殖反应,脐血中可检测食物特异性 IgE 抗体,提示食物抗原存在宫内致敏。宫内致敏可部分解释纯人乳喂养儿中发生对其他食物蛋白过敏的现象。

4)肠道屏障功能不成熟:胃肠屏障功能在年幼儿童,尤其是婴儿期尚不成熟。多数消化酶要在 2 岁后才能成熟,故其降解抗原能力不足,易发生过敏反应。

(2)环境因素:常见影响过敏性疾病发生的环境因素包括过敏原的暴露、任何引起机体微生物改变的因素、空气污染等。

(3)表观遗传学:近年来 FA 发病率快速增加尚不能完全用遗传基因改变所解释,故推测 FA 可能是遗传和环境因素共同作用(G×E)发生表观改变所致,即表观遗传(epigenetic)。

【临床特点】

1. IgE 介导的食物过敏表现 通常表现为一组疾病群,临床表现多种多样而无特异性(表 2-52)。IgE 介导的食物过敏可表现严重过敏反应,即在接触过敏原后数分钟至数小时内迅速发生的危及生命的严重综合征,累及 ≥2 个器官/系统,甚至发生过敏性休克(表 2-53)。

表 2-52 IgE 介导的食物过敏临床表现

累及系统	临床表现
皮肤、黏膜	皮肤瘙痒、潮红、风团、血管性水肿、出汗；眼睛痒、结膜充血；流泪、眶周水肿；鼻痒、喷嚏、流涕、鼻塞
消化系统	拒食、吞咽困难、恶心、呕吐、腹胀、腹痛、腹泻、便秘、便血；口腔过敏综合征
呼吸系统	鼻痒、流涕、慢性咳嗽和喘息等，但多不独立出现

表 2-53 严重过敏反应的临床表现

累及系统	症状	症状出现概率
消化	痉挛性腹痛、呕吐、腹泻等	25%~30%
皮肤及黏膜	突发全身性荨麻疹、瘙痒、脸红、唇 - 舌 - 悬雍垂肿胀等	85%~90%
呼吸	喘鸣、哮喘、呼吸费力、持续剧烈咳嗽、发绀等	45%~50%
心血管	低血压*、心律失常、晕厥等	30%~35%

*低血压标准（收缩压）：新生儿<60mmHg；婴儿<70mmHg；1~10 岁<70+（2×年龄岁）mmHg；>10 岁<90mmHg

2. 非 IgE 介导食物过敏 消化系统的食物过敏表现多数为非 IgE 介导的免疫反应，包括一系列消化道症状（表 2-54），除年龄特点与疾病异常程度外，几乎所有消化道症状均可以出现且无特异性（表 2-55）。

表 2-54 非 IgE 介导的食物过敏临床表现

常见疾病	临床特点
食物蛋白诱导的过敏性直肠结肠炎（FPIAP）	出生后数小时至数月内发病，6 月龄内最常见。表现为间断血便（血丝至较多鲜血），可伴黏液便、稀便、便秘、湿疹。婴儿健康，一般情况良好，多为人乳喂养婴儿。
食物蛋白诱导的小肠结肠炎综合征（FPIES）	出生后数日至数月内发病。表现易激惹，持续腹泻，急性发作呈反复喷射性呕吐，慢性发作呈间歇性呕吐；可导致脱水、休克，可伴血便、腹胀、贫血，严重时伴生长障碍。

续表

常见疾病	临床特点
食物蛋白诱导的肠病（FPIE）	出生后数月内发病。表现为呕吐、慢性腹泻、发育不良，可合并脂肪泻和乳糖不耐受。
乳糜泻	典型在 6~24 月龄，也可在 10~40 岁发病。2 岁以内以消化道症状为主，常有慢性腹泻、腹胀、厌食、易激惹、生长障碍、呕吐等。儿童主要为肠外表现：皮肤疱疹样改变、青春期延迟、身材矮小、缺铁性贫质血、骨质缺乏、自身免疫性疾病（甲状腺炎、I 型糖尿病等）、牙釉质发育不良。
食物诱导性肺含铁血黄素沉着症（Heiner syndrome）	婴儿期发病。表现为反复肺炎伴肺部浸润、含铁血黄素沉着、缺铁性贫血和生长迟滞。

表 2-55 食物蛋白诱发的胃肠综合征临床特征

	小肠结肠炎	肠病	直肠结肠炎	嗜酸粒细胞性胃肠炎
发病年龄	1 日龄 ~1 岁	取决于抗原暴露的年龄，如牛奶和大豆可在 2 岁内发病	1 日龄 ~6 月龄	婴儿 ~ 成人
常见过敏食物原	牛奶、大豆	牛奶、大豆	牛奶、大豆	牛奶、大豆、鸡蛋白、小麦、花生、芝麻
多 FA	>50% 牛奶和大豆	罕见	40% 牛奶和大豆	常见
发病时喂养方式	配方喂养	配方喂养	>50% 纯人乳喂养	配方喂养
自然病程	2 岁耐受概率：牛奶 60%、大豆 25%	多数 2~3 岁耐受	9~12 月龄耐受	持续、反复发生

3. IgE 和非 IgE 混合介导食物过敏 症状主要累及消化道和皮肤。特应性皮炎（atopic dermatitis，AD）可同时涉及到 IgE 及非 IgE 机制，表现为湿疹、非湿疹或混合型皮肤症状。嗜酸性粒细胞性食管炎 / 胃肠炎是以胃肠道嗜酸性粒细胞性炎症为特征的一组疾病，症状可与其他消化道疾病的表现重叠。

【诊断与鉴别诊断】

目前 IgE 介导食物过敏有统一诊断标准，非 IgE 介导食物过敏尚无统一诊断标准。

1. IgE 介导食物过敏的诊断

（1）病史及体检：虽然 FA 病史常不准确，但可为选择恰当诊断方法提供信息，选择恰当而安全的食物激发试验程序。病史价值依赖于家长对儿童症状回忆的准确度。病史包括膳食史、喂养史和生长发育情况、饮食日记、过敏史、既往史、家族史。因食物过敏无典型与特殊的体征，体格检查重点应在累及器官系统，如皮肤、呼吸、消化系统等。

（2）筛查试验：SPT 与血清 sIgE 均为 IgE 介导 FA 筛查试验，阳性结果提示食物特异性 IgE 抗体的存在，即致敏或过敏。测试的疹团直径越大或 sIgE 抗体浓度越高，临床过敏可能性越大（表 2-56、表 2-57）。

1）皮肤点刺试验：是最常用的筛查方法，结果对临床诊断有重要参考价值。皮肤点刺试验无年龄限制，但研究显示 7 月龄以上的儿童对 SPT 反应较好。SPT 为体内试验，需在有急救条件的机构进行。结果判断：阳性对照疹团平均直径>3mm、阴性对照<3mm 时，食物提取物疹团平均直径比阴性对照大 3mm 者为阳性结果。

表 2-56　有诊断价值的 SPT 风团平均直径

年龄	婴幼儿（≤2 岁）	年长儿（>2 岁）
牛奶	≥6mm	≥8mm
鸡蛋	≥5mm	≥7mm
花生	≥4mm	≥8mm

表 2-57　sIgE 水平预测值及阳性预报准确率

过敏原	测试年龄	95% 预测值（kU$_A$/L）	阳性预报准确率（%）
鸡蛋	<2 岁	2	98
	>2 岁	7	95
牛奶	<2 岁	5	95
	>2 岁	15	95
花生		14	100
鱼		20	100
坚果		~15	~95
大豆		30	73
小麦		26	74

2）血清特异性 IgE 检测（sIgE）：无法进行皮肤点刺试验时可采用此方法。临床意义同 SPT；如果临床疑诊，即使 SPT 及 sIgE 结果阴性，仍应进行 OFC 确诊。

（3）口服食物激发试验：包括疑诊食物回避试验和食物激发试验（OFC）两步。

1）食物回避试验：实施 OFC 前，患者应回避可疑食物 2~4 周。对于疑似 IgE 介导的过敏，应回避至少 2 周；对于非 IgE 介导的延迟反应，回避可疑食物则至少 4 周。食物回避实验（elimination diet test，EDT）过程中儿童临床症状明显改善或消失为食物回避试验阳性，但不能为确诊 FA 的依据，因有其他因素影响。如双糖酶缺乏的婴儿 EDT 过程采用不含乳糖的氨基酸配方替代普通配方喂养，临床消化道症状亦可缓解。

2）食物激发试验：为诊断食物过敏的"金标准"。因 OFC 为体内试验，食物激发过程可诱发严重过敏反应，需要在医院由专业医护人员进行。OFC 包括开放式激发、单盲激发和双盲安慰剂对照，婴幼儿多采用开放式激发。有明确食物诱发严重过敏反应病史者应避免食物激发试验（表 2-58、图 2-37）。

表 2-58 FA 临床诊断过程

筛查实验结果	病史提示 FA		
	无	可疑	明确
阴性（−）	可排除	OFC	OFC
可疑（±）	可排除	OFC	OFC
阳性（+）	OFC	OFC	确诊

2. 非 IgE 介导食物过敏的诊断

（1）病史及体检：与 IgE 介导食物过敏相近。

（2）口服食物激发试验：OFC 亦是非 IgE 介导 FA 诊断的"金标准"。方法基本与 IgE 介导的相同。疑诊非 IgE 介导的轻中度迟发型 FA 反应（例如慢性腹泻、结肠炎，过敏性直肠结肠炎，胃食管反流）可在家中激发试验进行。

（3）内镜检查：若病史提示为非 IgE 介导的食物过敏，诊断不清时可采用消化道内镜检查辅助诊断。无条件进行内镜检查时，轻中度的诊断性治疗，重症宜转诊。

（4）斑贴试验（APT）：用于证实细胞介导的免疫反应，有助于诊断非 IgE 介导的食物过敏。因缺乏标准化的试剂、应用方法或解读指南，多用于科研领域，临床仅推荐用于疑诊食物过敏诱发的特应性皮炎。

3. 鉴别诊断

食物过敏症状无特异性，临床需与感染性疾病、外科急腹症等鉴别，包括食物不耐受（food intolerance，FI）、消化道疾病等。鉴别重点是发病机制不同的临床症状。

（1）食物不耐受和食物过敏 处理与预后不同，特别需要鉴别。两者均属食物不良反应（表 2-59），但发病机制不同，检测方法亦不同。食物不耐受通常涉及消化系统，食物的摄入量与症状的严重程度直接相关，且每次摄入该食物都会引起相似的症状。而食物过敏涉及免疫系统，且对于 IgE 介导的食物过敏，即使很少量的食物也可引起严重的反应。

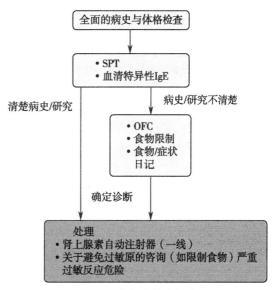

图 2-37 食物过敏诊断流程

表 2-59 食物过敏和食物不耐受的鉴别

	食物过敏	食物不耐受
病史	摄入食物与症状有关	摄入食物与症状有关
发生率	儿童食物过敏发生率<10%	人群约为 15%~20%
发病机制	免疫反应	目前尚无世界公认的共识食物不耐受的发病机制和命名

续表

	食物过敏	食物不耐受
病因	食物过敏原摄入或接触发生免疫反应	机体对食物成分的非免疫性异常反应是对某一物质的异常的生理性应答
发生原因	IgE 介导（Ⅰ型反应）、非 IgE 介导（细胞介导）以及混合型	药物（如生物胺，组胺的反应）、未定义的食物不耐受（对某些食品添加剂） ①消化酶缺乏：致食物某些成分不能消化吸收，如乳糖酶缺乏发生乳糖不耐受临床表现； ②药理性食物反应：食物中某些小分子量的化学物质使某些敏感机体造成不良反应；可是食物天然成分，如水杨酸、柠檬黄色素和苯甲酸盐； ③代谢性食物反应：因先天性或获得性的营养物质代谢异常，如糖尿病、乳糖酶缺乏、苯丙酮尿症、蚕豆黄等疾病； ④未定义的食物不耐受：如对食品添加剂发生不良反应
临床表现	皮肤、消化道、呼吸道	消化系统：腹胀、腹痛、腹泻
诊断	食物激发试验	排除相关食物，发现与症状有关的特殊食物成分
预后	严重影响生长，甚至生命	较好

（2）症状鉴别

1）特应性皮炎：特殊的湿疹，多有过敏家族史。特应性皮炎相对严重，病程长，每个年龄阶段都有不同的皮疹表现，可以伴有免疫球蛋白 IgE 增高，异种蛋白过敏，嗜酸性粒细胞增高等。部分特应性皮炎可与食物有关，但 60% 的特应性皮炎与食物过敏湿疹无关。

2）食物过敏性皮疹：与进食有关的湿疹、荨麻疹、红疹、红斑、血管神经性水肿。

3）原发性免疫缺陷病伴严重湿疹：①Wiskott-Aldrich 综合征（WAS），是 X- 连锁遗传性疾病，男童发病。临床特点为血小板减少、严重湿疹、反复感染。免疫学特点为 T 细胞缺陷，IgA 和 IgE 水平升高，IgM 水平降低。②Netherton 综合征，又称竹节样头发（bamboo hair），为少见常染色体隐性遗传性皮肤病，估计影响 1/200 000 新生儿。临床特点为出生时非大疱性先天性鱼鳞病样红皮病、严重湿疹；毛发脆易断，特征性竹节样改变；矮小。

4）消化道疾病：因腹泻、呕吐、血便需与坏死性小肠炎、感染性肠炎、婴儿炎症性肠病等鉴别。

5）功能性胃肠紊乱：为儿童早期出现的慢性或反复性胃肠症状，如胃食管反流、功能性消化不良、功能性腹泻。但与进食无关，无任何病理性原因。随年龄增长发生率、发生频率与程度降低，1 岁后逐渐消退。生长发育正常是重要的鉴别特点。

【饮食管理和治疗】

食物过敏的饮食管理和治疗需儿科医生、儿童保健医生（监测生长发育）、营养师以及皮肤科、消化科、呼吸科医生多科协作。

1. 饮食管理

(1)回避过敏食物:仍然是目前治疗 FA 唯一有效的方法。除牛奶蛋白过敏需采用低敏配方外,其他食物过敏可用其他食物替代营养成分,不影响婴幼儿营养状况。

(2)食物替代

1)0~2 岁牛奶蛋白过敏的婴幼儿:人乳喂养时母亲需回避过敏原,比如牛奶及牛奶制品。普通配方喂养婴幼儿采用低敏配方替代普通配方(图 2-38,表 2-60)。2016 年欧洲儿科胃肠肝脏与营养学会(ESPGHAN)专家共识认为母亲乳汁不足或无法人乳喂养时,建议给0~4~6 月龄高危婴儿低致敏配方或部分水解牛乳清蛋白配方(pHFW),作为无人乳喂养的替代品。但因部分水解牛奶蛋白配方(pHF)含有较多大分子牛奶蛋白肽,不建议 pHF 用于牛奶蛋白过敏的治疗。

2)2 岁后的幼儿牛奶低敏过敏:可进行无奶饮食,并通过膳食评估和喂养指导以保证必需宏量和微量营养素充足。

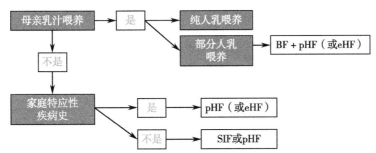

图 2-38　据人乳喂养和 / 或家庭特应性疾病史选择婴儿喂养策略
注:BF- 人乳喂、SIF- 标准婴儿配方、PHF- 部分水解配方、EHF- 深度水解配方

表 2-60　儿童特殊配方选择建议

牛奶蛋白过敏症状或疾病	首选配方	次选配方	>6 月龄 无大豆过敏者
轻中度过敏反应	深度水解配方	氨基酸配方	大豆配方
严重过敏反应	氨基酸配方	深度水解配方	大豆配方
FPIAP、FPIES 和 FPIE	深度水解配方	氨基酸配方	–
EoE、EG	氨基酸配方	–	–
Heiner syndrome	氨基酸配方	深度水解配方	大豆配方

(3)固体食物的引入:回避所有已明确引起过敏症状的食物及其制品后,可按正常食物引入时间和顺序逐渐引入其他食物,引入后观察 3~5 日以排除过敏反应。膳食尽量多样化,已经明确不过敏的食物可常规摄入。

2. 药物对症治疗

(1)一般反应:针对皮肤、耳鼻咽喉、呼吸系统、消化系统等症状,由相应专科医生指导治疗。

(2)严重过敏反应:临床医生需要及时、准确地识别出严重过敏反应(参考临床评估内容),并给予 1 : 1 000 肾上腺素 0.01~0.03mg/kg(最大剂量 0.5mg)大腿外侧中部(股外侧肌)肌内注射。必要时可 5~15 分钟后重复一次。

(3)对症处理气道、循环异常等,必要时转诊上级医院。

【预后】

食物过敏有其自然病程(表 2-61),可以根据过敏严重程度和过敏原随访。需在医生监督下重新评估儿童食物过敏消退情况,不建议家长自己尝试重新引入。一般建议 1 年左右重新评估 1 次儿童食物过敏;小麦、花生和坚果类建议 1~2 年无症状时再进行评估;水果、蔬菜类建议 6 个月左右再评估。牛奶蛋白过敏的儿童可采用牛奶配方梯度法逐渐耐受至采用普通婴儿配方。

表 2-61　食物过敏的自然病程

过敏食物	症状高发年龄	耐受年龄(耐受百分比)
鸡蛋	6~24 月龄	7 岁(75%)
牛奶	6~24 月龄	5 岁(76%)
花生	6~24 月龄	5 岁约 20%,多持续终身
坚果	1~2 岁、成人	7 岁约 20%,多持续终身
鱼	年长儿、成人	持续
甲壳类	成人(60%)	持续
小麦	6~24 月龄	5 岁(80%)
大豆	6~24 月龄	2 岁(67%)

【预防】

1. 牛奶蛋白过敏预防

(1)一级 CMA 预防

1)母亲:孕前,关注健康的生活方式和食物的多样性,确保抑制性 IgG 过敏原免疫复合物通过胎盘充分转移至胎儿,特别是对于有过敏性疾病史和计划剖腹产母亲。

2)婴儿

A. 人乳喂养:鼓励纯人乳喂养婴儿至 4~6 月龄是减少食物过敏的重要因素。人乳通过多种机制降低食物过敏的发生,包括人乳中潜在的抗过敏免疫特性,以及延长人乳喂养可能会延迟的过敏原的引入,人乳中的抗体与食物抗原结合可诱导耐受。母亲妊娠期、哺乳期饮食限制不能预防牛奶蛋白过敏发生。

B. 无法人乳喂养:尽管部分水解配方(pHF)对预防 CMA 存在争议,北美、澳大利亚、欧洲与中国的喂养指南高危婴儿无法人乳喂养时,可采用部分水解蛋白或深度水解蛋白配方预防特应性皮炎和牛奶蛋白过敏,为属高危儿童的过敏性疾病一级预防。

(2)二级 CMA 预防:促进儿童临床早期口服耐受的发展,管理重点是预防过敏疾病从轻度或中度症状进展为严重症状,或 CMA 的儿童出现另一种过敏表现。用深度水解产物配方(eHF)是大多数患有 CMA 的非人乳喂养婴儿的首选配方;可能益生元、益生菌和 LCPUFA 在诱导早期口服耐受有一定作用。

2. **其他食物引入年龄** 即不建议婴儿提前(<4 月龄)或延迟(>6 月龄)引入其他食物。预防策略已从建议避免常见食物过敏原转为建议早期制定消费策略,有益于促进儿童口服耐受形成。

【健康教育】

1. **营养教育** 饮食回避过程中应由儿科医生或儿童保健医生与营养师共同评估儿童体格和营养状况,制订最佳饮食方案。

2. **风险教育** 教育家长与食物过敏儿童了解严重过敏反应的后果,曾发生严重过敏反应的儿童宜随身备有救助卡片,便于紧急情况及时处理。花生、坚果过敏儿童应随身备用肾上腺素自动注射器,以防严重过敏发生。

3. **免疫接种** 罹患过敏性疾病、特应性体质及有过敏家族史的儿童,只要儿童本身既往不对疫苗或其成分过敏、所患过敏性疾病与疫苗成分无关,均可按计划常规行疫苗接种。

【基层儿科带教复习题】

单选题

1. 下列哪种情况不太可能是严重过敏反应( )。

A. 突然出现皮肤红斑、风团和瘙痒

B. 进餐不久后出现荨麻疹、声音嘶哑、"空空"声咳嗽和呼吸困难

C. 进餐不久后出现腹痛、腹泻、咳嗽、声音嘶哑

D. 进餐不久后出现流涕、咳嗽、低血压

E. 既往芒果过敏,进食芒果不久后出现低血压

2. 患儿 2 岁,进餐不久后出现腹痛、腹泻、咳嗽、声音嘶哑,下一步应给予处理( )。

A. 给予蒙脱石散、易坦静,嘱密切观察后续变化

B. 给予口服西替利嗪

C. 转诊上级医院

D. 肌内注射 1∶1 000 肾上腺素 0.01mg/kg

E. 皮下注射 1∶1 000 肾上腺素 0.01mg/kg

3. 下列哪个方法不建议用于协助诊断食物过敏( )。

A. 血清总 IgE 检测

B. 血清食物特异性 IgE 检测

C. 皮肤点刺试验

D. 口服食物激发试验

E. 食物特异性 IgG 检测

4. 下列哪个不是食物的不良反应( )。

A. 河豚中毒

B. 牛奶蛋白过敏

C. 乳糖不耐受

D. 特应性皮炎

E. 食物蛋白诱导的直肠结肠炎

5. 配方喂养的婴儿,确诊牛奶蛋白过敏(有重度过敏反应),恰当的建议是( )。

A. 建议深度水解配方 6 个月,再评估过渡至普通配方

B. 建议深度水解配方 3 个月,再评估过渡至普通配方

C. 建议氨基酸水解配方 6 个月,再评估过渡至普通配方

D. 建议氨基酸水解配方 3 个月,再评估过渡至普通配方

E. 建议氨基酸水解配方 6 个月,再评估过渡至深度水解配方

6. 下列哪些措施有助于预防婴儿过敏性疾病的发生( )。

A. 妊娠期妈妈和 / 或哺乳期妈妈忌口容易过敏的食物

B. 鼓励妊娠期妈妈和 / 或哺乳期妈妈保持饮食多样性,提倡母乳喂养至少至 4~6 月龄

C. 出生后,建议人工喂养婴儿喝适度水解配方奶粉

D. 提前至 4 月龄及更早地引入辅食,以提前适应过敏原

E. 推迟引入容易过敏的食物至 8 月龄或以后

(范运柱 石应珊)

参考文献

1. 黎海芪. 实用儿童保健学. 2 版. 北京:人民卫生出版社,2022.

2. 中华医学会儿科学分会消化学组. 食物过敏相关消化道疾病诊断与管理. 中华儿科杂志,2017, 55 (7): 487-492.

3. 周薇,赵京,车会莲,等. 中国儿童食物过敏循证指南. 中华实用儿科临床杂志,2022, 37 (8): 572-581.

4. DONALD Y, CEZMI A, LEONARD B. et al. Pediatric Allergy Principles and Practice. Fourth Edition. Elsevier Inc, 2021.

5. FELDWEG A. Food-Dependent, Exercise-Induced Anaphylaxis: Diagnosis and Management in the Outpatient Setting. J Allergy Clin Immunol Pract, 2017, 5 (2): 283-288.

6. VENTER C, BROWN T, MEYER R, et al. Better recognition, diagnosis and management of non-IgE-mediated cow's milk allergy in infancy: iMAP-an inernational interpretation of the MAP (Milk Allergy in Primary Care) guideline. Clin Transl Allergy, 2017, 7: 26.

7. KEET C, MATSUI E, DHILLON G, et al. The natural history of wheat allergy. Ann Allergy Asthma Immunol. 2009, 2 (5): 410-415.

第十节 营养不良评估

【基层临床实践要点】

1. 营养不良的概念。

2. 营养不良的临床评估流程。

3. 营养不良的处理原则和预防。

【概述】

1. **概况** 虽然全球化使各国经济有不同程度发展,但营养不良仍然是影响全球范围儿童死亡和疾病的重要因素。2016 年 WHO 报告 45% 的 5 岁以下儿童死亡病例与营养有关。2017 年 WHO 提出当今世界许多国家都面临营养营养不良的双重负担,包括营养低下与超重 / 肥胖以及与饮食相关的非传染性疾病(non-communicable diseases,NCDs)。2020 年联合国儿童基金会(UNICEF)的统计学数据显示 22% 的 <5 岁儿童生长迟缓、7% 中重度消瘦,11% 的 5~19 岁儿童消瘦和严重消瘦;11% 的 5~19 岁儿童消瘦和严重消瘦;同时 6% 的 <5 岁儿童超重,18% 的 5~19 岁学龄儿童超重 / 肥胖,证实存在营养不良的双重负担(图 2-39,图 2-40)。

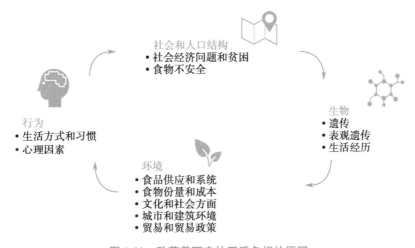

图 2-39 致营养不良的双重负担的原因

近 30 年我国儿童的营养状况与全球儿童一样有很大改善,但营养问题也仍然是影响儿童健康的基本问题之一。我国不同地区仍不同程度地存在儿童低体重、不合理的人乳喂养、维生素和微量元素缺乏等营养缺乏的高危因素,特别是维生素 A、铁、碘和锌缺乏。另一方面,我国儿童青少年超重 / 肥胖率持续上升。我国卫健委《中国居民营养与慢性病状况报告(2020 年)》资料显示 6 岁以下儿童生长迟缓率降至 7% 以下,低体重率降至 5% 以下,超重 / 肥胖率升至 10.4%;6~17 岁儿童青少年生长迟缓率从 4.7% 降至 2.2%,超重 / 肥胖率升至 19%。截至 2020 年 UNICEF 的统计学数据显示,我国 5 岁以下的儿童,5% 生长迟缓、2% 中重度消瘦、8% 超重,5~19 岁儿童中有 3% 消瘦和严重消瘦、29% 超重 / 肥胖。

2. **营养不良定义** 营养不良(malnutrition)是一种亚急性或慢性的营养状态,不同程度的营养不足或营养过剩或炎症导致儿童身体成分的变化和功能的减弱。营养不良包括营养低下和营养过度,可因食物供给不足(灾荒、战争)或食物摄入不当(缺乏知识)或疾病吸收不良使儿童获得的营养素不能维持正常组织、器官的生理功能。

(1)营养低下:营养低下(undernutrition)是营养素不足的结果。能量和 / 或营养素摄入不足,无法满足个体保持健康的需要。包括蛋白质、能量营养不良和维生素、矿物质等营养素缺乏。营养素缺乏按不同病理生理反应分为Ⅰ型营养素缺乏和Ⅱ型营养素缺乏(图 2-15)。

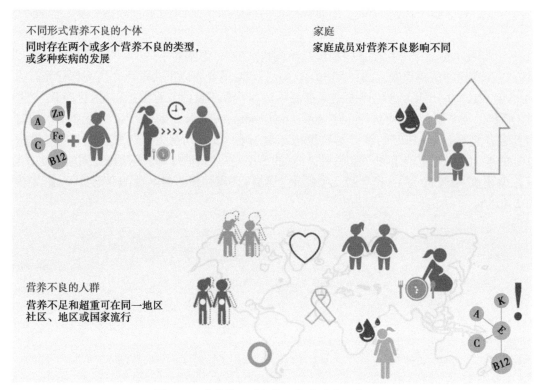

不同形式营养不良的个体

同时存在两个或多个营养不良的类型，或多种疾病的发展

家庭

家庭成员对营养不良影响不同

营养不良的人群

营养不足和超重可在同一地区社区、地区或国家流行

图 2-40 营养的双重负担可能出现在三个层面

1）Ⅰ型营养素缺乏：Ⅰ型营养素包括碘、铁、钙、铜、氟、锰、硒，以及所有维生素，缺乏时机体的反应特点是组织浓度下降，最早的表现是特殊的临床症状，但没有生长迟缓。

2）Ⅱ型营养素缺乏：Ⅱ型营养素包括与蛋白质结构相关的微量营养素锌、氮、钾、磷、硫、镁、必需氨基酸等以及能量（脂肪与碳水化合物），缺乏的共同表现是身长、体重生长速度下降，但组织中含量正常，无特殊临床症状和体征。

（2）营养过度：营养过度（overnutrition）是摄入营养素失衡或过多的结果。包括超重 / 肥胖，以及与饮食相关的非传染性疾病等。

【病因与高危因素】

基层儿科、儿童保健医生应重视营养不良高危因素，在定期儿童生长发育监测中仔细询问儿童喂养史、生长发育史和疾病史，警惕高危因素和生长偏离。近年，功能营养评估（functional nutrition）通过 PFC-MVP 模型（代表蛋白质、脂肪 / 油、碳水化合物、矿物质、维生素和植物营养素），从病史、身体检查和实验室检查，以及饮食和生活方式回顾，改进对营养不足 / 失衡的识别，同时功能营养评估提出 ABCD 组织方法支持临床分析。即从详细病史可获得营养不良的高危因素，膳食调查（dietary assessment，D）可确定高危因素存在，临床表现（clinical indicators，C）、体格发育评价（anthropometry，A）、体格检查可发现营养不良的线索，相应的实验室检查（biochemical tests，B）确定营养不良的原因，判断儿童是否存在营养不良需要采用"ACDB"儿童营养评价流程。如存在营养不良，需要明确是原发的还是继发的、营养不良缺乏的发展阶段等问题，以采取相应的干预措施。

1. 高危因素 决定营养不良的发生。信息多源于家长叙述,如儿童体重增长缓慢或不增、喂养困难、反复患病等。致儿童营养不良有各种情况,如因胎儿期生长迟缓致低出生体重或小于胎龄儿、早产,长期食物摄入量低于或高于推荐量,喂养方法不当,食物单调,或继发疾病(图 2-41)。

2. 病因

(1)食物供给不当:为原发性因素,包括不足、不平衡或过量。常见食物匮乏、喂养方式不当(婴儿长期乳类不足、幼儿使用低能量食物、过度喂养等)、不良饮食习惯(零食多、果汁多、挑食、偏食等)等所致。

(2)疾病因素:为继发性因素,包括早产、低出生体重、小于胎龄、结核等慢性感染、慢性腹泻、慢性肾病、肿瘤、炎症性肠病、先天性畸形、严重创伤等。

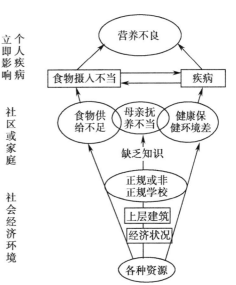

图 2-41 营养不良的高危因素

【临床特点与评估】

以下为功能营养评估 ACDB。

1. 人体测量(A) 主要发现Ⅱ型营养素缺乏。

(1)测量指标:W、L(H)。准确的测量是判断要点。

(2)生长评估:采用 WHO 分型与分度方法判断(表 2-62)。

(3)WHO 超重、肥胖标准(表 2-63)。

表 2-62 WHO 修改的儿童营养不良分型和分度方法

分型	分度		状态
	中	重	
低体重 W/A<–2SD	–2SD~–3SD	<–3SD	
生长迟缓 L(H)/A<–2SD	–2SD~–3SD	<–3SD	持续营养不良
消瘦 W/L(H)<–2SD	–2SD~–3SD	<–3SD	急性营养不良

表 2-63 WHO 超重、肥胖标准

年龄	超重	肥胖
0~5 岁	BMI>2SD	BMI>3SD
5~19 岁	BMI>1SD	BMI>2SD

2. 临床表现(C) 除钙以外,Ⅰ型营养素营养不良多数有特异性的症状、体征,如维生

素 A 缺乏致夜盲症,维生素 B_1 缺乏致脚气病,维生素 C 缺乏致坏血病,维生素 D 缺乏致骨骼畸形等典型症状。Ⅱ 型营养素缺乏的营养不良状态的症状体征是非特异性的,易被忽略或误诊、漏诊。

3. 膳食分析(D) 可辅助诊断 Ⅰ、Ⅱ 型营养素缺乏。

(1)膳食摄入资料调查:多采用 24 小时膳食回顾法。调查儿童 24 小时内(例如前一日的午夜至次日午夜)除喝水外所有食物摄入情况,包括饮料、营养补充剂。调查内容可参考表 2-64。也可实际称重各餐进食量,以生 / 熟食物比例计算实际摄入量。

表 2-64 儿童膳食调查 24 小时回顾调查表

进餐时间	食物名称	原料名称	原料特征	原料重量	可食部

⚠ 注:食物名称类似菜肴名称,例如西红柿炒鸡蛋;原料名称是食材名称,例如西红柿、鸡蛋;可食部是去除不可食用部分后剩余部分的重量,可查食物成分表获得。

(2)膳食资料评价:将调查获得的各种食物消费量资料按食物成分表计算获得儿童日膳食总能量及营养素摄入量,并与中国居民膳食营养素参考摄入量(dietary reference intakes,DRIs)的相关推荐数值比较。如果低于参考值,则有摄入不足风险,如果高于参考值,则有摄入过多风险。

(3)进食行为评价:包括儿童进餐次数、零食习惯、饮水量、进食时的行为表现以及进食环境等。

4. 实验室或生化检查(B) 除钙以外,大部分 Ⅰ 型营养素缺乏可被实验室检测证实。

【治疗原则】

1. 转诊

(1)一、二级儿童保健机构在儿童保健服务中发现营养不良儿童,需及时转诊三级儿童保健机构明确诊断。

(2)三级儿童保健机构调整治疗方案后返回一、二级儿童保健机构管理。

2. 处理措施

(1)治疗原发病:控制感染与其他合并症等对症治疗

(2)喂养指导:补充富含营养素的食物,恢复儿童体内丢失的营养素,或调整膳食结构。

(3)严重营养不良:需要逐渐补充使机体能适应增加的营养,维持高于正常水平的摄入量至体重恢复正常。

(4)监测恢复情况:避免营养不良再发生。

(5)生长迟缓:应尽早干预,2 岁内是干预的"窗口关键"期。

(6)心理行为与认知治疗:尤其是肥胖和存在进食行为问题的儿童。

【预防】

1. 预防原则 营养不良是可预防的疾病。

主要预防原则是科学喂养(提倡人乳喂养、其他食物引入)、合理安排生活作息、定期生长监测、预防各种传染病和矫正先天畸形等。

2. 家庭预防措施 健康教育为主,包括以下措施。

(1)改善母亲营养状况。

(2)营养促进:人乳喂养、补充强化维生素 A 和锌。

3. 社会预防措施

(1)重点改善食物结构和食物供给系统。

(2)发展农业、开展公共卫生项目(儿童生长和发育监测、营养知识、营养补充)。

(古 锐 黎海芪)

【参考文献】

1. 黎海芪. 实用儿童保健学. 2 版. 北京:人民卫生出版社, 2022.

2. World Health Organization. Children: improving survival and well-being. Factsheet. Geneva: World Health Organization, 2019.

3. WHO. The double burden of malnutrition. Policy brief. Geneva: World Health Organization, 2017.

4. UNICEF global databases. for definitions see: United Nations Children's Fund, 'Malnutrition', 2021.

5. United Nations Children's Fund. The State of the World's Children 2021: On My Mind-Promoting, protecting and caring for children's mental health, UNICEF, New York, 2021.

6. 中国居民营养与慢性病状况报告 (2020 年). 营养学报, 2020, 42 (6): 521-521.

7. GBD 2015 Child Mortality Collaborators. Global, regional, national, and selected subnational levels of stillbirths, neonatal, infant, and under-5 mortality, 1980-2015: a systematic analysis for the Global Burden of Disease Study 2015. Lancet, 2016, 388: 1725.

8. World Health Organization. Joint child malnutrition estimates-Levels and trends (2017 edition). 2018.

9. SOETERS P, BOZZETTI F, CYNOBER L, et al. Defining malnutrition: A plea to rethink. Clin Nutr, 2017, 36 (3): 896-901.

10. MALETA K. Undernutrition. Malawi Med J, 2006, 18 (4): 189-205.

11. GOLDEN MH. The nature of nutritional deficiency in relation to growth failure and poverty. Acta Paediatr Scand Suppl, 1991, 374: 95-110.

12. QUANDT SA. Assessment of Nutritional Status. Encyclopedia of Food and Culture. Encyclopedia. com. 2 Aug. 2022. Blended Learning Module for the Health Extension Programme: Nutrition. UNICEF, 2011.

13. World Health Organization. WHO Child Growth Standards and the Identification of Severe Acute Malnutrition in Infants and Children: A Joint Statement by the World Health Organization and the United Nations Children's Fund. Geneva: World Health Organization, 2009.

14. GROVER Z, EE LC. Protein energy malnutrition. Pediatr Clin North Am, 2009, 56 (5): 1055-1068.

15. DIPASQUALE V, CUCINOTTA U, ROMANO C. Acute Malnutrition in Children: Pathophysiology, Clinical Effects and Treatment. Nutrients, 2020, 12 (8): 2413.

【基层儿科带教复习题】

单选题

1. 以下属于营养不良的是（　　　）。

A. 消瘦   B. 超重 / 肥胖   C. 生长迟缓

D. 铁缺乏症   E. 以上都是

2. 以下不属于营养不良高危因素的是（　　　）。

A. 小于胎龄儿   B. 肠闭锁术后   C. 常吃零食

D. 便秘   E. 贫困儿童

3. 关于功能营养评估的描述，不正确的是（　　　）。

A. 组织方法为 ABCD，评估流程为 ACDB

B. 高危因素的评估主要在 "C" 流程评估

C. "A" 流程评估主要能发现Ⅰ型营养素缺乏

D. "D" 流程评估可辅助诊断Ⅰ型营养素缺乏

E. 除钙以外，大部分Ⅰ型营养素缺乏可被 "B" 流程评估证实。

4. 不能提示原发性营养不良的因素是（　　　）。

A. 母乳不足   B. 乳糖不耐受   C. 长期吃粥

D. 长期挑食   E. 长期爱吃零食

5. 以下描述 WHO 营养不良分型分度不正确的是（　　　）。

A. W/A<−2*SD* 属于轻度营养不良   B. L（H）/A<−3*SD* 属于重度营养不良

C. W/L（H）< −3*SD* 属于急性营养不良   D. BMI>3*SD* 属于肥胖

E. L（H）/A< −3*SD* 属于持续营养不良

6. 关于营养不良的预防，以下错误的是（　　　）。

A. 营养不良是可预防的疾病   B. 定期儿保是预防营养不良的措施

C. 预防性补锌可预防营养不良   D. 婴幼儿膳食指导可预防营养不良

E. 按时按卡预防接种可预防营养不良

第三章
儿童发育行为

第一节　儿童感知觉及行为发育

【基层临床实践要点】

1. 熟悉视感知和听感知发育的里程碑。
2. 熟背各功能区儿童发育的里程碑,能早期识别正常偏移及异常。
3. 熟悉语言发育的阶段。

【感知觉发育】

儿童感知觉发育影响对各能区及认知发育、情绪的安抚、生活自理能力,良好的行为和习惯的培养都极为重要。了解儿童感知觉及行为发育的里程碑,在健康保健体检时连续性和阶段性地监测和筛查儿童发育和行为,以促进儿童的健康轨道。

1. **感觉**　通过各种感觉器官从外界环境选择性地取得信息的能力。
2. **知觉**　依靠大脑皮质对复合刺激物的整体反应的知觉活动。
3. **视感知**　视感知发育与运动能力发育相关,与认知结合用以估计物体方向、大小、距离和辨别颜色。

(1)方向:新生儿视线和头可随物移动,2~3 个月能左右 180° 转头追视物体。

(2)大小和距离:新生儿最佳焦距 20cm,5~6 岁成熟。

(3)光强度:新生儿仅在强光环境下才能看到物体,1 岁成熟。

(4)颜色:眼睛有三种视锥细胞,新生儿已能分辨接近原色的红色、黄色和蓝色,3~4 个月能分辨各种颜色。

(5)形状：3~4 岁儿童会玩积木或者有形状的玩具，模仿画圆圈、方形和长方形。

4. 听感知　听感知发育与儿童语言发育相关。寻声源、辨音量、音调和音色。

5. 视感知和听感知的发育的里程碑（表 3-1）

表 3-1　视感知和听感知的发育的里程碑

视感知	听感知
出生：最佳焦距 20cm	出生：对声音有反应
3~4 月龄：头与眼协调、注视、跟随	3~4 月龄：头与耳协调
4~6 月龄：眼手协调	7~9 月龄：听懂语气
8~10 月龄：深度视觉发育	10 月龄~1 岁：听懂名字
5 岁：区别和叙述颜色成熟	1~2 岁：听懂指令
6 岁：视觉发育成熟	4 岁：听觉发育成熟

6. 嗅觉、味觉　新生儿嗅觉、味觉已有相当发展，4~6 月是敏感期，0~3 岁是关键。

7. 体感觉

(1)温度觉：初生敏感。

(2)触觉：初生敏感。

(3)痛觉：初生不敏感，2 月后渐敏锐。

【能区发育】

1. 大运动的发育　身体对大动作的控制。

(1)婴儿：1~3 月龄抬头（1 月龄片刻、3 月龄 45° 抬头、4 月龄 90° 抬头），4~5 月龄翻身、6~8 月龄坐、10 月龄扶站。

(2)幼儿：12 月龄走，18 月龄后退走，2 岁跑，3 岁双足跳，3~4 岁单腿跳，上下楼梯。

(3)里程碑口诀：2 抬、4 翻、6 坐、8 爬、10 站、12 走，2 跑、3 跳、4 单跳。

2. 精细运动的发育　适应性发育手和手指的操作，与神经肌肉系统的协调和视感知的发育有关。

(1)婴儿：3 月龄玩手，5 月龄伸手抓物，7 月龄换手，9~10 月龄拇、示指对指捏住小物品（如麦片）。

(2)幼儿：12 月龄涂鸦，15 月龄叠 2 块积木，18 月龄开始握笔，叠 4 块积木，2 岁叠 6 块积木、叠纸、画直线和横线，3 岁搭积木桥，用儿童剪刀，拇、示、中指握笔，模仿画圆圈。

(3)学龄前儿童：4 岁模仿画十字架及方形，5 岁模仿画三角形，开始写字母和数字。

(4)里程碑口诀：3 玩手、5 抓物、7 换手、10 对指、12~18 涂；2 直横、3 圆、4 方、5 三角。

3. 语言的发育　包括视听信号、文字、手势和说话等形式。

(1)语言发育的阶段

1)前语言阶段：哭声分化；1 月龄发音，咕咕声，声音游戏；7 月龄学语。

2)语言阶段：单词单句阶段（1 岁单词、2 岁短语、3 岁简单句）；成语阶段（4 岁自语、6 岁说话流利）。

3)语言理解能力：前语言阶段出现；6 月龄随语言知觉的发育，语言理解萌芽，如能理解"妈妈"；7~24 月龄是语言理解的关键期。

4) 1~2 岁表达性语言发育进程：1 岁名词、1.5 岁动词、2 岁关联词及短语。

（2）语言音词句的发育

1) 1~6 月龄发音（元音、辅音、单音节）：1 月龄哭，1~3 月龄发单音"哦"，2~4 月龄发笑声及"咿呀"，5~7 月龄发单音节。

2) 7~11 月学语（组合重复音节、含糊语声）：6~8 月龄无意叫爸爸妈妈，9~12 月龄有意叫爸爸妈妈。

3) 1~ 5 岁词句（单词、简单句、组合句）。

①12 月龄说 1 个词，15 月龄说 3~5 个词，18 月龄说 7~10 个词。

②2 岁说 50 个词，2~3 个词的句子，唱短歌谣，50% 被理解。

③3 岁说几百个词，4~5 个词的句子，75% 被理解，理解简单介词如上面、下面、旁边、认识 1 个颜色。

④4 岁说 1 000 个词，全句子，数 1 到 10，认识 3~4 种颜色。

⑤5 岁说 10 000 个词，句子套句子，100% 被陌生人理解，知道自己名字和年龄，数到 10 或以上。

（3）里程碑口诀：1 哭、2 哦、3 咿呀、5 答、6~12 叫爸妈、1 岁 1 个词、1.5 岁 7~10 个词、2 岁 2~3 个词句、3 岁 4~5 个词句、4 岁全句、5 岁句套句。

4. 个人社会能力发育

（1）婴儿：1 月龄看，无意识笑，2 月龄逗笑，3 月龄主动咿呀，7 月龄认生，8 月龄躲猫（记忆，互动式分享），9~12 月龄挥手再见，指着表示需要，双手握杯喝水，拇、示指对指捏住麦片，把饭菜往嘴里放。

（2）幼儿

1) 15 月龄用勺吃饭，帮助做家事。

2) 18 月龄指身体部位，模仿动作打电话等，在帮助下刷牙及脱衣。

3) 2 岁交友玩游戏（假扮游戏），遵循 2 步命令，洗手和擦干手，和在帮助下穿衣。

4) 3 岁扮装角色游戏，如玩做饭，办家家，部分穿衣；白天独立排便排尿。

（3）学龄前儿童

1) 4 岁玩棋盘游戏或纸牌游戏，穿衣、扣纽扣、鞋穿在正确的脚上，自己入厕排便、排尿，自己刷牙。

2) 5 岁打结系鞋带。

3) 6 岁洗澡。

对发育延迟和迟缓的孩子，应注意培养他们的基本生活技能。

（4）里程碑口诀：2 笑、3 咿呀、7 认生、8 躲猫、1 岁挥手再见示需要，2 岁交友玩游戏，3 岁扮装办家家，5 岁穿衣系鞋带，6 岁洗澡。

【基层儿科带教复习题】

单选题

1. 以下哪一项不符合视感知的正常发育（　　　）。

A. 新生儿最佳焦距 20cm，5~6 岁成熟

B. 新生儿仅在强光环境下才能看到物体,光强度感知 1 岁成熟

C. 2~3 月龄:眼手协调

D. 3~4 个月能辨各种颜色

E. 5 岁区别和叙述颜色

2. 大运动正常发育的里程碑口诀不正确的是(　　)。

A. 2~3 抬头,4~5 翻身,6~8 坐

B. 7~9 扶物站立

C. 12~14 走

D. 24 跑、36 双脚跳、48 单脚跳

E. 从上到下 3 抬、6 坐、9 站、12 走

3. 以下哪一项符合 7 月龄婴儿精细运动发育(　　)。

A. 一手拿一个小玩具,并换手拿玩具

B. 拇示指捏拿小玩具

C. 乱涂鸦

D. 画直线

E. 把一块积木搭在另一块上

4. 以下哪一项不符合语言正常发育的里程碑口诀(　　)。

A. 1 哭、2 哦、3 咿呀、5 答、6~8 无意叫爸妈、9~12 有意识叫爸妈

B. 12 月龄 1 个词、15 月龄 3~5、18 月龄 7~10

C. 2 岁 75 个词,50% 理解,2~3 个词短语

D. 3 岁几百个词,75% 理解,4~5 个词句子,识 1 个颜色

E. 4 岁全句子,认识 3~4 种颜色

5. 以下哪一项不符合个人社会能力正常发育的里程碑口诀(　　)。

A. 1 看、2 笑、3 咿呀、7 认生、8 躲猫

B. 9~12 挥手再见示需要,用勺吃饭

C. 18 指身体部位,模仿动作打电话,帮助下刷牙

D. 2 岁遵循 2 步命令,洗手和擦干手,帮助下穿衣。

E. 2 岁交友玩游戏,3 岁扮装办家家,4 岁玩棋盘纸牌游戏

6. 男孩会说 50 个字的单词及 2~3 个单词的短语,他最有可能还会(　　)。

A. 识别 1 种颜色

B. 理解简单介词上面、下面

C. 可以听指令指眼睛鼻子嘴巴

D. 说话能为陌生人理解 75%

E. 问"为什么"的问题

(陈　立　石应珊)

【参考文献】

1. 国家卫生计生委. 国家基本公共卫生服务规范：0~6 岁儿童健康管理规范. 第 3 版. 2017.
2. 毛萌, 李廷玉. 儿童保健学. 3 版. 北京：人民卫生出版社, 2014.
3. 黎海芪. 实用儿童保健学. 2 版. 北京：人民卫生出版社, 2022.
4. HAGAN JF, SHAW JS, DUNCAN PM. Bright Future Guidelines for Health Supervision of Infants, Children, and Adolescents. 4th ed. USA: American Academy of Pediatrics. 2017.
5. VITRIKAS K, SAVARD D, BUCAJ M. Developmental Delay: When and How to Screen. Am Fam Physician, 2017, 96 (1): 36-43.

第二节 孤独症谱系障碍的早期识别及管理要点

【基层临床实践要点】

> 1. ASD 的高危因素。
> 2. ASD 两大核心症状。
> 3. ASD 的早期识别。
> 4. ASD 基层早期干预的策略和管理要点。

【概述】

1. 定义 孤独症谱系障碍（autism spectrum disorder ASD）简称孤独症、自闭症，是一组复杂的神经发育障碍性疾病，具有两大核心症状，并伴有发育、神经、精神、情绪、行为、躯体疾病等多种谱系症状。所谓"谱系"是因为 ASD 在不同个体其表现及病情严重程度差异较大。有的患儿可能有特殊的天才，仅仅是"不合群"，而重症患儿可能难以料理基本生活，被认为是"低智能"。目前 ASD 病因不完全明了。早期识别，早期有效的科学干预，可以优化多数 ASD 儿童的预后，提高独立生活、学习、工作、社交能力及生存质量。

2. 历史

（1）1943 年美国 Kamen 第一次报道婴儿孤独症。

（2）1980 年 DSM3 归为独立的疾病。

（3）1994 年 DSM4 提出广泛性发育障碍的概念。

（4）2013 年 DSM5 命名为孤独症谱系障碍，赋予社交障碍及刻板行为两大核心症状的诊断标准。

（5）2007 年 2 月 18 日，联合国通过第 62/139 号决议，规定从 2008 年开始每年 4 月 2 日为世界自闭症知晓日，提高社会知晓度。

3. ASD 的患病率 全球孤独症儿童患病率显著增加。

（1）全球自闭症的患病率 1985 年为 0.02%~0.04%。根据世界卫生组织的统计，目前为 1/160。

(2) 根据美国疾病控制和防治中心的统计:8 岁美国儿童 ASD 患病率 2008 年为 1/88 (1.1%),2018 年为 1/44(2.3%),男孩 ASD 估计患病率(3.7%)高于女孩(1.5%)。

(3) 推测 14 岁以下的中国 ASD 儿童可能有 200 多万。2018 年发表的 44 项研究分析,包括 2 337 321 名平均年龄为 1.6~8 岁受试者,中国 ASD 患病率为 39.23/10 000。

【病因与危险因素】

目前 ASD 病因不完全明了,多数学者认为 ASD 发生是在遗传多基因基础上与环境的共同作用。遗传因素引起 ASD 性状变异为 81%,环境因素与 14%~22% 的 ASD 风险相关。ASD 高危因素有以下几项。

1. 遗传因素　15% 的 ASD 儿童可找到明确的遗传基础。

(1) 兄弟姊妹患 ASD。

(2) 父母年龄过大。

(3) 遗传性疾病:脆性 X 综合征、结节性硬化、21 三体综合征、Angelman 综合征。

(4) 有精神分裂、情绪障碍或其他精神及行为问题家族史。

(5) 母亲孕期接受丙戊酸制剂抗癫痫治疗。

2. 中枢神经系统异常或功能紊乱

(1) 脑瘫、极早产儿、极低出生体重儿。

(2) 新生儿脑病或癫痫性脑病。

3. 神经心理学异常

(1) 联合注意缺陷:不能与抚养者形成共同的注意。

(2) 中枢整合功能缺陷:注重事物的细节而忽略整体。

4. 智能障碍　常规评估智能发育水平、社会适应能力及语言发育水平。

5. 其他

(1) 感染。

(2) 免疫紊乱如自身免疫性疾病。

【临床特点】

1. ASD 的两大核心症状(表 3-2)

表 3-2　ASD 的核心症状

社会交流障碍			刻板的重复行为
社会交流	语言情感交流	非言语交流	
笑得更少	有限语音对流	缺少目光对视	重复躯体移动
呀语对话更少	有限言语交流	缺少指点互动	重复单一玩具
回避社交环境	有限表情互动	缺少体姿示意	重复日常安排
光声异常反应	有限情感分享	缺少面部表情	迷恋个别物品

(1) 社会交往障碍:缺乏目光接触及与他人的言语或非言语交流,难与他人分享及互动。孩子无社会交流动机,缺乏社会交流,缺乏模仿及社会学习影响其神经和心理发育,导致个

体在学校、工作和生活其他方面等多场景中出现正常功能受损表现。

(2)局限的兴趣和刻板的重复行为。

2. ASD 的特征

(1)症状始于儿童早期,早期环境影响甚大。

(2)临床表现个体差异大。

(3)早期表现为难以达到预期的发育里程碑,社交及语言发育迟缓。

(4)异常刻板的重复行为及活动,例如,手拍打、自己转圈、依恋不寻常的物体等。

(5)学习新技能的能力低下。

(6)6~12 月龄后可出现发育异常和 / 或倒退,语言及社交发育倒退发生率约为 30%。

3. 共患疾病及躯体问题

(1)智力障碍:呈谱系分布,从正常,上到天才,下到严重智力障碍。

(2)发育障碍:言语和语言障碍,发育性协调障碍等。

(3)神经精神障碍:癫痫、注意缺陷多动障碍、焦虑、抑郁、情绪障碍、易激惹行为、发脾气、自伤或攻击性行为、限制性摄食障碍等。

(4)其他躯体疾病

1)营养问题:营养不良、超重或肥胖等。

2)进食行为问题:专注于特定食物、对食物质地敏感等。

3)睡眠困难。

4)胃肠道疾病:食管反流、便秘、慢性腹泻等。

【ASD 的早期识别】

1. ASD 早期识别的重要性

(1)早期识别,早期有效的科学干预,可以优化多数 ASD 儿童预后,提高独立生活,学习、工作、社交能力及生存质量。

(2)生命早期 1 000 天是胎儿及婴儿脑细胞发育的关键黄金期,妊娠 10~18 周及出生至 2 岁是脑发育可塑性最强期,神经网络连接 2 岁达高峰,2 岁前循证的科学干预效最好。

2. 全球存在早期识别诊断 ASD 的挑战
美国儿科学会(AAP)在 2007 年制定"ASD 儿童的识别和评估"和"ASD 儿童的管理"两个指南,建议基层儿科医师对 18~24 个月儿童的常规筛查 ASD,以提高其早期识别及早期干预管理的能力。10 年后美国两项全国性调查发现,大多数 ASD 儿童在 3 岁后被识别,重度 ASD 诊断年龄为 3.7~4.5 岁,轻度 ASD 则在学龄期 5.6~8.6 岁诊断,错过了最佳干预时机。

3. ASD 的早期识别中国专家共识落地
2017 年中华医学会儿科学分会发育行为学组组织专家参考美国、英国等有关 ASD 儿童管理指南及研究进展,达成共识,提出中国 ASD 早期识别、早期筛查、早期干预及常见共病专家共识,适用于家长及基层医生。

4. 熟悉婴幼儿发育里程碑口诀
详见本章第一节。

5. 中国 6~24 月龄婴幼儿早期发现 ASD 的警示指标(表 3-3)

6. 注重 ASD 早期预警"五不"行为标志(表 3-4)
1~2 岁内婴幼儿存在以下大部分早期预警行为及社会交往能力发育障碍,疑诊 ASD。正常孩子可有部分行为,ASD 孩子频率更高,更严重。

表 3-3 6~24 月龄婴幼儿早期发现 ASD 的警示指标

年龄	ASD 的警示指标
>6 月龄	不能被逗乐(表现出大声笑),眼睛很少注视人
>10 月龄	对叫自己的名字无反应,听力正常
12 月龄	对于言语指令无反应,无咿呀学语,无动作手势语言,无目光跟随,对于动作模仿不感兴趣
16 月龄	不说,对语言反应少,不理睬他人说话
18 月龄	不用手指指物或用眼睛追随他人手指指向,无任何给予行为
24 月龄	无双词短语
任何年龄	出现语言功能倒退或社交技能倒退

表 3-4 ASD 早期预警"五不"行为标志

行为标志	ASD 早期预警
不(少)看	目光不与人对视
不(少)听	听力正常,但对叫名反应不敏感,9~12 月龄对叫名字无反应
不(少)指	不点头表示需要、不摇头表示拒绝、12 月龄不用手指物、缺乏恰当的肢体动作
不(少)语	不会咿呀作语、发音单调 常以语言迟缓就医 需分辨语言迟缓及语言沟通不当的社交减退
不当(行为)	兴趣狭隘、重复单一刻板动作 不喜欢被人抱或碰、对某些声音光线敏感 多在 12 月龄开始呈现只看玩具不看人,持续注视某物体,一个人看电视,重复玩一种玩具,不喜欢新环境,生活习惯小变动可致情绪大爆发,特别挑食,特别固执,特别易怒

7. 改良版幼儿孤独症筛查量表(modified checklist for autism in toddlers,revised,M-CHAT-R)

(1)适用范围:适用于筛查 16~30 月龄的婴幼儿。

(2)筛查方法:量表由 20 道问题组成,每道题包含"是"和"否"两个选项。由儿童主要照看者对每道题目进行勾选。

(3)计分算法:量表总得分等于阳性答案题目数。总分 0~2 分记为低风险,3~7 分为中等风险,8~20 分为高风险,总分>2 的儿童有患 ASD 的风险,需要医疗保健专业人员评估儿童未通过的题目,以增加测试的特异度(灵敏度为 85%,特异度为 99%)。

(4)美国筛查常规:在 18 和 24 个月儿童健康体检时应用 M-CHAT-R 筛查 ASD。

【诊断与鉴别诊断】

1. ASD 的诊断要点

(1)目前尚无 ASD 的特殊医学检测,基于核心症状,发育状况,共病谱系症状,ASD 高危因素判断。全球在努力尽早诊断,通常在两岁时能得到可靠的诊断。基层医生了解孤独症筛查要点及转诊时机,专科医生团队评估诊断。

(2)美国《精神疾病诊断与统计手册》第五版(DSM-V)诊断标准:ASD 诊断是根据是否

具备以下表现。

1）社会交往障碍：缺乏目光接触及与他人的言语或非言语交流，难以分享及互动。

2）固定兴趣和刻板的重复行为。

3）症状出现在儿童早期。

4）上述症状损害儿童在学校和生活的正常功能。

2. ASD 严重程度分级（DSV-V）（表 3-5）

表 3-5　ASD 严重程度分级

严重程度	社会交往障碍	狭隘兴趣重复刻板行为
三级 需要非常高强度的帮助	严重的语言和非语言的沟通，导致社交互动的严重问题；说话很难被理解；几乎没有社交接触	迷恋、固定的仪式，重复的行为显著影响各方面的功能；当仪式，重复行为及固定的日常安排被打乱时，表现非常痛苦
二级 需要高强度的帮助	明显缺乏语言和非语言的沟通；可说简单的句子；较少主动社交互动；有古怪的非语言沟通	频繁出现固定重复的刻板行为在很多场合影响其功能；当行为被改变或打乱时，表现明显的痛苦和挫败感
一级 需要帮助	当缺乏支持，社交障碍可明显导致问题；能说完整的句子，可以进行沟通；主动社交困难或缺少社交兴趣	固定重复的行为影响日常功能，缺少独立性，对计划任务的变动表现抵抗

3. 疑诊及诊断的两个步骤

（1）儿童健康检查早期识别疑诊：中华医学会儿科学分会建议所有儿童在每次儿童健康检查时进行发育迟缓筛查，在 18 和 24 月龄进行孤独症谱系 M-CHAT-R 筛查。ASD 筛查测试结果阳性的儿童转诊专家团队，接受全面评估并施行早期干预。

（2）专家团队 ASD 评估诊断：根据儿童的具体情况组成专家团队选择评估工具进行评估。

1）专家团队

A. 儿童发育行为专科医生。

B. 儿童心理学家和 / 或儿童精神病学专科医生。

C. 儿童神经内科专科医生。

D. 儿童语言学家和 / 或康复专科医生。

2）评估工具

A. 基于家长的报告量表：孤独症行为量表（ABC 量表），Gillianm 孤独症量表，GARS-2 量表，孤独症诊断访谈量表（ADI-R）。

B. 基于直接观察的量表：儿童孤独症评定量表（CARS）；孤独症诊断观察量表（ADOS）。

C. 血液测试甲状腺功能、Fragil X、基因检测和听力测试作出综合评估。

3）评估项目

A. 言语语言及社会交往能力。

B. 认知水平或思维能力。

C. 分享互动及学习新技能的能力。

D. 适合年龄的独立完成日常活动的技能。

E. ASD 的共患疾病诊断包括：注意力缺陷多动障碍、睡眠障碍、癫痫以及便秘等。

4. 鉴别诊断

(1)视力减低,聋哑。

(2)家族性语言发育延迟。

(3)遗传代谢性疾病。

(4)精神发育迟缓。

(5)精神分裂症。

(6)注意缺陷多动障碍等。

(7)脑白质髓鞘化不良。

【ASD 基层早期识别干预的策略和管理要点】

1. ASD 的早期识别及早期干预流程 源于父母及医生观察语言、社交和行为,与同龄儿童比较。基于对儿童社交行为学症状和发育的评估。

(1)基层宣教,增强父母对 ASD 的知晓度及对孩子的关注程度,提高人群常规儿童保健。

(2)基层医护人员常规儿童保健检查,熟悉婴幼儿发育里程碑口诀,早期识别发育迟缓,促进发育的家庭训练,再评估、再训练,不缓解者及时转诊。

(3)家长或专业人员注重 ASD 早期预警"五不"行为标志。发现儿童有"五不"行为,基层医生收集病史,体检,行为观察;问卷筛查(M-CHAT-R),早期识别 ASD,早期干预。

(4)医生、家长或老师等怀疑 ASD 或 M-CHAT-R 问卷筛查阳性应对如下。

1)转诊至有 ASD 评估资质的机构。

2)语言发育迟缓儿童常规听力测试。

3)指导促进社会交往和发育的家庭训练。

2. ASD 基层早期干预及家庭管理的要点 ASD 绝大多数是终身性疾病,目前基本没有治愈方法。

(1)ASD 有效的早期干预核心,以教育训练为主,改善核心症状,改善功能。

1)促进发育和社会交往能力及言语和非言语交流能力。

2)减少刻板重复不适应行为,减轻残疾程度。

3)调控行为情绪,增加适应能力。

4)提高学习能力,促进智力发展,改善生存质量。

5)训练适龄的日常生活技能,如进食、穿衣、如厕、增强生活自理和独立生活能力。

6)治疗医疗共患疾病如注意力障碍多动症,癫痫、睡眠障碍、便秘等。

7)缓解家庭和社会的精神、经济和照顾方面的压力。

(2)整合医学和家庭训练:将发育理念,ASD 核心的社会交往,情感交流和行为适应性训练整合,以制定促进社会交往和发育的个体化家庭训练策略。

(3)促进社会交往和发育的家庭训练方法。

1)改善行为和增强沟通:行为动机促进及因果分析;强化以支持理想行为;减少处罚不适当行为。

2)促认知行为社会及语言运动发育(表 3-6)

表 3-6 认知行为社会及语言运动发育的促进方法

看视关注	听说唱动	生活技能	维持对话
唤名回眸	读涂画写	情感促进	分享共玩
指物回应	触摸握抓	你来我往	轮流等待
表情互动	站走跑跳	社交技能	自由约束

3. 基层 ASD 儿童和家庭管理要点

(1)家庭成员的健康和情绪。

(2)家庭积极参与技能培训。

(3)个体教育训练基本框架。

(4)可靠信息的获得和学习。

(5)坚持规范日常训练结构。

(6)进食睡眠活动学习安排。

(7)定期随访监测评估应对。

(8)转诊和康复资源的提供。

4. 食物 没有科学证据任何一种食物成分可导致或帮助 ASD。

5. 药物

(1)ASD 核心症状:没有有效药物。

(2)药物可用于其他共病障碍:ADHD、亢奋、多动、不眠、焦虑抑郁、癫痫等,这些用药非常专业,需要转诊专科医生用药。

【基层儿科带教复习题】

单选题

1. 以下哪一项不符合 ASD 的高危因素( )。

A. 兄弟姊妹患 ASD

B. 患遗传性疾病

C. 早产儿

D. 新生儿脑病或癫痫性脑病。

E. 母亲孕期接受丙戊酸制剂抗癫痫治疗

2. 以下哪一项正确叙述了 ASD 的两大核心症状( )。

A. 社会交往障碍和言语语言发育迟缓

B. 社会交往障碍和智能障碍

C. 社会交往障碍和遗传性疾病

D. 社会交往障碍和重复刻板的行为

E. 社会交往障碍和发育性协调障碍

3. 以下哪一项不恰当地叙述 ASD 早期识别及早期干预的重要性( )。

A. 可以优化多数 ASD 儿童的预后

B. 可以更多治愈 ASD

C. 提高学习和工作能力

D. 提高社交能力

E. 提高独立生活及生存质量

4. 1~2 岁内婴幼儿存在以下哪些征象预警 ASD（   ）。

A. 12 月龄对叫名字无反应

B. 12 月龄不用手指物

C. 12 月龄开始呈现只看玩具不看人

D. 12 月龄生活习惯小变动可致情绪大爆发

E. ABCD

5. 以下哪一项不符合美国《精神疾病诊断与统计手册》第五版（DSM-V）诊断标准（   ）。

A. 社会交往障碍：缺乏目光接触及与他人的言语或非言语交流，难以分享及互动

B. 多呈严重智力障碍

C. 损害孩子在学校和生活的正常功能

D. 固定兴趣和重复刻板行为

E. 症状出现在儿童早期

6. 以下哪一项不符合 ASD 基层筛查早期识别干预的流程（   ）。

A. 基层宣教，增强父母对 ASD 的知晓度及关注度

B. 基层常规儿童保健检查，应用婴幼儿发育里程碑口诀和预警征，早期识别发育迟缓

C. 基层临床发育里程碑口诀和预警征怀疑 ASD，M-CHAT-R 问卷筛查

D. 基层临床发怀疑及 M-CHAT-R 问卷筛查阳性，转诊至有 ASD 评估资质的机构

E. 基层治疗所有共患疾病及指导促进社会交往和发育的家庭训练

（李廷玉　黎海芪　石应珊）

参考文献

1. HIROTA T, KING BH. Autism spectrum disorder a review. JAMA, 2023, 329(2): 157-168.

2. 徐秀，邹小兵，李廷玉．孤独症谱系障碍儿童早期识别筛查和早期干预专家共识．中华儿科杂志，2017，55 (12): 890.

3. 柯晓燕，贾飞勇，李廷玉．ASD 常见共病的识别和处理原则．中华儿科杂志，2018，56 (3): 174-178.

4. CDC. Prevalence and characteristics of autism spectrum disorder among children aged 8 years-autism and developmental disabilities monitoring network, 11 sites, United States, 2018. MMWR Surveillance Summaries, 2021, 70 (11): 1-16.

5. WANG F, LU L, WANG SB, et al. The prevalence of autism spectrum disorders in China: a comprehensive meta-analysis. Int J Biol Sci, 2018, 14 (7): 717-725.

6. 黎海芪．实用儿童保健学．2 版．北京：人民卫生出版社，2022.

7. 美国精神医学学会．理解 DSM-5 精神障碍．夏雅俐，张道龙译．5 版．北京：北京大学出版社，2016.

8. CHRISTENSEN DL, MAENNER MJ, BILDER D, et al. Prevalence and characteristics of autism spectrum disorder among children aged 4 years-early autism and developmental disabilities monitoring network, seven sites, United States, 2010, 2012, and 2014. MMWR Surveill Summ, 2019, 68 (2): 1-19.

9. MARLOW M, SERVILI C, TOMLINSON M. A review of screening tools for the identification of autism spectrum disorders and developmental delay in infants and young children: recommendations for use in low-and middle-income countries. Autism Res, 2019, 12 (2): 176-199.

第三节 基层发育行为的评估及应对

【基层临床实践要点】

1. 各功能区儿童发育的里程碑口诀。
2. 丹佛发育测试目的,适用年龄,测试方法及测试结果判断。
3. 在 DDSTII 筛查表的年龄点上查看每项发育通过的百分比。
4. 中国儿童发育预警征象筛查表。
5. 中国 6~24 月龄婴幼儿早期发现 ASD 的警示指标。
6. 熟悉基层发育评估应对要素(SOAP)。
7. 发现语言发育水平迟缓,下一步应对。

【儿童发育里程碑】

各功能区儿童发育的里程碑详见本章第一节。

【丹佛发育筛查】

丹佛发育筛查测验(Denver Development Screening Test,DDST)测试是 1967 年美国 Coronado 大学医学院儿科医师 WK Frankenburg 和心理学家 JB Dodds 在美国丹佛市制定的儿童发育筛查量表命名为丹佛发育筛查测试(Denver Development Screening Test,DDST)。1981 年 Frankenberg 修订 DDST,精简测查项目,称 DDST Ⅱ。中国修订的 DDST 共 104 项。

1. **测试目的**
(1)儿童发育筛查。
(2)高危儿发育监测。
(3)非智商测试。
(4)精神发育迟缓的筛查。

2. **适用年龄** 0~6 岁儿童;最适年龄 ≤4.5 岁。

3. **量表设计(图 3-1)**
(1)DDST 量表包括 104 项分为 4 个能区,即个人 - 社会、精细动作 - 适应性、语言、粗大运动,各项目与年龄段相对应。
(2)每个项目有一条横条代表,上有 4 个点分别代表 25%,50%,75% 和 90% 的正常儿童通过该项目的百分比数。
(3)注有 "R" 的横条表示该项目可询问家长。注有 1、2、3……横条提示该项目测试时需参考注解。

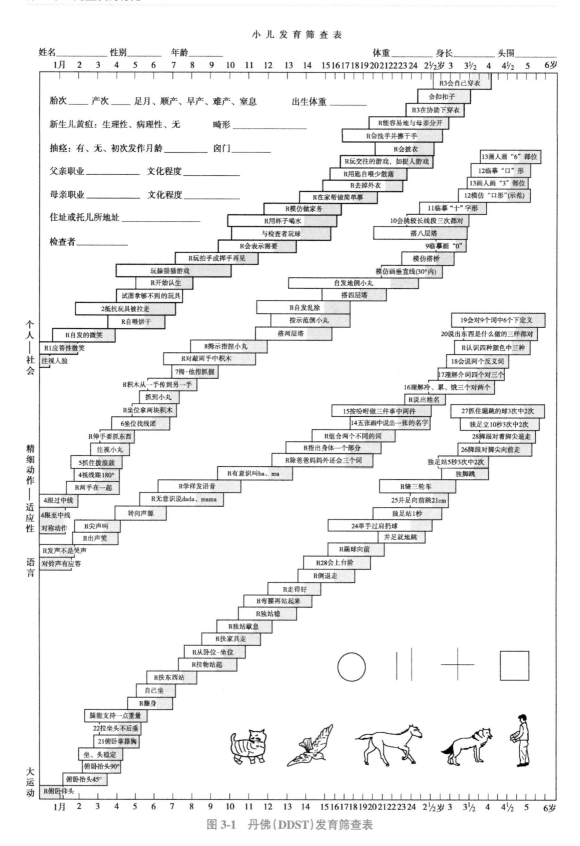

图 3-1 丹佛（DDST）发育筛查表

4. 量表优缺点

(1)DDST 工具简单,易掌握,评分和解释方便。重测信度 0.96,评定者间信度 0.90,效度分析 DDST 特异性高。

(2)DDST 中 4 岁以上项目较少,部分内容受文化差异的影响,不完全适合中国儿童。

5. 测试工具

(1)红色绒线团(直径约 10m)。

(2)黄豆若干粒或似葡萄干大小糖丸、细柄拨浪鼓。

(3)8 块边长 2.5cm 的正方形木块(5 块红色与蓝黄绿色各 1 块)。

(4)瓶口直径 1.5cm 的无色透明玻璃瓶。

(5)小铃铛 1 只。

(6)直径 7~10cm 的小皮球 1 个。

(7)红铅笔 1 支、白纸一张。

6. 测试方法

(1)测查前准确计算儿童的年龄,早产儿需矫正胎龄直到 1 周岁。

(2)先测查年龄线每个能区左侧 3 个项目,4 个能区共 12 个项目。12 项全部通过为正常。12 个项未完全通过则按下面所述测试。

(3)从年龄线左侧始测试,每个能区测试至少 3 个项目,然后向右测试,包括测试切年龄线的所有项目。每个项目可重复 3 次测试。在每个横条的左侧记录项目的测试结果。

1)P(pass)表示通过。

2)F(failure)表示失败(没有通过)。

3)R(refuse)表示儿童拒绝测试或不合作。

4)NO 表示孩子无机会或无条件完成。

检查者不能暗示询问的项目。测试过程中检查者要观察儿童的行为、注意力、自信心、有无神经质或异常活动、与家长的关系等等。

7. 测试结果判断

(1)异常

1)2 个或更多的能区,每个能区有 2 项或更多项没有通过。

2)1 个能区有 2 项或更多项没有通过,加上 1 个或更多的能区有 1 项没有通过和该能区切年龄线的项目均未通过。

(2)可疑

1)1 个能区有 2 项或更多项没有通过。

2)1 个能区或更多的能区有 1 项没有通过和该能区切年龄线的项目均未通过。

(3)无法判断:不合作和评为"NO"的项目太多,以致最后的结果无法判定。

(4)正常:无上述情况。

如第一次测试为"异常""可疑"或"无法解释",2~3 周后复试。如果复试结果仍然为异常、可疑或无法解释,而且家长认为检查结果与儿童日常表现相一致,应作诊断性测试,以确定是否发育异常。

8. 丹佛发育筛查测验（DDSTⅡ）美国评估简版

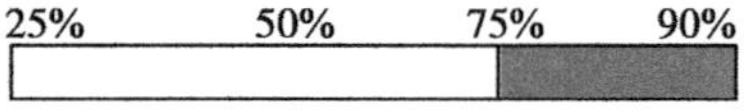

25%	50%	75%	90%

图 3-2 丹佛发育筛查测试结果判断

（1）每个项目上有 4 个界值点：分别表示是 25%、50%、75%、90% 的正常儿童通过该项目（图 3-2）。

（2）测试结果的评价：评估 4 个能区年龄线左 3 项及右 3 项发育指标。

1）超前：通过完全在年龄线右边的项目。

2）正常：没有完全通过在年龄线上右或左边的项目，或年龄线上有一个可疑项目（在 75%~90% 区域）。

3）可疑：年龄线上通过的项目在 75%~90% 区域。

4）延迟：没通过或孩子拒绝做完全在年龄线左边的或超过 90% 的项目。

5）没机会完成：不能评判。

6）拒绝测试：孩子拒绝 1 和多个项目测试。

（3）DDST Ⅱ很重要的功能是了解在年龄点上每项发育通过的百分比。

1）25%~75%：该项发育正常。

2）75%~90%：该项发育正常低限或可疑迟缓，需加强家庭发育促进。

3）>90%：该项发育迟缓，家庭康复计划，短期随访。

（4）评分和应对

1）发育正常：没有延迟和可疑。

2）1 个延迟及 2 个可疑：家庭发育促进。

3）2 或多≤延迟或 3 和多个可疑：个体应对计划，家庭康复计划，短期随访，及时转诊。

【儿童发育预警征象筛查表】

中国儿童发育预警征象筛查表已在全国推广（表 3-7）。

表 3-7 中国儿童发育预警征象筛查表

12 月龄	18 月龄	24 月龄	30 月龄
1. 呼唤名字无反应 2. 不会模仿"再见"或"欢迎"动作 3. 不会用拇示指对捏小物品	1. 不会有意识叫"爸爸"或"妈妈" 2. 不会按要求指人或物 3. 与人无目光交流	1. 不会说 3 个物品的名称 2. 不会按吩咐做简单事情 3. 不会用勺吃饭	1. 不会说 2~3 个字的短语 2. 兴趣单一、刻板 3. 不会示意大小便
3 岁 1. 不会说自己的名字 2. 不会玩"拿棍当马骑"等假想游戏 3. 不会模仿画圆	4 岁 1. 不会说带形容词的句子 2. 不能按要求等待或轮流 3. 不会独立穿衣	5 岁 1. 不能简单叙说事情经过 2. 不知道自己的性别 3. 不会用筷子吃饭	6 岁 1. 不会表达自己的感受或想法 2. 不会玩角色扮演的集体游戏 3. 不会画方形

【婴幼儿自闭症谱系障碍的警示指标】

中国 6~24 月龄婴幼儿早期发现自闭症的警示指标已在全国推广（见本章第二节表 3-3）。

【儿童心理行为发育问题预警征象】

中国儿童心理行为发育问题预警征象在临床应用广泛（表3-8）。

表 3-8 儿童心理行为发育问题预警征象

年龄	预警征象		年龄	预警征象	
3 月龄	1. 对很大声音没有反应 2. 不注视人脸，不追视移动人或物品 3. 逗引时不发音或不会笑 4. 俯卧时不会抬头	☐ ☐ ☐ ☐	18 月龄	1. 不会有意识叫"爸爸"或"妈妈" 2. 不会按要求指人或物 3. 不会独走 4. 与人无目光对视	☐ ☐ ☐ ☐
6 月龄	1. 发音少，不会笑出声 2. 紧握拳不松开 3. 不会伸手及抓物 4. 不能扶坐	☐ ☐ ☐ ☐	2 岁	1. 无有意义的语言 2. 不会扶栏上楼梯/台阶 3. 不会跑 4. 不会用匙吃饭	☐ ☐ ☐ ☐
8 月龄	1. 听到声音无应答 2. 不会区分生人和熟人 3. 不会双手传递玩具 4. 不会独坐	☐ ☐ ☐ ☐	2 岁半	1. 兴趣单一、刻板 2. 不会说 2~3 个字的短语 3. 不会示意大小便 4. 走路经常跌倒	☐ ☐ ☐ ☐
12 月龄	1. 不会挥手表示"再见"或拍手表示"欢迎" 2. 呼唤名字无反应 3. 不会用拇、示指对捏小物品 4. 不会扶物站立	☐ ☐ ☐ ☐	3 岁	1. 不会双脚跳 2. 不会模仿画圆 3. 不能与其他儿童交流、游戏 4. 不会说自己的名字	☐ ☐ ☐ ☐

【基层发育和行为 SOAP 的要素】

1. 病史（S） 年龄、性别、主诉

（1）发育水平：大运动、精细运动、语言、个人及社交的发育（<6 岁）；性格、行为、气质及情感；学习、生活及社会适应能力。

（2）原因及影响因素：生长和营养、环境、遗传、毒物、窒息、低糖、严重黄疸、感染、代谢疾病，疾病及用药等。

（3）社会：发育促进及教育，家庭环境，抚养经历等个人史及社会因素。

（4）相应的儿科病史：如母亲妊娠史、患儿出生史、新生儿史、疫苗接种史。

2. 体格检查与辅助检查（O）

（1）体检：面容、四肢、畸形；神经系统（视、听、姿势及肌张力）、姿势及肌张力等；发育、个性等。

（2）实验室检测和/或影像学检查（根据临床需要）：听力检测，智商测定（>5 岁）等。

3. 评估及诊断（A）

（1）神经发育：单个能区项或全面发育迟缓，是否进展性，智力障碍（>5 岁），高危因素及原因。

(2)行为情感问题:学习、生活及社会适应能力。

(3)生长、营养。

(4)其他病症(相关并发症或不相关其他病症等)。

4. 应对及治疗计划(P)

(1)治疗及管理

1)指导家庭训练:家庭、幼儿园及学校的发育促进。设立近期及远期目标,增强发育促进环境及康复训练。

2)儿童健康膳食计划。

(2)适时随访:根据年龄及发育评估,决定随访间隔1~3个月。

(3)掌握转诊时机

1)发育延迟≥3个月为警示,指导家庭训练1~3个月基层随访,效果差建议转诊。

2)延迟≥6个月,转诊的同时基层指导家庭训练。

【基层儿科带教复习题】

单选题

1. 基层发育评估应对5步曲,恰当的组合顺序是( )。

A. 原因、发育状况、家庭康复、随访、转诊

B. 发育状况、原因、家庭康复、随访、转诊

C. 发育状况、家庭康复、随访、原因、转诊

D. 原因、发育状况、转诊、家庭康复、随访

E. 发育状况、转诊、原因、家庭康复、随访

2. 中国儿童发育预警征象筛查婴儿,不是预警征象的选项是( )。

A. 3月龄对很大声音无反应,不注视人脸,不追视移动人脸或物品,逗引不发音,不回笑,俯卧不抬头

B. 6月龄发音少,不会笑出声,紧握拳不松开,不会伸手及抓物,不能扶坐

C. 8月龄听到声音无应答,不会区分生人和熟人,不会双手传递玩具不会独坐

D. 9月龄不会有意识叫爸妈,不会挥手表示"再见",不会用奶瓶喝水,不会扶物站立

E. 12月龄不会挥手表示"再见"或拍手表示"欢迎",呼唤名字无反应,不会用拇示对捏小物品,不会扶物站立

3. 不符合婴幼儿早期发现自闭症警示指标的选项是( )。

A. 16月龄不说,对语言反应少,不理睬他人说话

B. 18月龄不用手指指物或用眼睛追随他人手指指向,无任何给予行为

C. 24月龄无双词短语

D. 任何年龄出现语言功能倒退或社交技能倒退

E. 36月龄不能说5个词,爱发脾气

4. 对个人社会能力发育的里程碑的叙述,以下不正确的是( )。

A. 1看2笑3咿呀

B. 5答7生8躲猫(互动式分享)

C. 12月龄再见、手指要、懂指令(动作模仿和交往)

D. 24 月龄交友玩游戏(假扮游戏)

E. 48 月龄想象扮爸妈(角色游戏)

5. 不在 DDSTII 筛查范畴的发育功能区是(　　　)。

A. 个人 - 社会

B. 心理行为

C. 精细动作 - 适应性

D. 语言

E. 粗大运动

6. 孩子会说 50 个字的单词及 2~3 个单词的短语,他最有可能还会(　　　)。

A. 识别 1 种颜色

B. 唱童谣

C. 可以听指令指眼睛鼻子嘴巴

D. 说话能为陌生人理解 75%

E. 问 "为什么" 的问题?

(李廷玉　陈 立　石应珊)

【参考文献】

1. 毛萌,李廷玉 . 儿童保健学 . 3 版 . 北京 : 人民卫生出版社 , 2014.

2. 黎海芪 . 实用儿童保健学 . 2 版 . 北京 : 人民卫生出版社 , 2022.

3. 国家卫生计生委 . 国家基本公共卫生服务规范 : 0~6 岁儿童健康管理规范 . 3 版 . 2017.

4. HAGAN JF, SHAW JS, DUNCAN PM. Bright Future Guidelines for Health Supervision of Infants, Children, and Adolescents. 4th ed. USA: American Academy of Pediatrics. 2017.

5. VITRIKAS K, SAVARD D, BUCAJ M. Developmental Delay: When and How to Screen. Am Fam Physician. 2017, 96 (1): 36-43.

第四章
儿童常见症状和疾病的诊疗流程

第一节　发　　热

【基层临床实践要点】

1. 儿科发热的定义与分度。
2. 儿科体温测量方法。
3. 儿科发热的常见病因与诱因。
4. 儿科发热实验室检查的指征和意义。
5. 儿科退热方法和用药原则。
6. 基层儿科医生鉴别与处理婴幼儿发热伴严重细菌感染（SBI）的原则及转诊指征。

【概述】

1. **儿科发热的定义**　正常情况昼夜体温变化,发热标准不完全统一。一般以体温升高超出正常体温波动的上限定义为发热,与体温测量部位与方法有关。腋下测量、外耳测量、前额测量较方便,易应用于儿童,但不如口温、肛温准确。2009 年发表的《中国 0 至 5 岁儿童病因不明的急性发热诊断处理指南（解读版）》的发热定义为肛温 ≥38℃或腋温 ≥37.5℃。

儿科判断发热常采用以下标准。

(1)肛温: ≥38℃。

(2)腋温: ≥37.5℃。

(3)口温: ≥37.8℃。

(4)耳温: ≥38℃。

(5)颞动脉温:≥38℃。

2. 发热对机体的影响

(1)发热对机体的生理意义

1)抑制病毒和细菌的生长和复制。

2)增强免疫功能。

3)体温升高接近40℃时,部分益处会逆转。

(2)体温过高对机体的危害

1)身体感到不适,与代谢率、氧消耗、二氧化碳产生增加,以及心血管和呼吸系统负担增加相关。

2)对于正常儿童,应激产生不适的后果轻微。对于有基础疾病的儿童,如休克、肺部或心脏疾病者,其心血管和呼吸系统的负担造成体温的过度增加则有害,并可能抵消发热带来的免疫获益。

3)目前尚无循证医学证据表明高热会增加脑损伤的风险。

3. 影响体温的生理因素

(1)健康人体温度在生理情况下随昼夜、环境温度、性别、年龄、运动、情绪、进食等影响有所波动。

(2)基础体温的个体差异:儿童年龄越小,新陈代谢率越高,体温相对比成人高。

(3)体温测量方法与部位差别。

(4)体温中枢发育成熟程度:婴幼儿比成人更容易发热。

【病因与发病机制】

1. 发热的病因 发热是由不同病因所致的症状。

(1)常见病因:①病毒性及细菌性感染性疾病;②脱水、热环境;③疫苗反应;④药物热。

(2)自身免疫性和自身血管炎症性疾病:川崎病、急性风湿热、幼年类风湿性关节炎、过敏性紫癜、系统性红斑狼疮、Stevens Johnson 综合征、溶血等。

(3)消耗性疾病:血液病、肿瘤性疾病、严重寄生虫病等。

(4)代谢性高的疾病:甲状腺毒症等。

(5)不明原因发热:无明确病灶的发热。

2. 发热的机制

(1)正常体温调节:人体的体温相对恒定时由下丘脑体温调节中枢所控制,产热和散热保持一个动态平衡。体温升高是下丘脑体温调定点上升所致。

(2)体温调节中枢:位于下丘脑,调节产热与散热,维持正常的体温。

(3)大脑体温调节中枢的设定点有上限:一般体温上升达41~42℃,体温调节系统开始崩溃,体温则不会继续上升。过高的体温会改变身体的蛋白质,同时过氧化氢酶不会把体内的过氧化氢分解成水和氧气,致过氧化氢增高。至今没有医学证据表明,高热会引起脑损伤,或其他严重后果。

3. 影响体温的因素

(1)人体的体温在晨起稍低,下午和傍晚增高约0.5℃。

(2)体温受周围环境温度的影响,以及活动和运动的影响。

(3) 小儿的新陈代谢率高,所以体温相对比成人高。

(4) 婴幼儿免疫系统活跃,比成人更容易出现发热。

【临床特点】

1. 发热临床分度(以腋温为例)

(1) 低热:37.5~38℃。

(2) 中度发热:38.1~39℃。

(3) 高热:39.1~40℃。

(4) 超高热:>40℃。

2. 病程分期

(1) 短期发热:热程<2周(急性发热:发热时间≤7天)。

(2) 长期发热:热程≥2周。

(3) 原因不明发热:持续或间歇发热≥3周,经完整病史,体格检查和常规检测仍不明确病因者。

(4) 慢性发热:发热(通常低热)持续≥1个月。

3. 体温测量 鉴于儿童体温测量的准确性和安全性,目前电子体温计是测量体温的理想工具之一。不建议使用水银体温计测量,其破碎可导致儿童元素汞暴露和玻璃碎片损伤身体。

(1) 肛温测量:婴幼儿体温测量最准确的方法。

(2) 腋温测量:用于较大儿童。

(3) 耳温测量:耳内读取由鼓膜释放的红外线热辐射,需要正确放置在耳道中才准确,<6个月的婴儿不可靠,用于≥6月龄的儿童。由于测量方法和耳道结构弯曲堵塞等因素致差异较大,需多次测量,取平均值。

4. 病史

(1) 年龄、性别、主诉。

(2) 温度测量升高还是感觉发热。

(3) 发热高低与持续时间,加重或缓解,发热的模式(切记早晚定时对比发热高低)。

(4) 常见的伴随症状

1) 一般情况:精神状态(哭闹、疲乏)、食欲、尿量、寒战、出汗。

2) 结膜充血、鼻塞、鼻溢、咽痛、耳痛。

3) 皮疹、皮肤黏膜出血点、瘀斑、黄疸、浅表淋巴结肿大。

4) 咳嗽、胸痛。

5) 腹痛、呕吐、腹泻。

6) 尿频、尿急、尿痛。

7) 头痛、抽搐。

8) 骨及关节红肿热痛。

(5) 诱因与病因:气候改变,家中、托儿所、学校接触患者,旅行,接触宠物,不洁饮食等。

(6) 诊疗经过:已做过的检查和结果,用药史及治疗效果。

(7) 过敏史。

(8)既往史、个人史、家族史：反复或持续发热、平素健康状况、慢性疾病史。

(9)生长发育史、疫苗接种史、妊娠分娩史、新生儿史、先天性疾病等。

5. 症状、体征

(1)识别危急重症。

(2)一般情况及生命体征：T、P、R、精神状态。

(3)皮肤与黏膜：皮疹、皮肤黏膜出血点、瘀斑、黄疸、浅表淋巴结肿大。

(4)五官：结膜、鼻、咽、耳鼓膜充血。

(5)头颈、心、胸、肺。

(6)腹：急腹症，肝、脾肿大，肾区叩痛。

(7)神经系统，骨或关节红肿热痛，其他系统症状。

6. 辅助检查　根据临床需要选择实验室检查和/或影像学检查(表 4-1)。

表 4-1　发热儿童病因不明时实验室检查的指征和意义

实验室检查	病因不明急性发热儿童辅助检查的指征和意义
血常规 (外周血白细胞计数/ 中性粒细胞计数)	新生儿推荐检查 <3 岁发热儿童必要时检查 <3 岁病因不明急性发热儿童临界值：WBC 15×10^9/L，中性粒细胞绝对计数 10×10^9/L WBC 或中性粒细胞绝对计数<临界值时，诊断严重细菌感染的可能性小
血培养	新生儿病因不明急性发热常规检查 1~3 月龄病因不明急性发热婴儿必要时检查 3 月龄~3 岁病因不明急性发热婴幼儿不建议常规行血培养检查
尿常规/尿培养	<1 岁病因不明急性发热儿童推荐常规检查 < 3 岁病因不明急性发热儿童，发热时间≥2 天，建议检查 尿常规和尿试纸筛查诊断泌尿系统感染均有效临界值：WBC>10 个/HP 或细菌数>1 个/HP
C 反应蛋白(CPR)	新生儿一般情况良好的急性发热推荐发热≥12 小时进行检查诊断严重细菌感染的敏感度和特异度如下 >临界值 20mg/L 时诊断严重细菌感染的可能性较小 >临界值 40mg/L 时诊断严重细菌感染的可能性较大 >临界值 80mg/L 时诊断严重细菌感染的可能性很大
降钙素原(PCT)	病因不明急性发热儿童，发热 8 小时内检查较 CRP 和 WBC 诊断严重细菌感染价值更大 不推荐作为早期严重细菌感染的常规筛查 <3 岁病因不明急性发热儿童，PCT 临界值 > 临界值 1ng/ml 时，诊断严重细菌感染的可能性较大 > 临界值 2ng/ml 时，诊断严重细菌感染的可能性很大 PCT、WBC、CRP 同时检测可提高早期诊断脑膜炎的准确率

续表

实验室检查	病因不明急性发热儿童辅助检查的指征和意义
腰穿脑脊液检查	病因不明急性发热新生儿常规推荐 1~3 月龄病因不明急性发热婴儿伴一般状态不佳或实验室指标(尿常规、血常规、CRP 或 PCT)阳性时常规推荐
胸部 X 线检查	病因不明急性发热儿童不推荐常规检查,特别是无下呼吸道感染症状。无下呼吸道感染症状(咳嗽、喘息、呼吸困难)和体征(三凹征,肺部干啰音、湿啰音、哮鸣音,局部呼吸音降低),诊断严重细菌感染的阳性率 2.7%。有下呼吸道感染症状或体征者,诊断严重细菌感染的阳性率 20.6%

【诊断与鉴别诊断】

评估及诊断(assessment A)包括识别危急重症,疾病诊断及鉴别诊断、症状、原因或原因待查、并发疾病等。婴幼儿发热伴严重细菌感染(SBI)的诊断和处理原则如下。

1. 目的 筛查和诊治 SBI。

(1)重点评估严重细菌感染源:肺炎、泌尿道感染、菌血症。

(2)<3 月龄的婴儿:一旦发热,需要立即就医。

(3)≥3 月龄的婴幼儿:如果肛温达 39℃、有感冒症状、一般情况好,可以密切观察 1~2 天。持续高温或者一般情况差者,一定要做相应的检查除外细菌性感染的可能。

2. 评估发热的重要因素 综合考虑以下因素,才能正确诊治发热。

(1)年龄。

(2)发热的高低及持续时间。

(3)精神状态:是否有病态,面色苍灰等,比体温的高低更能反映出病情的轻重。

(4)低体温:当小婴儿有严重疾病时,可呈低体温;<36℃提示病情重。

(5)查体时有无发热病灶(如中耳炎)。

(6)是否完成疫苗接种。

3. 疫苗接种完全在诊治发热时的重要性

(1)疫苗接种完全的定义:接种完 3 次肺炎球菌疫苗和 2 次嗜血杆菌疫苗。

(2)疫苗接种完全的意义:婴幼儿的常见细菌性感染主要由肺炎球菌造成,而嗜血杆菌能造成严重感染,如急性会厌炎等。疫苗接种完全说明婴幼儿患有这两种细菌感染的机会低。

4. 0~90 天发热 以下情况提示严重细菌感染,需要立刻急诊留观或住院。

(1)一般情况差、易激惹、烦躁、嗜睡、肌张力低下、生命体征不稳定等。

(2)0~28 天的新生儿发热。

(3)疑有单纯疱疹病毒(HSV)感染,病毒感染可与细菌共存,产生脓毒血症。

(4)29~60 天发热婴儿如果有以下情况也需住院诊治。

1)肛温 ≥38.6℃。

2)下列指标异常:白细胞总数计数(WBC)≤ 5×10⁹/L 或者 ≥15×10⁹/L,杆状核中性粒细胞绝对计数(absolute band count ABC)>1 500;炎性标志物 CRP 或 PCT 异常,或者胸片显示肺炎。

3）在 3~7 天内使用过抗生素,容易掩盖严重感染的实际病情。

4）有局部感染,如蜂窝织炎、脓肿、骨髓炎、细菌性肺炎等;同时一般情况差或者化验异常,如白细胞或 CRP 增高。

5）有先天性或染色体缺陷,特别疑似有 SBI 风险的遗传性疾病。

6）有技术依赖,如家庭氧疗、家庭呼吸机治疗、中心静脉置管等。

5. 29~60 天发热 如肛温<38.6℃,一般情况好,暂无 SBI 高危因素,可以在门诊处理。

（1）实验室检查:血象及分类、CRP、PCT、血培养、尿常规和尿培养。

（2）胸部 X 线检查:如有咳嗽、呼吸急促、喘鸣音或者啰音,需行此检查。

（3）下列检测结果任一异常,可进行经验性抗生素治疗,24 小时复诊。

1）WBC $\leq 5 \times 10^9$/L 或 $\geq 15 \times 10^9$/L,ABC>1 500,杆状核粒细胞 / 多形核粒细胞>0.2。

2）CRP>20mg/L 或 PCT>0.3ng/ml。

3）尿常规异常,等待尿培养、血培养结果。

4）胸片提示肺炎。

（4）如果化验正常,24 小时复诊。

6. 3~36 月龄发热

（1）如果发热>39℃,一般情况差,有病态,生命体征不稳定,收住院。

（2）一般情况好的无确定感染源发热(FWS),根据接种免疫状况决定 FWS 儿童的处理方式。

1）免疫接种未完全

A. 查血象,如果白细胞>15×10^9/L,需进行血培养。或者同时行血常规和血培养。

B. 以下年龄组还需要做尿常规和尿培养:<24 个月的女孩,<12 个月未割包皮的男孩,<6 个月已割包皮的男孩。

C. 如血象白细胞 $\geq 20 \times 10^9$/L,需拍胸片。

D. FWS 患儿,如白细胞>15×10^9/L,等待血培养和尿培养期间可行经验性抗生素治疗。

E. 疫苗接种不完全者,同时有以下 3 个因素的婴幼儿患有细菌性感染(称为隐性菌血症,occult bacteremia)的概率高于 10%:3~36 个月,体温>39℃,白细胞>15×10^9/L。

2）疫苗接种完全

A. 暂不需要查血象、血培养等化验。

B. 以下年龄组需要做尿常规和尿培养:<24 个月的女孩,<12 个月未割包皮的男孩,<6 个月已割包皮的男孩。在 FWS 的婴幼儿中,泌尿道感染是最常见的细菌性感染灶。

C. 对 FWS 尿常规异常者,高度怀疑泌尿道感染,可先行经验性抗生素治疗,待尿培养结果出来后再调整敏感抗生素治疗方案。

（3）随诊:对已接受胃肠外抗生素治疗的 FWS 儿童,应该在 24 小时内随访。未接受抗生素治疗的 FWS 儿童,如果继续发热,需要在 48 小时内随诊。

【治疗】

处理及治疗计划(plan P)包括治疗、随访、转诊时机、病患教育。基层儿科发热的治疗原则如下。

1. 病因治疗

(1)细菌感染:根据儿童年龄、疫苗接种是否完全、发热及精神状态,有无局部病灶,制订治疗计划。

(2)病毒感染:家庭支持,10~14 天后自然痊愈。

(3)提高免疫力:加强营养、锻炼身体、增强儿童体质、减少上呼吸道感染。

2. 退热处理

(1)目的:提高发热儿童的舒适感。对患儿的病情好坏或恢复的速度没有影响。在考虑是否用退热药以及何时用药时,以患儿的精神状态和舒适感决定。没有必要深夜唤醒患儿服用退热药。

(2)用药原则

1)<3 个月的小婴儿一旦发热,需要马上就医。

2)3~6 个月的患儿只能服用对乙酰氨基酚,因为布洛芬对小婴儿的安全性尚不明确。

3)≥6 个月的患儿对乙酰氨基酚或布洛芬都可以使用,但尽量避免两种退烧药同时用或交替用。

(3)用药方法

1)主要采用口服药物,如对乙酰氨基酚或布洛芬,两者退热效果和安全性相似。

2)≥2 月龄,肛温 ≥39.0℃(口温 38.5℃、腋温 38.2℃),或因发热出现不舒适和情绪低落的发热儿童,推荐只使用对乙酰氨基酚,剂量为每次 10~15mg/kg,2 次用药最短间隔为 4~6 小时,每天最多用药 5 次。

3)≥6 月龄,推荐使用对乙酰氨基酚或布洛芬,布洛芬的剂量为每次 10mg/kg,2 次用药的最短间隔 6~8 小时。

4)新生儿和 1 月龄婴儿慎用退热药,发热可能是其严重感染的唯一症状。不管是早产儿还是足月儿,对乙酰氨基酚的清除均慢于年龄大的儿童。经临床医生评估后,必要时用对乙酰氨基酚:单次口服剂量 10~15mg/kg,每 6~8 小时 1 次。

3. 不推荐的退热处理

(1)不推荐 2 种退热药同时服用:如对乙酰氨基酚联合布洛芬、或对乙酰氨基酚与布洛芬交替使用。这种交替用法常常造成用药剂量过大。因为高热常常导致轻度脱水,过于频繁的服用对乙酰氨基酚和布洛芬有损害肝肾功能的危险。

(2)不建议使用物理降温:避免体温下降过快对机体造成损伤。发热时用冷水或温水擦浴,会引起寒战,毛孔收缩,体内的热量更不易散发,造成患儿不适。乙醇擦浴退热效果不明显,并有乙醇中毒危险。

(3)不推荐糖皮质激素退热:避免掩盖原发疾病。

(4)不推荐使用阿司匹林退热:流行病学研究显示阿司匹林应用可能与 Reye 综合征有关,故不常规使用阿司匹林退热。

4. 转诊医院或专科医师指征

(1)危急重症,紧急转诊急诊室或专科医师。

(2)感染性疾病初次治疗效果差或病情加重。

(3)诊断不明。

(4)继发疾病、并发症及后遗症。

【基层儿科带教复习题】

单选题

1. 儿科判断发热的标准不正确的是（　　　）。

A. 肛温：≥38℃

B. 腋温：≥37.5℃

C. 耳温：≥38.5℃

D. 中度发热（腋温）：38.1~39℃

E. 高热（腋温）：39.1~40℃

2. 婴儿 1 月龄发热，最准确的体温测量方法是（　　　）。

A. 腋温　　　　　　　　　　　　B. 耳温

C. 前额温度　　　　　　　　　　D. 肛温

E. 口温

3. 以下提示严重细菌感染，需要门诊留观或住院的是（　　　）。

A. 易激惹、烦躁或嗜睡

B. 鼻塞、流涕、咽痛、耳痛

C. 皮疹

D. 咳嗽

E. 呕吐、腹泻

4. 评估发热，需综合考虑以下重要因素，才能正确诊治发热（　　　）。

A. 儿童年龄，是否完成疫苗接种

B. 发热的高低及持续时间

C. 精神状态：是否有病态，面色苍白等比体温的高低更能反映出病情的轻重

D. 查体时有无发热病灶，如中耳炎

E. ABCD

5. 3~6 月龄的孩子发热，适当的退热方法是（　　　）。

A. 口服对乙酰氨基酚和口服布洛芬

B. 口服对乙酰氨基酚

C. 口服布洛芬

D. 口服糖皮质激素退热

E. 口服阿司匹林

6. 以下哪一项不是转诊医院或专科医师指征（　　　）。

A. 危急重症、紧急转诊急诊室或专科医师

B. 感染性疾病初次治疗效果差或加重

C. 24 月龄的孩子发热 ≥38℃

D. 发热诊断不明

E. 继发、并发症及后遗症

（李　莎　刘晓坤　石应珊）

【参考文献】

1. 中国 0 至 5 岁儿童病因不明急性发热诊断和处理若干问题循证指南制定工作组 . 中国 0 至 5 岁儿童病因不明急性发热诊断和处理若干问题循证指南 . 中国循证儿科杂志 , 2016, 11 (2): 81-96.
2. SRUGO I, KLEIN A, STEIN M, et al. Validation of a Novel Assay to Distinguish Bacterial and Viral Infections. Pediatrics, 2017, 140 (4): e20163453.

第二节 鼻 塞

【基层临床实践要点】

1. 诱发儿科单侧或双侧鼻塞的常见原因。
2. 儿科鼻部局部检查方法。
3. 病毒性鼻窦炎俗称感冒的临床特点。
4. 急性细菌性鼻 - 鼻窦炎（ABRS）和过敏性鼻炎的鉴别。
5. ABRS 和过敏性鼻炎的治疗原则。
6. 儿童鼻塞的对症治疗。
7. 儿科鼻塞的转诊指征。

【概述】

　　鼻塞（nasal obstruction）和鼻溢（流涕，rhinorrhea）是鼻腔和鼻窦病变所引起的最常见的症状，也可以由鼻咽部的病变所致。

　　1. 鼻塞 为经鼻通气不畅，常与鼻充血同义。鼻腔是从鼻孔开始到咽喉后部的空气通道。鼻塞是此空气通道的某段阻塞，可分为部分阻塞或完全阻塞、单侧或双侧阻塞、暂时或持续阻塞等。

　　（1）婴儿的鼻塞：婴儿主要通过鼻呼吸，特别是喂养时。鼻通道阻塞可早期出现呼吸困难，喂养期间尤为明显。

　　（2）较大儿童的鼻塞：鼻塞通常会导致粗糙的呼吸音、打鼾、张口呼吸。

　　2. 鼻溢 指由于鼻分泌物过多而自前鼻孔或后鼻孔流出。病理情况下的鼻涕有水样性、黏液性、脓性等。鼻塞和鼻溢可以单独成为一个症状，但常同时存在。儿童常见鼻塞、鼻溢的疾病有急、慢性鼻黏膜炎（如上呼吸道感染，增殖腺肥大），变应性鼻炎，急性感染性鼻 - 鼻窦炎等。

【病因与发病机制】

　　鼻塞的原因甚多，可为先天性或获得性，常见的有以下几类。

1. 鼻腔原因

（1）鼻黏膜病变肿胀：急、慢性鼻黏膜炎，鼻前庭炎，变态反应性鼻黏膜炎，萎缩性鼻黏膜炎等。

（2）鼻腔狭窄：前鼻孔/先天性后鼻孔狭窄或闭锁，或鼻腔发育不全。

（3）鼻中隔：偏曲、穿孔、血肿及脓肿。

（4）占位性病变：鼻腔异物、鼻息肉、泪腺囊肿压迫阻塞鼻腔、鼻腔良性肿瘤及鼻腔恶性肿瘤等。

（5）鼻窦病变：急、慢性鼻窦炎、婴幼儿上颌骨骨髓炎、鼻窦黏液囊肿。

（6）血管畸形。

2. 鼻咽部原因

（1）鼻腔后部增殖腺（腺样体）肥大。

（2）鼻咽部狭窄或闭锁。

（3）占位性病变，如畸胎瘤、鼻咽癌等。

鼻塞起始年龄有助确定其原因（表 4-2）。

表 4-2　不同年龄鼻塞常见的原因

鼻塞起始年龄	鼻塞常见的原因
婴儿	鼻组织肿胀：急、慢性鼻黏膜炎 鼻腔狭窄：骨性变窄、发育不全或泪管囊肿阻塞
幼儿	鼻组织肿胀：急、慢性鼻黏膜炎 鼻腔后部增殖腺（腺样体）肥大 鼻腔异物
儿童和青少年	鼻组织肿胀：急、慢性鼻黏膜炎、过敏性鼻黏膜炎 鼻腔后部增殖腺（腺样体）肥大 鼻中隔偏斜、下鼻甲增大、鼻息肉 鼻窦病变 肿瘤少见

3. 发病机制

（1）鼻腔及鼻道：婴幼儿鼻腔、鼻道狭小、无鼻毛、鼻黏膜柔嫩并富于血管，对冷空气刺激极为敏感，并易于感染，致黏膜肿胀，易造成鼻阻塞，甚者呼吸困难或张口呼吸。婴幼儿抵抗力低，加上环境温度变化等因素，容易患急慢性鼻黏膜炎，咽炎，扁桃体炎。

（2）鼻窦：由于鼻腔与鼻窦黏膜相连续，婴幼儿鼻窦口相对大，故急性鼻炎、鼻腔感染常累及鼻窦致鼻窦炎。根据儿童各鼻窦发育先后不同，新生儿期即可患急性筛窦炎，婴儿期可患上颌窦炎，儿童>7 岁可患额窦炎，蝶窦炎一般在 10 岁后发病。学龄前期鼻窦炎并不少见。

（3）咽扁桃体：咽扁桃体又称腺样体，6 月龄已发育，位于鼻咽顶部与后壁交界处，3 岁左右呈生理性肥大，炎症时易堵塞后鼻孔，使鼻黏膜充血及鼻腔血液循环障碍，形成顽固性鼻炎。长期鼻塞可致呼吸困难、张口呼吸，儿童可出现腺样体面容，即上颚高拱、上切齿突出、上唇变短、表情呆滞等，以及阻塞性睡眠呼吸暂停综合征。

（4）鼻溢：当鼻腔及鼻窦发生炎症、变态反应性疾病、鼻腔患各种堵塞性疾病以及吸入刺激性气体时，可发生鼻溢。向前鼻孔溢出可产生鼻前庭炎、皲裂，大量黏脓液及细菌经后鼻孔入咽部，致鼻咽炎，而婴儿咽鼓管短、平、宽，容易产生咽鼓管炎，中耳炎等。

【临床特点】

1. **病史** 以下因素有助于鼻塞病因的诊断。

（1）年龄、性别、主诉。

（2）起病及病程，加重或缓解，病症特征。

1）鼻塞程度。①轻度：仅在有意识吸气时感到呼吸不畅；②中度：明显鼻塞，有时张口呼吸配合，鼻音较重；③重度：完全需要张口呼吸。

2）鼻塞部位和进展

A. 单侧鼻塞：提示结构性原因、鼻中隔偏斜、鼻息肉、慢性增生性鼻炎、鼻腔异物等。

B. 双侧鼻塞：提示黏膜性原因。①急性：感冒、鼻窦炎；②间断性和季节性：反复感冒、变应性鼻炎；③慢性：变应性鼻炎，腺样体肥大、慢性鼻炎。

C. 进行性鼻塞：良性肿瘤、鼻息肉、鼻腔及鼻窦恶性肿瘤，鼻咽部纤维血管瘤等。

3）鼻溢。①水性分泌物：急性鼻炎早期，变应性鼻炎发作期；②黏性分泌物：物理性刺激，慢性鼻黏膜炎症等；③脓性分泌物：急性鼻窦炎，婴幼儿上颌骨骨髓炎等。

4）黏液脓性分泌物：提示急性鼻炎恢复期、慢性增生性鼻炎、慢性鼻窦炎等。

5）血性分泌物：轻者为黏膜溃疡，重者可伴组织坏死。如急性鼻炎、急性发热病、传染病、血液病、鼻中隔糜烂、鼻腔异物、良性或恶性肿瘤等。

（3）伴随症状：婴儿吸吮困难、发热、疲乏、咳嗽、喘息、气短、耳痛、打鼾、头痛、眩晕、声音变化等。

（4）诱因与病因：气候变化、运动、感冒、与患者接触史；可疑异物吸入史；环境暴露，如被动吸烟、环境污染、接触宠物等。

（5）过敏，用药及疗效。

（6）相应的个人史、既往史、家族史及遗传史。

（7）相应的儿科特有的病史：生长史、发育史、疫苗接种史等。

2. **体格检查**

（1）识别危急重症。

（2）一般情况及生命体征、嗜睡、烦躁、睡眠、尿量、体重等。

（3）鼻和鼻腔。

1）有无张口呼吸。

2）有无鼻甲肿胀、分泌物。

3）前鼻孔、鼻腔、后鼻孔有无病变。

（4）皮肤及黏膜、浅表淋巴结；头颈、五官、心、胸、腹及其他系统。

3. **实验室检测和/或影像学检查** 不建议常规进行，根据临床需要选择性做辅助检查。

（1）有关感染的实验室检查，如血常规、C反应蛋白、血沉等，特别注意排除急性传染病等。

（2）鼻腔或鼻咽部活体组织检查：用于鼻腔、鼻咽部、鼻窦性质不明的新生物。

(3)疑难病症:鼻部普通 X 射线片、CT 扫描、MRI、鼻腔或鼻咽部碘油 X 线造影。

【诊断与鉴别诊断】

评估与诊断(assessment A)包括疾病诊断及鉴别诊断、症状、原因或原因待查、并发疾病等。

1. 以鼻塞为主要症状常见疾病的特点

(1)感冒

1)婴幼儿多见。

2)发热多为低热,在感冒初期出现,多 2~3 天后热退。

3)伴有鼻塞、流涕、咳嗽等症状。开始为清涕,然后为白色,再变为黄绿色脓涕,几天后再变回白色和清涕。

4)感冒症状 2~3 天最重,慢慢减轻,10~14 天后自然痊愈。

(2)过敏性鼻炎

1)过敏性鼻炎多需要至少 2 年的反复接触过敏原才能致敏并产生症状,多见于 2 岁以上。

2)以阵发性和痒为特点。遇到过敏原后马上打喷嚏、流清涕和鼻塞,并常有鼻咽、眼睛等部位痒的症状。

3)症状持续几分钟、几小时或者几天,根据接触过敏原的长短决定。

4)发热,咳嗽症状不明显,除非有咳嗽变异性哮喘。

(3)急性细菌性鼻 - 鼻窦炎(ABRS)

1)感冒症状持续时间>10 天没有好转。

2)感冒症状比往常严重,体温 ≥39℃和脓鼻涕超过 3 天,往往有病态。感冒症状好转后又开始加重或者出现发热。

2. ABRS 和过敏性鼻炎的鉴别(表 4-3)

表 4-3　ABRS 和过敏性鼻炎的鉴别

	ABRS	**过敏性鼻炎**
定义	细菌引起的鼻腔和鼻窦黏膜部位的急性感染,需排除其他因素(特别是下呼吸道感染)	机体暴露于变应原,主要由免疫球蛋白 E(IgE)介导的鼻黏膜非感染性炎症性疾病。中国儿童患病率为 15.79%
易感因素	常见于病毒性上呼吸道感染和变态反应性鼻炎继发细菌感染。日托儿童,解剖学阻塞,黏膜刺激物(如空气干燥、烟草、烟雾),气压突然变化	家族过敏史 患儿有对尘螨、动物毛发、花粉等过敏史
临床特点	白天咳嗽、鼻塞、黏(脓)性鼻涕、头痛、面部疼痛和肿胀、鼻窦压痛、咽喉痛、口臭、严重者伴高热,年龄越小,全身症状越明显	典型症状:喷嚏、清水样涕、鼻痒和鼻塞 婴幼儿:鼻塞,可伴张口呼吸、打鼾、喘息、喂养困难、揉鼻、揉眼 学龄前期:鼻塞,伴眼部症状和咳嗽

续表

	ABRS	过敏性鼻炎
临床特点	严重并发症:眶前(眶周)和眶内蜂窝织炎、脓毒性海绵窦血栓形成、脑膜炎、额骨骨髓炎、硬膜外、硬膜下或脑脓肿 体征:鼻甲黏膜充血肿胀、鼻腔鼻道有黏(脓)性分泌物、咽后壁黏(脓)性分泌物附着、面部鼻窦压痛	学龄期:清水样涕,可伴眼部症状和鼻出血 体征:双侧鼻黏膜苍白、水肿,鼻腔有水样分泌物;眼结膜充血、水肿、过敏性黑眼圈;过敏性敬礼症或过敏性皱褶 常见合并症:湿疹、过敏性结膜炎、鼻窦炎、中耳炎、哮喘等
影像学检查	鼻窦增强 CT,备选增强磁共振(眼眶、鼻窦和头颅):不建议常规进行,无并发症的 ABRS 不推荐。年龄<6 岁,有以下情况可考虑检查 潜在眼眶或颅内并发症;足量抗菌药物按疗程治疗效果不佳;排除结构异常,ABRS 反复发作,已查易感因素及抗生素失败的原因并应对;怀疑鼻-鼻窦部有良性或恶性新生物	1. 变应原特异性 IgE 试验(血清或者皮肤点刺)有条件初诊建议,指征为病史体格检查不能明确诊断,疗效差,严重或反复发生,需要明确过敏原从而避免过敏原,合并持续性哮喘,反复的鼻窦炎,中耳炎等 通常血清特异性 IgE 水平 ≥0.35kU/L 为阳性,提示机体处于致敏状态 2. 鼻分泌物检测:高倍显微镜下嗜酸性粒细胞比例>0.05 为阳性
诊断	鼻窦炎的症状和体征(日间咳嗽、鼻部症状,或二者兼有),并具下述表现之一 1. 症状持续 10~30 日无改善,或 2. 严重症状:一般状况差,T≥39℃,并且脓性鼻涕持续≥3 日,或 3. 症状恶化:呼吸道症状加重,新出现严重头痛或发热,或发热消退以后再次出现发热 慢性鼻窦炎:症状≥90 天,原因为变态反应,囊性纤维化,纤毛运动障碍,胃食管反流或暴露于环境污染物	症状:喷嚏、清水样涕、鼻痒和鼻塞,出现≥2 个,伴呼吸道或眼部症状 体征:鼻黏膜苍白、水肿、鼻腔水样分泌物 实验室检查:过敏原检测阳性 婴幼儿根据过敏史、家族史,典型症状及体征 分类 季节性:春季树木和牧草花粉;秋季豚草花粉 常年持续性:室内变应原,如尘螨、蟑螂、动物皮屑等 间歇性:发作每周<4 日,持续<4 周 持续性:发作每周≥4 日,持续≥4 周 轻度:症状轻,对生活质量未产生明显影响 中-重度:症状较重或严重,对生活质量(包括睡眠、日常生活、学习)产生明显影响
鉴别诊断	无并发症的病毒性上呼吸道感染、变态或非变态反应性鼻炎、鼻异物、腺样体肥大或感染、上颌窦黏膜囊肿和百日咳的卡他期	普通感冒、急性和慢性细菌性鼻-鼻窦炎、支气管哮喘、上气道咳嗽综合征、腺样体肥大、阻塞性睡眠呼吸暂停、药物性鼻炎等

【治疗】

处理及治疗计划(plan P)包括治疗、随访、转诊时机、病患教育。

1. 鼻塞

(1)急性化脓性炎症:全身用抗感染药控制化脓感染,对症以利鼻腔引流。

(2)慢性鼻黏膜炎及慢性鼻窦炎:清除病灶,如摘除慢性感染的腭扁桃体和肥大的腺样体;增强引流,改善通气道,解除鼻阻塞。

(3)抗过敏及脱敏:抗过敏对症治疗,进一步查明过敏原因,可采用脱敏疗法。

(4)鼻腔及鼻咽部占位性病变:异物、鼻息肉、肿瘤等,前后鼻孔闭锁、狭窄等,需适时转诊,手术治疗。

(5)其他:增强儿童体质、加强营养、锻炼身体、减少上呼吸道感染,及时治疗容易导致鼻部病变的急性传染病等。

2. 鼻塞对症支持性治疗

(1)充分喝水,摄入温热流食。

(2)室内通风、抬高床头、湿冷雾化。

(3)鼻腔生理盐水滴鼻、喷雾或冲洗。小婴儿可以在鼻孔外面滴一滴盐水,吸气时就吸进去了,量不多,孩子不难受,比直接喷鼻好。

(4)生理盐水、2% 高渗盐水与 0.9% 海盐水洗鼻区别

1)生理盐水:等渗,成分单一,一般不会引起过敏。

2)0.9% 海盐水:等渗,含矿物质及微量元素,成分较多,有可能引起过敏。添加的缓冲剂碳酸氢钠或柠檬酸钠使 pH 值相对稳定,减少对鼻腔黏膜的刺激。

3)急性鼻塞,鼻塞严重时,可短期使用高渗盐水 2%;长期使用考虑生理盐水;舒适度用生理海盐水。

4)自制生理盐水:9g 盐加 1 000ml 水煮开冷却(0.9% 盐水);每侧鼻孔滴 4~5 滴,然后用橡皮吸器吸出,睡前或饭前使用,2~3 次 /d,需注意几点:使用蒸馏水、消毒水或煮沸再冷却的自来水配制生理盐水,防止感染。

3. ABRS 和过敏性鼻炎的治疗(表 4-4)

4. ABRS 基层初诊治疗原则

(1)症状不重可以先强力对症,疗效差者加用抗生素。

(2)首选抗生素:阿莫西林克拉维酸钾或阿奇霉素。

(3)鼻窦 CT/MRI 扫描:无并发症者不推荐。

(4)抗过敏药:无过敏性鼻炎初诊不推荐。

(5)鼻用糖皮质激素:初诊不推荐。任何年龄的过敏性鼻炎首选糖皮质激素鼻喷雾剂。

(6)白三烯受体拮抗剂:FDA2020 年就此药严重心理健康副作用提出黑框警告,建议限制过敏性鼻炎的使用。无过敏性鼻炎和 / 或哮喘的患者,初诊不推荐。

(7)黏液促排剂:不推荐,可用冷雾化及生理盐水冲洗。

(8)鼻用减充血剂:不推荐。

(9)对症病患教育:告知病程,按疗程服药,指导生理盐水或海盐水冲洗鼻腔。

5. 儿科鼻塞的转诊医院或专科医师指征

(1)转诊原则

1)危急重症,紧急转诊急诊室或专科医师。

2)初次治疗效果差或加重。

3)鼻息肉,鼻异物,鼻中隔偏曲,腺样体肥厚,反复鼻出血。

表 4-4　ABRS 和过敏性鼻炎的治疗

ABRS	过敏性鼻炎
某些患者未接受治疗也可痊愈 症状不重,持续 <10~13 天,可先强力对症,疗效差者加用抗生素 首选抗生素:阿莫西林克拉维酸或阿奇霉素 阿莫西林和阿莫西林 - 克拉维酸,总疗程 10~14 天 根据病情程度选用剂量:低剂量 45mg/(kg·d);大 剂 量 90mg/(kg·d),2 次 /d,最大每天剂量 4g 阿奇霉素:10mg/(kg·d),3~5 日,总疗程最大剂量 ≤1 500mg 第二线抗生素:第 2、3 代头孢,多在 48~72 小时症状改善 治疗失败:治疗中病情加重或治疗 3 日后无改善 治疗失败的原因: 父母给药剂量错误或提前停药 细菌产生耐药(近期用过同类抗生素) 抗生素不足量 鼻窦解剖结构异常或异物 患儿有先天或暂时免疫功能低下 非细菌感染,有并发症,如颅内眶内或软组织脓肿、脑膜炎、海绵窦脓毒血栓等鼻窦新生物	尽量避免接触过敏原:过敏季节,注意观察每天的花粉量以决定室外活动的时间。如果风大,可以安排室内活动。关闭窗户,使用空气清洁器等 1. 防治模式 健康教育 环境控制,避免接触变应原 对症治疗:鼻腔生理盐水灌洗 药物治疗: 轻度:第二代抗组胺药为儿童一线治疗药物 中 - 重度:鼻用糖皮质激素、抗组胺药、白三烯受体拮抗剂联合治疗变应原免疫疗法 2. 鼻内糖皮质激素(INGC) 儿童一线治疗药物,主要用于中重度;每个疗程间歇性 ≥2 周,持续性联合应用抗组胺药>4 周;建议按年龄段最大推荐剂量开始,一旦控制症状,逐渐减少至最低有效剂量,每侧鼻孔一喷,每日 1~2 次;≥2 岁可使用药物: 辅舒良(fluticasone propionate) 文适(fluticasone furoate) 内舒拿(mometasone) 3. 控制轻度症状其他适当的药物选择 (1)口服第二代抗组胺药 西替利嗪(cetirizine):6 个月以上(美国 ≥6 个月) 氯雷他定(loratadine)2 岁以上(美国 ≥6 个月) 非索非那定(fexofenadine-allegra)(美国 ≥6 个月) (2)鼻内抗组胺喷雾剂 氮䓬斯汀(azelastine)≥5 岁 奥洛他定(olopatadine)≥12 岁 (3)白三烯受体拮抗剂:孟鲁司特(montelukast)(美国 ≥ 1 岁,FDA 提出黑框警告) (4)抗组胺药 / 减充血剂的复方制剂(很少用)

4)诊断不明。

5)继发疾病、并发症及后遗症。

6)家长焦虑要求转诊专科。

(2)过敏性鼻炎转诊变态反应科

1)症状严重,影响生活。

2)过敏鼻炎治疗效果不佳。

3)治疗一个月症状控制不好或反复发作。

4)过敏试验阳性,考虑免疫治疗时。

【家庭教育】

1. **家庭教育**　预防鼻炎 - 鼻窦炎。

(1)健康饮食,足够睡眠,增强自身免疫力。

(2)适度保暖,不露肩膀睡觉;不宜过冷、过热,否则冷热交替易加重鼻塞。

(3)屋内保持通风清洁及湿度,冷雾加湿器使用纯净水或蒸馏水。

(4)避免儿童被动吸烟,避免接触刺激性烟雾。

(5)注意口腔卫生,有口腔问题时及时就诊。

(6)接种肺炎疫苗、流感嗜血杆菌疫苗和每年一次流感疫苗。可以有效预防急性细菌性鼻 - 鼻窦炎。

(7)养成不抠鼻、不往鼻腔塞异物的习惯。

(8)鼻塞、鼻溢者,使用鼻腔生理盐水滴鼻、喷雾、冲洗。

(9)有过敏者积极治疗。

2. **擤鼻涕的方法**

(1)按闭一侧鼻孔,稍稍用力外擤另一侧鼻孔,之后交替擤。

(2)孩子不会擤鼻涕时,用一个棉球把棉花丝拉出来,然后爸妈和孩子玩用鼻子吹棉花丝的有奖游戏。

【基层儿科带教复习题】

单选题

1. 临床特点为双侧鼻塞的病症是(　　　　)。

A. 鼻中隔偏曲　　　　　　　　　　B. 过敏性鼻炎

C. 鼻息肉　　　　　　　　　　　　D. 慢性增生性鼻炎

E. 鼻腔异物

2. 导致鼻塞最常见的疾病是(　　　　)。

A. 鼻异物

B. 药物性鼻炎

C. 感冒

D. 过敏性鼻炎

E. 急性细菌性鼻 - 鼻窦炎

3. 以下对感冒临床特点的叙述不恰当的是(　　　　)。

A. 以鼻部卡他症状为主,可出现鼻塞、流涕、咳嗽、喷嚏等情况

B. 都是低热

C. 一般 2~3 天热退

D. 病程约 1~2 周自愈

E. 部分患儿可合并细菌感染

4. 过敏性鼻炎治疗最重要的原则是(　　　　)。

A. 对症治疗,鼻腔生理盐水冲洗 - 单独应用或辅助应用

B. 鼻内糖皮质激素(INGC)

C. 口服第二、三代抗组胺药

D. 白三烯拮抗剂

E. 避免接触过敏原

5. 急性细菌性鼻 - 鼻窦炎首选抗生素（　　）。

A. 红霉素

B. 头孢克洛

C. 阿莫西林克拉维酸或阿奇霉素

D. 磺胺甲噁唑

E. 头孢呋辛

6. 抗生素治疗失败（治疗中病情加重 / 治疗 3 日无改善），需首先排除以下原因（　　）。

A. 父母给药药量错误或提前停药

B. 细菌产生耐药即耐药菌，近期有无用过同类抗生素或抗生素不足量

C. 鼻窦解剖结构异常、异物、新生物，如肿瘤

D. 合并其他疾病，有严重并发症（颅内眶内或软组织脓肿，脑膜炎，海绵窦脓毒血栓等）

E. 患儿先天或暂时有免疫功能低下

（李　莎　刘晓坤　石应珊）

【参考文献】

1. 中国医师协会儿科医师分会儿童耳鼻咽喉专业委员会 . 儿童过敏性鼻炎诊疗临床实践指南 . 中国实用儿科杂志 , 2019, 34 (3): 169-175.

2. 中国医师协会儿科医师分会儿童耳鼻咽喉专业委员会 . 儿童急性感染性鼻 - 鼻窦炎诊疗临床实践指南 (2014 年). 中国实用儿科杂志 , 2015, 30 (7): 512-514.

3. 中华耳鼻咽喉头颈外科杂志编委会鼻科组 , 中华医学会耳鼻咽喉头颈外科学分会鼻科学组、小儿学组 , 中华儿科杂志编委会 . 儿童变应性鼻炎诊断和治疗的专家共识 (2010 年 , 重庆). 中华儿科杂志 , 2011, 49 (2): 116-117.

4. 王卫平 , 孙锟 , 常立文 . 儿科学 . 9 版 . 北京 : 人民卫生出版社 , 2019: 240-242.

5. CHIRICO G, QUARTARONE G, MALLEFET P. Nasal congestion in infants and children: a literature review on efficacy and safety of non-pharmacological treatments. Minerva Pediatr, 2014, 66 (6): 549-557.

6. MORCOM S, PHILLIPS N, PASTUSZEK A, et al. Sinusitis. Aust Fam Physician, 2016, 45 (6): 374-377.

第三节　咳　　嗽

【基层临床实践要点】

1. 儿科咳嗽的分类。

2. 咳嗽病史及检查步骤。

3. 儿童急性咳嗽喘息常见病的临床特征和鉴别。

4. 儿童慢性咳嗽的定义、鉴诊与随访。

5. 呼吸道感染后咳嗽及咳嗽变应性哮喘的临床特征。

6. 基层儿科门诊急性咳嗽药物治疗原则。

【概述】

咳嗽是机体的一种保护性反射,其作用是清除呼吸道的分泌物、微粒、异物等,具有重要的生理防御功能。但咳嗽可使呼吸道感染扩散,剧烈咳嗽致胸腔压力增高,心肺负担加重,持续或长期咳嗽可致肺气肿。咳嗽是儿童呼吸系统疾病最常见的症状之一。

【病因与发病机制】

1. 儿童咳嗽的病因

(1)呼吸系统感染

1)上呼吸道感染:上呼吸道炎、流感、咽及扁桃体炎、喉炎、鼻窦炎等。

2)气管及支气管疾病:支气管炎。

3)肺部疾病:病毒性、细菌性、支原体肺炎、肺结核等。

4)胸膜病变:胸膜炎、脓胸、脓气胸。

(2)非感染因素

1)免疫原性:过敏性鼻炎、支气管哮喘、花粉症、药物性咳嗽等。

2)呼吸道阻塞:异物、先天性支气管狭窄、支气管肺门淋巴结结核、纵隔脓肿、膈疝等。

3)吸入刺激性气体。

4)其他:胃食管反流病、耳源性咳嗽、心因性咳嗽等。

2. 咳嗽的年龄特点及发病机制

(1)早产儿和小婴儿的咳嗽反射不成熟,呼吸肌力量弱,患病时咳嗽症状多不明显。故诊断早产儿和小婴儿的呼吸道感染时不能完全依赖咳嗽的症状。

(2)小婴儿的咳嗽及吞咽反射均不成熟,容易误吸入气管,造成气道梗阻。

(3)儿童咽喉、气管对刺激特别敏感,易激发咳嗽,而咳嗽中枢和呕吐中枢邻近,咳嗽动作和呕吐动作类似,儿童剧烈咳嗽后常发生呕吐。

(4)咳嗽症状并非都由呼吸道疾病引起。

【分类】

根据病程的长短和有无病因,儿童咳嗽分为以下几种。

1. **急性咳嗽**　病程在 2 周以内,常见有病毒性上感、支气管炎、肺炎等。

2. **迁延性咳嗽**　病程在 2~4 周。

3. **慢性咳嗽**　病程超过 4 周,常见咳嗽变异性哮喘、上气道咳嗽综合征、感染后咳嗽等。

4. **特异性咳嗽**　具有特异性病因、症状和体征,即潜在性疾病或异常引起的咳嗽。

5. **非特异性咳嗽**　缺乏提示特异性咳嗽病因的症状,且胸片和肺活量测定结果正常的咳嗽。

【临床特点】

1. 病史

(1)年龄、性别、主诉。

(2)急症表现:精神衰弱、高热、气促、呼吸困难、三凹征、喘鸣、哮喘。

(3)咳嗽特征:急性、迁延性或慢性。

(4)咳嗽性质

1)干性或刺激性咳嗽:呼吸道感染早期,如急性咽喉炎、急性支气管炎等。

2)阵发性痉挛性咳嗽:昼轻夜重,多见于支气管哮喘、百日咳或某些病毒性肺炎等。

3)夜间咳嗽:多见于支气管哮喘或鼻后滴涕。

4)晨醒咳嗽:常表示鼻窦炎和鼻后滴涕。

5)晨起阵咳且多痰:多见于上呼吸道感染、支气管扩张等。

6)声音嘶哑或犬吠样咳嗽:见于喉炎、声带炎等,嘶哑也可见于喉返神经病变或受压。

7)突起阵发性咳嗽,无热及无鼻塞鼻溢的幼儿:高度怀疑异物吸入。

8)连续性咳嗽:多见于肺炎。

9)湿性咳嗽:多见于支气管炎、肺炎、支气管扩张、肺脓肿等。

A. 浆液性痰或泡沫状痰:见于肺水肿、肺淤血。

B. 黏液痰或黏液浓痰:多见于上呼吸道炎、支气管炎、肺炎。

C. 脓痰:多见于肺脓肿、脓胸。

D. 血性痰:多见于肺结核、肺肿瘤等。

(5)伴随症状

1)发热:多见于呼吸道感染、结缔组织病、肺部肿瘤等。

2)胸痛:多见于胸膜炎、大叶性肺炎、自发性气胸等。

3)喘息、气短、胸闷:多见于毛细支气管炎、喘息性支气管炎、呼吸道异物、肺纤维化。

4)呼吸困难:喉头水肿、肺炎、肺淤血、气胸等。

5)咯血:多见于支气管扩张、肺部炎症、结核、寄生虫、肿瘤等。

6)其他:疲乏、鼻塞、鼻溢、耳痛、打鼾、盗汗、体重减轻等。

(6)诱因:气候、运动、进食咳嗽提示吸入及胃食管反流、可疑异物吸入史、与患者接触、环境暴露,如被动吸烟、环境污染、宠物等。

(7)过敏,用药及疗效。

2. 相应的个人史、既往史、家族史及遗传史。

3. 相应的儿科特有的病史　生长史、发育史、疫苗接种史等。

4. 体格检查

(1)识别危急重症。

(2)一般情况及生命体征,生长发育情况。

(3)皮肤及黏膜:面部变应性暗影、颈部、浅表淋巴结、发绀。

(4)眼、耳、鼻、咽喉:鼻黏膜分泌物、鼻甲、鼻息肉、腭扁桃体和/或增殖体肥大或肿大、咽后壁滤泡增生、分泌物黏附。

(5)胸肺:胸廓有无畸形;肺部检查吸气相和呼气相、气促、呼吸困难、三凹征、呼吸音增强或减弱、啰音、鼾音、喘鸣音、哮鸣音、水泡音、细湿啰音、捻发音、肺实变体征。

(6)心脏、纵隔等周边器官体征。

(7)腹及其他系统。

5. **实验室检测和/或影像学检查** 大多数咳嗽病儿根据病史和体格检查已能作出评估和应对,不需要辅助检查。临床上根据需要选择以下检查。

(1)鼻咽喉镜检查。

(2)血常规等三大常规检查。

(3)咽拭子检查、痰液常规检查及培养。

(4)鼻咽 PCR 等。

(5)血培养、细菌学微生物检查、PPD 试验、过敏原检测、24 小时食管下端 pH 值,冷凝集试验等。

(6)胸部 X 线检查、胸部 CT 检查、支气管镜检查、肺功能检查(5 岁以上)等。

【诊断与鉴别诊断】

区别急性和慢性咳嗽尤为重要,许多引起慢性咳嗽的疾病有急性发作的病程。咳嗽特征有助鉴别,但特异性较差。

(1)犬声咳嗽提示急性喉气管炎。

(2)断续咳嗽与病毒性或非典型性肺炎相关。

(3)阵发性咳嗽是百日咳或某些病毒性肺炎(腺病毒)的特征。

(4)肺结核或囊性纤维化可能导致体重减轻。

(5)夜间咳嗽可能表明鼻后溢或哮喘。

(6)睡眠初始和晨醒时咳嗽常表示鼻窦炎。

(7)午夜咳嗽多为哮喘。

(8)在突发咳嗽且无发热或上呼吸道感染症状的幼儿,应高度怀疑异物吸入。

1. **急性咳嗽喘息常见疾病**(表 4-5)

2. **儿童慢性咳嗽** 慢性咳嗽为病程超过 4 周的咳嗽。

(1)常见慢性咳嗽

1)呼吸道感染后咳嗽(post-infection cough,PIC)。

2)咳嗽变异性哮喘(cough variant asthma,CVA)。

3)上气道咳嗽综合征(upper airway cough syndrome,UACS)。

4)胃食管反流性咳嗽(gastroesophageal reflux cough,GERC)。

5)过敏性(变应性)咳嗽(atopic cough,AC)。

(2)其他慢性咳嗽

1)心因性咳嗽(psychogenic cough)。

2)嗜酸性粒细胞性支气管炎(eosionphilic bronchitis,EB)。

3)药物诱发性咳嗽。

4)耳源性咳嗽。

(3)常见慢性咳嗽:见表 4-6。

表 4-5　急性咳嗽喘息常见疾病

急性上呼吸道感染	毛细支气管炎	喘息性支气管炎	支气管哮喘	肺炎
1. 又称"感冒""伤风"，是咳嗽最常见的原因，6 岁以下儿童平均每年感冒 6~8 次。常见原因为急性自限性鼻炎或上呼吸道病毒感染、飞沫传播 2. 鼻病毒最常见，其他常见病原有副流感病毒、埃可病毒、柯萨奇病毒、冠状病毒、呼吸道合胞病毒（RSV）、腺病毒等 3. 潜伏期 1~3 天，鼻塞、喷嚏、流涕、咳嗽、低热、不适、轻度畏寒、头痛 4. 肺部多清晰 5. 对症支持治疗 6. 病程 2 周左右	1. 常见于 <2 岁，多见 2~6 月龄儿，主要为 RSV 引起，副流感病毒、腺病毒、鼻病毒、人类偏肺病毒、肺炎支原体也可引起 2. 早期类感冒症状，咳嗽、流涕、发热、2~3 天病情进展为阵咳、喘息、气促 3. 呼吸浅快、肺部哮鸣音、中细湿啰音、血氧饱和度下降 4. 胸部 X 线可显示肺充气过度征或斑片状阴影，支气管周围炎；鼻咽拭子或分泌物明确病原，血气分析 5. 对症支持治疗、平喘、氧疗 6. 病程约 1~2 周	1. 发病年龄 1~3 岁，常继发于上感，部分有湿疹，或其他过敏史 2. 咳嗽伴喘息，可有发热，无明显发作性，病程约 1 周，可有过敏史 3. 伴喘鸣音和粗湿啰音，嗜酸性粒细胞增高及血清 IgE 升高者，部分发展为支气管哮喘 4. 对症支持治疗、急性期平喘治疗、查过敏史、寻找过敏原、抗过敏治疗 5. 预后较好	1. 常见于婴幼儿，≥3 岁多见 2. 反复阵性发作、咳嗽、喘息、气促和胸闷，夜间和 / 或凌晨发作或加剧；可伴湿疹、变应性鼻炎 3. 体格检查肺部哮鸣音，胸片正常或呈间质性改变 4. 变应原检测，IgE 常升高，5 岁以上做肺通气功能检测 5. 对症支持、急性平喘、查过敏史、寻找过敏原、抗过敏治疗、控制反复哮喘发作	1. 由病原体感染，吸入或过敏反应等引起的肺部炎症，常见原因：主要为 RSV、腺病毒、流感病毒、副流感病毒、鼻病毒等，细菌（肺炎链球菌，流感嗜血杆菌，葡萄球菌等），支原体、衣原体、真菌，非感染性等 2. 高热、咳嗽、呼吸急促 3. 呼吸困难及肺部啰音，行血常规，C 反应蛋白，胸部 X 线检查 4. 对症支持治疗、抗生素、抗病毒治疗

表 4-6　常见及其他慢性咳嗽

呼吸道感染后咳嗽	咳嗽变应性哮喘	上气道咳嗽综合征	胃食管反流性咳嗽
1. 近期呼吸道感染史，夜间清晨咳嗽为主，刺激性干咳，可伴喘息发作，多持续 3~8 周，通常为自限性 2. 胸片无异常或双肺纹理增多，肺通气功能正常或一过性气道高反应性，不推荐检测 3. 除外其他慢性咳嗽原因，≥8 周者应考虑其他诊断 4. 对症支持治疗	1. 学龄前和学龄期儿童慢性咳嗽常见原因 2. 夜间凌晨干咳为主，运动或遇冷空气后咳嗽加重，无感染征象，抗生素治疗无效，有过敏性疾病史或家族史，过敏原检测阳性，支气管舒张剂诊断性治疗咳嗽症状明显缓解 3. 初诊不推荐检测，肺通气功能早期正常，长期可能下降，支气管激发试验提示气道高反应性 4. 对症支持，急性平喘，无过敏性鼻炎初诊不推荐抗过敏，不推荐祛痰药、止咳药	1. 鼻炎、鼻窦炎、慢性咽炎、腭扁桃体和 / 或增殖体肥大、鼻息肉等，分泌物直接刺激鼻咽部，反流刺激咽喉，鼻咽喉部神经感觉敏感度增加 2. 晨起咳嗽或体位变化咳嗽加重，伴鼻塞、流涕、咽干、咽异物感、反复清咽部 3. 咽后壁滤泡明显增生，可见鹅卵石样改变，黏液或脓性分泌物附着。鼻咽喉镜或头颈侧位片可助诊断，无并发症者不推荐鼻窦 CT/MRI 4. 对症支持：化脓性鼻窦炎，抗生素；过敏性鼻炎，抗过敏；无过敏性鼻炎者初诊不推荐抗过敏；不推荐糖皮质激素，黏液促排剂，或鼻用减充血剂	1. 阵发性咳嗽，多发在夜间，咳嗽可在进食后加剧 2. 初诊不推荐检测，24 小时食管下端 pH 值监测是诊断金标准 3. 竖抱拍嗝；抬高床头、半卧半坐位、少食多餐、抗反流奶粉、配方奶加麦片 5~10 克 / 30ml 奶，对症效差首选 H_2 受体拮抗剂西咪替丁、雷尼替丁，效差选质子泵类药。美国不推荐促胃动力药多潘立酮

【治疗】

处理及治疗计划(plan P)包括治疗、随访、转诊时机、病患教育。

1. 关注急重症表现　烦躁不安或精神萎靡、高热、气促、呼吸窘迫、三凹征、喘鸣、哮喘、紧急转诊急诊室或专科医师。

2. 基层门诊咳嗽药物治疗原则　针对特异病因。

(1)抗生素:对细菌感染,对病毒感染无效。

(2)抗病毒药:只推荐用于流感病毒。

(3)抗过敏:避免接触过敏原、抗组胺药、白三烯受体拮抗剂、鼻用糖皮质激素。

(4)急性平喘:短效 β_2 受体激动剂、糖皮质激素喷雾、异丙托溴铵喷雾。

(5)控制反复哮喘发作:糖皮质激素喷雾或加吸入长效 β_2 受体激动剂、白三烯受体拮抗剂、抗过敏治疗、胃食管反流治疗。

(6)胃食管反流:对症治疗、H_2 受体拮抗剂治疗,疗效差者选质子泵类药物治疗。

(7)麻黄碱等滴鼻剂:不推荐。

(8)复方类感冒药:不推荐。

(9)干扰素:不推荐。

(10)化痰药:没有明确获益,甚至存在潜在不良反应,不建议使用。

(11)镇咳药:≤4 岁儿童不推荐,4~6 岁遵医嘱,>6 岁可按照包装上的说明服用止咳锭剂。

【家庭教育】

1. 家庭护理

(1)监查:体温、呼吸、面色、进食、睡眠、观察用药和疗效。

(2)休息与饮食:充分休息、补充水分、温热流食。

(3)发热:对乙酰氨基酚、布洛芬,禁用阿司匹林和退热针。

(4)鼻塞:盐水鼻腔清洗,9g 盐加 1 000ml 水煮开冷却(0.9% 盐水),每侧鼻孔滴 4~5 滴,然后用橡皮吸器吸出,睡前或饭前使用,2~3 次 /d。

(5)咳嗽:抬高床头、半卧半坐位、冷雾加湿器(加冷开水)湿冷雾化;>1 岁者服用稀释蜂蜜水可略缓解咳嗽;≥6 岁可用止咳糖。

(6)室内:通风,防止潮湿生霉,注意温度和湿度。

(7)避免接触刺激物:如吸入二手烟、厨房油烟、放烟火、烧香等。

(8)避免接触诱导过敏的物品:毛绒床上用品、毛绒玩具、动物、植物等。

2. 诊所就诊或转诊医院或专科医师指征

(1)烦躁不安或萎靡、食欲差。

(2)咳嗽加重晚上难以入睡;持续咳嗽不好转;呼吸急促困难,伴有胸闷胸痛或者痰中带血。

(3)咳嗽伴高热(39℃)2~3 天不退或者低热 3~5 天不退,或热退后 24 小时再次发热,<4 月龄婴儿咳嗽伴发热。

(4)发热伴皮疹。

(5)婴幼儿呛咳,疑异物吸入。

(6)鼻塞流涕2周仍不见好转。

(7)持续呕吐腹泻。

(8)明显头痛、抽搐或颈部僵硬。

3. 预防呼吸道疾病

(1)增强体质,减少被动吸烟,室内通风。

(2)积极防治营养不良、贫血和佝偻病等。

(3)注意勤洗手,避免交叉感染。

(4)按规定接种疫苗。

(5)注重个人过去和家族的过敏史,如湿疹、鼻痒流涕、眼痒流泪水、咽喉痒、哮喘等。观察咳嗽喘息的季节性。

【基层儿科带教复习题】

单选题

1. 儿童常见慢性咳嗽的原因不包括(　　)。

A. 呼吸道感染后咳嗽

B. 咳嗽变异性哮喘

C. 上气道咳嗽综合征

D. 胃食管反流性咳嗽

E. 药物诱发性咳嗽

2. 慢性咳嗽的定义为(　　)。

A. 咳嗽病程在1周以内

B. 咳嗽病程在2周以内

C. 咳嗽病程在2~4周

D. 咳嗽病程超过4周

E. 咳嗽病程超过6周

3. 6月龄男婴儿,鼻塞、喷嚏和流涕3天,开始阵咳和喘息,呼吸浅快、肺部哮鸣音、中细湿啰音。最可能的诊断为(　　)。

　A. 急性上呼吸道感染　　　　　　　B. 毛细支气管炎

　C. 喘息性支气管炎　　　　　　　　D. 支气管哮喘

　E. 肺炎

4. 12月龄患儿,鼻塞、流涕4天,咳嗽、低热2天,最高温38.6℃,无呼吸困难,无喘息,夜间能入睡,无呕吐、腹泻,无皮疹。精神尚可,奶量轻度减少约1/5,尿量正常。足月儿,既往健康,疫苗按期接种。目前最可能的诊断为(　　)。

　A. 呼吸道病毒性感染(感冒)　　　　B. 支气管哮喘

　C. 病毒性毛细支气管炎　　　　　　D. 喘息性支气管炎

　E. 肺炎

5. 9月龄患儿,咳嗽、鼻塞、流涕3天,发热3天,昨日早晨38.6℃,今日早晨38.0℃,昨晚呼吸急促,有喘息。精神状态无改变,奶量稍减,尿量如常。足月儿,既往健康,疫苗按期接种,无过敏性和呼吸系统疾病。目前最可能的诊断为( )。

    A. 上呼吸道病毒性感染(感冒)   B. 支气管哮喘

    C. 病毒性毛细支气管炎   D. 喘息性支气管炎

    E. 肺炎

6. 18月龄女孩,鼻塞、咳嗽4周,鼻塞明显好转。日间及夜间均有轻干咳。无发热及其他症状。活动进食睡眠没改变。生长发育良好。既往无湿疹史。足月儿,疫苗按期接种。生命体征体格检查未发现异常。目前最可能的诊断为( )。

    A. 呼吸道感染后咳嗽

    B. 咳嗽变异性哮喘

    C. 上气道咳嗽综合征

    D. 胃食管反流性咳嗽

    E. 过敏性(变应性)咳嗽

(李 莎 刘晓坤 石应珊)

【参考文献】

1. 中华医学会儿科学分会呼吸学组慢性咳嗽协作组,《中华儿科杂志》编辑委员会. 中国儿童慢性咳嗽诊断与治疗指南. 中华儿科杂志, 2014, 52 (3): 184-188.

2. 王卫平, 孙锟, 常立文. 儿科学. 9版. 北京: 人民卫生出版社, 2019: 238-253.

3. MICHAUDET C, MALATY J. Chronic Cough: Evaluation and Management. Am Fam Physician. 2017, 96 (9): 575-580.

4. CHANG AB, OPPENHEIMER JJ, WEINBERGER M. Etiologies of chronic cough in pediatric cohorts: chest guideline and expert panel report. Chest, 2017, 152 (3): 607-617.

5. CHANG AB, OPPENHEIMER JJ, RUBIN BK, et al. Chronic cough related to acute viral bronchiolitis in children: chest expert panel report. Chest, 2018, 154 (2): 378-382.

第四节 咽 痛

【基层临床实践要点】

    1. 儿科咽痛相关疾病病史及检查步骤。

    2. 伴咽痛的儿科急重疾病及临床特征。

    3. 疱疹性咽峡炎的临床特征及诊疗。

    4. 链球菌性咽扁桃体炎特征及诊疗。

    5. 诱发咽痛症状儿科常见疾病的鉴别诊断。

    6. 伴咽痛常见儿科口腔疾病的鉴别诊断。

    7. 基层儿科咽痛的治疗原则。

【概述】

咽痛是指位于咽部或周围解剖结构的疼痛性感觉。由感染性或非感染性因素引起的咽痛症状多为咽部及周围组织病变所致,偶尔是牙脓肿、颈淋巴结炎、食管炎等非咽喉病变导致的牵涉痛,也可以是全身疾病的咽部症状。不同年龄的咽痛有其疾病特点。临床对咽痛的严重疾病,如会厌炎、咽后脓肿等需要进行紧急处理。

【病因与发病机制】

1. 咽痛的病因随年龄不同而异(表 4-7)

表 4-7 各年龄咽痛的常见病因

病因	病毒性咽炎	细菌性咽炎	其他感染	创伤	其他因素
婴幼儿	呼吸道病毒 疱疹性咽峡炎 (肠道病毒)	A 族链球菌、嗜血杆菌、莫拉氏菌、葡萄球菌、坏死性梭杆菌 厌氧菌	咽后咽侧脓肿 会厌炎	异物 化学刺激	过敏 胃食管返流 川崎病 Steven Johnson 综合征 PFAPA 综合征*
儿童及青少年	呼吸道病毒 传染性单核细胞增多症 疱疹性咽峡炎 (肠道病毒) 单纯疱疹病毒	A 族链球菌、嗜血杆菌、莫拉氏菌、坏死性梭杆菌 厌氧菌	扁桃体周围脓肿 咽后咽侧脓肿 会厌炎	异物 化学刺激	过敏 胃食管返流 牵涉痛 精神性咽炎 川崎病 Steven Johnson 综合征 PFAPA 综合征*

*PFAPA 综合征:周期性发热伴阿弗他口炎、咽炎和腺炎(periodic fever with aphthous stomatitis, pharyngitis and adenitis, PFAPA)

2. 咽痛的原发疾病病因随季节而异

(1)冬季:病毒多见。

(2)春季:A 族链球菌感染多见。

(3)夏季:疱疹性咽峡炎及手足口病多见。

(4)春秋季:需注意变应性鼻炎导致的鼻后滴漏引起的咽喉不适。

(5)在开空调或暖气的季节:居室空气干燥可引起咽喉不适。

【临床特点】

1. 病史 以下因素有助于咽痛病因的诊断。

(1)年龄、性别、主诉。

(2)现病史:起病及病程,加重或缓解,病症特征。

1)急重症,咽痛和呼吸窘迫:咽痛伴呼吸窘迫提示咽部及附近的病变造成了梗阻。包括会厌炎、咽后脓肿及咽外侧脓肿、扁桃体周围脓肿、传染性单核细胞增多症的巨大扁桃体肿、白喉等。

2）突然发作：会厌炎发作特别突然。

3）反复发作：咽炎频繁发作可能有 A 族链球菌感染或 PFAPA。

4）伴随症状：

①发热：发热提示感染性疾病，也可能是免疫炎症性疾病。

②疲乏：特别是长时间疲劳，是传染性单核细胞增多症的特征。

③吞咽痛、吞咽困难：进食进水可判断咽痛的严重性。

④其他：鼻塞、鼻溢、咳嗽、喘息、气短、耳痛、头痛、眩晕、声音变化等。

5）诱因及病因：气候、感冒、日托及上学病患接触、可疑异物摄入史；环境暴露，如被动吸烟、环境污染、宠物等等。

6）过敏、用药及疗效。

（3）相应的个人史、既往史、家族史及遗传史。

（4）相应的儿科特有的病史：生长史、发育史、疫苗接种史等。

2. 体格检查

（1）识别危急重症。①一般情况：嗜睡、烦躁等；②生命体征异常；③气道阻塞：喘鸣、流涎或呼吸窘迫提示会厌炎、咽后脓肿、咽喉炎等。

（2）皮肤黏膜。

（3）头颈表浅淋巴结。

（4）胸、心、肺、腹、肝、脾、肾及其他系统。

（5）五官：重点是咽部。

1）感染性咽炎：轻则黏膜轻微充血，重者呈牛肉样红斑伴渗出和水肿。出现于大多数咽痛患者，为病毒性或细菌性感染。

2）咽后部水疱提示疱疹性咽峡炎或伴发四肢红疹提示手足口病，考虑肠道病毒引起的病毒性咽炎。

3）扁桃体弓前部颊黏膜水疱提示疱疹性口炎及口龈炎，或某种炎症性疾病。

4）链球菌性咽炎呈现渗出性咽炎、腭部瘀点和颈前淋巴结肿大。

5）扁桃体显著不对称可能源于扁桃体周围蜂窝织炎；扁桃体肿大超过中线使悬雍垂偏侧，提示扁桃体周围脓肿。

6）咽炎伴颈部淋巴结肿大、脾肿大、少数合并肝肿大，提示传染性单核细胞增多症。

7）特别厚的渗出物（白喉膜），同时出现颈部淋巴结的巨型增大（公牛颈），提示白喉。

8）少数患儿咽部黏膜的皱襞中检查出鱼刺等异物。

9）持续发热，口腔黏膜泛发性炎症，提示川崎病。

10）口腔：牙龈红、肿、痛伴咽痛，提示牙龈脓肿，口腔溃疡。

11）中耳疼痛、口咽牵扯痛，提示鼓膜炎症。

12）鼻 - 鼻窦炎。

3. 实验室检查和 / 或影像学检查　根据病史和症状按需选择相关的检查和化验。

（1）血常规及 C 反应蛋白：EB 病毒感染可见异型淋巴细胞增高，可疑单核细胞增多症。

（2）病原学检测：抗原、IgM 抗体、嗜异性抗体、咽拭子及培养链球菌。

(3)其他检查:胸部 X 线检查。可疑异物、疑似咽旁脓肿、咽后脓肿、扁桃体周围脓肿时,可酌情选择 CT 检查或超声检查。

【诊断与鉴别诊断】

临床评估首先判断是否为咽痛的急症病例,如会厌炎、咽后脓肿、扁桃体周围脓肿等,具有致命性危险,需要紧急处理。根据年龄及临床特征,咽痛伴高热、喘鸣、流涎、吞咽困难及呼吸窘迫、精神衰弱、颈淋巴结明显肿大等,迅速做出判断并采取相应措施。

1. 急重疾病

(1)会咽炎:突发高热、严重咽痛、吞咽痛、快速进展的吞咽困难、流涎和呼吸窘迫。

(2)咽后脓肿:通常发生在<4 岁的儿童,咽痛、颈痛、发热、发音障碍、严重伴吞咽困难、呼吸窘迫、牙关紧闭、颈部肿胀、肿块或淋巴结肿大。

(3)咽外侧脓肿:高热、牙关紧闭、下颌下肿胀、扁桃体周脓肿。

(4)扁桃体周围脓肿:发热、咽痛,脓肿在软腭的后方隆起,使悬雍垂偏向对侧,轻触有波动感。

(5)传染性单核细胞增多症:发热、咽痛、扁桃体肿大、淋巴结肿大、乏力和异型淋巴细胞增多。扁桃体肿大严重可至气道阻塞。

(6)白喉:咽部伪膜及显著颈淋巴结肿大。

(7)Lemierre 综合征:又称化脓性血栓性颈静脉炎或咽峡后脓毒症。由坏死梭杆菌或混合厌氧菌群引起,与颈静脉血栓性静脉炎和脓毒性栓子的感染播散有关。颈痛、重度咽炎及呼吸窘迫。

2. 常见疾病

(1)病毒性咽炎:是咽痛最常见的原因,病原体通常是呼吸道病毒。

(2)咽结合膜热:腺病毒所致,良性滤泡性结膜炎,伴发热、咽炎、颈淋巴结炎。病程长可合并细菌感染。

(3)疱疹性咽峡炎:常见婴幼儿,随年龄增长而降低。高热、咽痛、吞咽困难和厌食。

(4)单纯疱疹病毒性口炎:发热、咽痛、咽部及口腔黏膜任何部位出现水疱病变,进食吞咽困难。

(5)链球菌性咽炎:A 族链球菌引起,常导致化脓性病变,高热、渗出性及化脓性扁桃体咽炎、腭部淤点、颈部淋巴结肿大。

(6)喉炎:喉紧邻声带,表现为声音嘶哑、疼痛不严重,有感冒症状,病毒性感染引起,不需治疗。

(7)白念珠菌致鹅口疮:多见婴儿早期患病,或者是先天性或获得性免疫缺陷者可患真菌感染。口腔黏膜白色乳凝点或斑块,不易擦去,严重致疼痛及进食、吞咽困难。

3. 咽痛常见疾病的鉴别诊断(表 4-8)

4. 咽痛常见口炎的鉴别诊断(表 4-9)

5. 其他疾病

(1)川崎病:典型症状有发热,球结膜充血,咽口腔黏膜弥漫充血及草莓舌,皮肤多形皮疹,手足硬性水肿,颈淋巴结肿大等。

表 4-8　咽痛常见疾病的鉴别诊断

疱疹性咽峡炎	链球菌性咽扁桃体炎	传染性单核细胞增多症
肠道病毒感染（Enterovirus） 主要病原是柯萨奇病毒 A 型 潜伏期为 3~5 天 1~6 岁儿童发病多见 临床表现 1. 急性起病、发热、咽痛、流涎、厌食、咽峡部疱疹、少数可并发高热惊厥、脑炎等 2. 初起咽部充血，灰白色疱疹，多见于咽腭弓、软腭、悬雍垂及扁桃体上，1~2 天后破溃形成小溃疡 3. 多在 1 周左右自愈，预后良好 诊断 1. 通常采用临床诊断 2. 部分做血常规 3. 病原学确诊：咽拭子、粪便、血液等 4. 肠道病毒特异性核酸检查 急性期血清肠道病毒 IgM 抗体 治疗 1. 对症支持 2. 无特效抗肠道病毒药物 3. 重症者转诊	A 族链球菌 多见>3 岁儿童，尤其是 5~15 岁 临床表现 1. 秋末、冬季、早春 2. 急性起病，常有高热。年长儿可有头痛、恶心、呕吐、乏力，剧烈咽痛为主要症状 3. 咽喉部红斑、红肿、渗出，腭扁桃体肿大、下颌和 / 或颈前淋巴结常肿大伴压痛。偶尔有猩红热样皮疹 诊断 1. 咽拭子培养阳性率 85% 2. 血常规及 C 反应蛋白 治疗 1. 目标为缓解症状，缩短病程。预防并发症和免疫后遗症，尤其是急性风湿热，防止传播 2. 对症支持 3. β 内酰胺类抗生素为首选药，疗程至少 10 天，发病后 9 天内治疗可以预防风湿性心脏病 4. 疗效差或重症者转诊	EB 病毒 多见儿童和青少年 临床表现 1. 潜伏期 5~15 天，起病急缓不一 2. 多发热、咽痛、疲倦感明显 3. 淋巴结和肝脾肿大，约50%~60% 患儿有脾肿大，部分患儿躯干出现多形性皮疹 4. 病程 2~3 周 诊断 1. 根据临床特征，血常规白细胞分类，淋巴细胞增高，异型淋巴细胞>10%，嗜异性抗体阳性。 2. 病程长或临床表现不典型，需做 EBV 特异性抗体或 EBV-DNA 检测 治疗 1. 对症支持。脾大者 2~3 周内避免接触腹部的运动，防止脾破裂 2. 不推荐使用抗病毒药 3. 口服激素缓解呼吸道阻塞（扁桃体极度肿大） 4. 重症者转诊

表 4-9　咽痛常见口炎的鉴别诊断

疱疹性口炎（疱疹性龈口炎）	口疮性溃疡	溃疡性口腔炎
单纯疱疹病毒 I 型（HSV-1）感染 1. 传染性强，飞沫传播，全年散发 2. 婴幼儿多见，病程约 1~2 周 3. 急性口腔黏膜感染口痛、流涎、拒食、哭闹；严重时并发脱水征 4. 中高度发热和局部淋巴结肿大，疱疹常于齿龈和颊黏膜，可累及硬腭和咽部；唇周皮肤小水疱，溃破形成浅表溃疡 治疗 1. 对症支持 2. 病情较重，可口服阿昔洛韦（acyclovir） 3. 重症转诊	1. 多发于 10~19 岁儿童 2. 口腔单个 / 几个类圆形灰色浅表溃疡，痛感明显 3. 一般无发热，无其他症状体征 治疗 对症支持	多由革兰氏阳性球菌引起 1. 健康孩子少见，常见于营养不良、免疫力低下婴幼儿 2. 发热、烦躁、食欲减退、口痛拒食 3. 疾病初期口腔黏膜广泛充血、水肿、黏液增多，继之表现为大小不等、界限清楚的糜烂，可融合成大片并有纤维素渗出，形成灰白色或浅黄色伪膜，局部淋巴结常肿大 4. 取假膜作涂片或培养可发现病菌；周围血白细胞，中性粒细胞增多，C 反应蛋白升高 治疗 1. 对症支持治疗 2. 抗生素治疗 3. 重症者转诊

（2）周期性发热伴阿弗他口炎，咽炎和淋巴结炎（PFAPA）：病因未明，主要在学龄儿童发作，约 4 周发作一次。疾病平均持续时间为 4~8 年。

（3）Stevens Johnson 综合征：严重的全身皮肤病变。特征为全身黏膜（咽部、结膜等），皮肤出现水疱和溃疡性病变。

（4）物理化学因素：咽部干燥可刺激黏膜致刺激性咽炎引起咽痛；摄入某些化学品，如百草枯和各种碱，引起咽部黏膜化学性损伤。

（5）异物：异物卡在咽部引起疼痛。

（6）牵涉痛：由咽外结构炎症引起的"咽部疼痛"，如牙龈脓肿、颈淋巴结炎、中耳炎。

（7）精神性咽炎：经详细严格的病史、体征及咽部化验检查，排除有器质性病变原因的"咽痛"。

（8）其他咽痛的常见疾病：喉炎、牙周脓肿。

【治疗】

1. 基层儿科咽痛的治疗原则

（1）疼痛控制：建议口服布洛芬或对乙酰氨基酚。

（2）病毒原因：支持治疗。

（3）细菌感染：抗生素治疗。

（4）上呼吸道阻塞的气道管理：类固醇激素，气管插管或切开。

（5）腺扁桃体切除术治疗复发性扁桃体炎。

2. 咽痛常见疾病症状的特定治疗 见本节"鉴别诊断"部分。

3. 遵医嘱退热止痛药物治疗 对乙酰氨基酚或布洛芬。疼痛加重或持续超过 3 日无改善者应复诊。

4. 转诊原则

（1）危急重症，紧急转诊急诊室或专科医师。

（2）感染性疾病初次治疗效果差或加重。

（3）诊断不明。

（4）其他系统：牙源性，转诊口腔科。

（5）继发疾病、并发症及后遗症。

【家庭教育】

1. 家庭对症支持疗法

（1）充分休息。

（2）足量饮水，吃流质软食，避免粗糙酸性或刺激性食品，啜饮冷饮或暖饮，避免酸性食物和饮料。

（3）建议冰奶、冰酸奶、冰激凌、吮吸硬糖等；较少刺激，容易被孩子接受，提供水分和营养。

（4）用温热的盐水漱口。

（5）避免吸烟（包括二手烟）和其他呼吸道刺激物。

2. 需紧急就医

（1）咽痛伴体温 39℃ 或以上。

（2）精神差、不思进食、饮水等。

（3）哭闹、烦躁。

（4）呼吸急促或呼吸困难。

（5）流涎明显增多伴吞咽困难。

（6）声音嘶哑或发音奇怪。

（7）颈部僵硬或肿胀。

（8）耳痛、皮疹、恶心、呕吐。

（9）扁桃体肿大或化脓。

（10）严重头痛。

（11）关节发红或压痛，或活动异常。

（12）尿液颜色变深，如茶色尿。

3. 咽炎的预防

（1）勤洗手和避免接触呼吸道分泌物，通风，避免交叉感染。

（2）非感染性疾病的发作注意避免诱因。

（3）按期做预防接种。

【基层儿科带教复习题】

单选题

1. 冬季咽痛最常见的疾病（　　）。

A. 病毒感染 　　　　　　　　　　B. A 族链球菌感染

C. 疱疹性咽峡炎 　　　　　　　　D. 手足口病

E. 变应性鼻炎

2. 以下咽痛急重症的描述正确的是（　　）。

A. 咽痛伴体温 39℃或以上 　　　　B. 流涎明显增多、伴吞咽困难

C. 颈部僵硬或肿胀，严重头痛 　　　D. 尿液颜色变深，如茶色尿

E. ABCD

3. 咽喉部红肿、扁桃体肿大、下颌淋巴结肿大伴压痛提示以下病症（　　）。

A. 疱疹性咽峡炎 　　　　　　　　B. 链球菌性咽扁桃体炎

C. 传染性单核细胞增多症 　　　　D. 扁桃体周围蜂窝织炎

E. 扁桃体周围脓肿

4. 20 月龄，高热 2 天。咽痛、流涎、厌食、易哭闹、流涕、鼻塞、轻度咳嗽、无皮疹，既往健康，疫苗按期接种。查体易哭，咽部充血发红，咽峡疱疹。提示以下病症（　　）。

A. 病毒性咽炎

B. 疱疹性咽峡炎

C. 链球菌性咽扁桃体炎

D. 单纯疱疹病毒性口炎

E. 传染性单核细胞增多症

5. 18 月龄，发热、口痛流涎、拒食、哭闹；齿龈疱疹、溃疡、颌下淋巴结肿大，唇周皮肤水疱及溃疡。提示以下病症（　　）。

A. 口疮性溃疡

B. 疱疹性咽峡炎

C. 疱疹性病毒龈口炎

D. 链球菌性咽扁桃体炎

E. 传染性单核细胞增多症

6. 12 岁,发热、咽痛、疲倦感明显,躯干少许红疹,下颌和颈部淋巴结肿大,肝脾肿大,血常规白细胞分类淋巴细胞增高,异型淋巴细胞 15%,提示(　　)。

A. 扁桃体周围蜂窝织炎

B. 疱疹性咽峡炎

C. 疱疹性(龈)口炎

D. 链球菌性咽扁桃体炎

E. 传染性单核细胞增多症

（李 莎 刘晓坤 石应珊）

【参考文献】

1. 中华医学会儿科学分会感染学组,国家感染性疾病医疗质量控制中心.疱疹性咽峡炎诊断及治疗专家共识.中华儿科杂志,2019,57 (3): 177-180.

2. 中国医师协会儿科医师分会儿童耳鼻咽喉专业委员会.儿童急性扁桃体炎诊疗 - 临床实践指南.中国实用儿科杂志,2017, 32 (3): 161-163.

3. 中华人民共和国国家卫生健康委员会.手足口病诊疗指南.2018.

4. TEITELBAUM JE, DEANTONIS KO, KAHAN S. Pediatric signs & symptoms in a page. Philadelphia: LIPPINCOTT WILLIAMS & WILKINS, 2007: 58.

5. BATHALA S, ECCLES R. A review on the mechanism of sore throat in tonsillitis. J Laryngol Otol, 2013, 127 (3): 227-232.

6. KALRA MG, HIGGINS KE, PEREZ ED. Common Questions About Streptococcal Pharyngitis. Am Fam Physician, 2016, 94 (1): 24-31.

7. Mitchell RB, Archer SM, Ishman SL, et al. Clinical Practice Guideline: Tonsillectomy in Children (Update)- Executive Summary. Otolaryngol Head Neck Surg, 2019, 160 (2): 187-205.

第五节 耳 痛

【基层临床实践要点】

1. 儿童急性中耳炎(AOM)的诊断及常见临床表现。
2. 儿童急性中耳炎的首选抗生素和疗程。
3. 分泌性中耳炎(OME)的定义和常见临床表现。
4. 儿童分泌性中耳炎的治疗原则和首选治疗。
5. 外耳道炎的治疗原则。

【概述】

耳痛是儿科常见症状,多为耳部疾病的就诊原因,儿科常见于急性中耳炎(acute otitis media,AOM)、外耳道炎(external dermatitis ED)和分泌性中耳炎(otitis media with effusion, OME)三种疾病。儿科耳痛由耳部感染扩散至毗邻解剖结构,如乳突炎、脑膜炎、恶性外耳炎及静脉窦血栓形成导致严重疾病。头部创伤后的颅底骨折或硬膜外血肿也可有耳痛表现。

【分类】

与儿科耳痛相关疾病的分类:儿科耳痛的鉴别与原发疾病的解剖部位有关(表4-10)。耳痛多为原发性,疼痛来源于耳部本身;少为继发性,疼痛多源于毗邻解剖结构,引起耳的牵涉痛。

表4-10　与儿科耳痛相关疾病的解剖分类

耳郭	耳道	中耳和内耳	继发性耳痛
1. 擦伤、撕裂伤、挫伤、耳郭血肿 2. 蜂窝组织炎、软骨膜炎、耳带状疱疹 3. 局部过敏反应、接触性皮炎、湿疹 4. 晒伤冻疮	1. 外耳道炎 2. 疖 3. 接触性皮炎 4. 耵聍栓塞 5. 异物 6. 肿瘤	1. 急性中耳炎、分泌性中耳炎 2. 中耳炎并发症:鼓膜自发性破裂、乳突炎、面神经麻痹、内耳感染 3. 钝器或穿透性创伤、鼓膜穿孔、内耳创伤、颅底骨折 4. 胆脂瘤、恶性肿瘤	1. 口咽部感染、鼻窦炎、上颌窦炎、耳淋巴结炎、腮腺炎、颞下颌关节炎 2. 面神经麻痹 3. 颈椎损伤 疼痛由支配耳郭或外耳道的神经引起,包括 C_2、C_3 和脑神经 V、Ⅶ、Ⅸ 和 Ⅹ

【临床特点】

1. 病史

(1)年龄、性别、主诉。

(2)耳痛的现病史

1)起病及病程,加重或缓解。

2)病症特征:耳痛的程度,咀嚼或吞咽时伴有疼痛;耳脓性分泌物。

3)伴随症状:发热、鼻塞、鼻溢、咳嗽、喘息、头痛、眩晕、听力下降、声音变化等。

4)诱因及病因:气候、感冒、与患者接触;环境暴露,如游泳、被动吸烟、环境污染;耳部手术或耳外伤,如气压伤、钝器或穿透性创伤的时间和机制。

5)过敏、用药及疗效。

(3)相应的个人史、既往史、家族史及遗传史。

(4)相应的儿科特有的病史:生长史、发育史、疫苗接种史等。

2. 体格检查与辅助检查

(1)体格检查

1)识别危急重症:一般情况:嗜睡、烦躁等;生命体征异常;耳外伤或重症的耳征。

2)皮肤及黏膜:皮疹、外耳、乳突区变色肿痛、腮腺区、乳突及上颌、前颌颞区肿痛。

3）五官：耳鼻喉科建议耳内镜检查。

A. 外耳道：红、肿、痛、分泌物、异物。

B. 鼓膜：膨隆、内陷、充血、增厚、混浊、穿孔。

C. 鼻和鼻腔：鼻甲肿胀、分泌物。

D. 口腔和咽：口腔黏膜、牙龈、牙齿、扁桃体、咽喉、颞下颌关节（TMJ）。

4）头颈：耳前或耳后淋巴结。

5）面神经功能：前庭功能和眼球震颤。

6）胸、心、肺、腹及其他系统。

3. 实验室检测和 / 或影像学检查：根据病史和症状，如需要选与耳病有关的检查和化验。

（1）血常规、C 反应蛋白、血沉。

（2）听力检测、声导抗测试。

（3）颞骨 CT 或 MRI 检查：疑有颅内和颅外并发症者，用于评估胆脂瘤、乳突炎、肿瘤的程度。

（4）耳道引流细菌或真菌培养。

（5）血液培养。

（6）腰穿脑脊液培养。

【诊断与鉴别诊断】

1. **首先判断有无耳部急重症**　明确是否需紧急转诊急诊室或专科医师。

（1）撕裂伤、挫伤、耳郭血肿。

（2）钝器或穿透性创伤致鼓膜穿孔或内耳创伤。

（3）颅底骨折、颈椎损伤。

2. **鉴别诊断**

（1）三种常见的耳部疾病（表 4-11）

（2）其他儿科耳痛的原因（见表 4-11）

【治疗】

1. **基层儿科耳痛的治疗原则**

（1）耳部异常，治疗原发耳病。

（2）耳部正常，筛查及治疗继发耳病如源于 TMJ、口腔、鼻窦、腮腺、颈部、面神经。

（3）耳痛控制：建议口服布洛芬或对乙酰氨基酚。

（4）感染性疾病。

1）抗生素滴耳剂：外耳道炎、中耳炎伴穿孔或鼓室造口术后患者。

2）口服抗生素：中耳炎、细菌性咽炎或鼻窦炎、脓肿。

2. **转诊原则**

（1）耳部危急重症，紧急转诊急诊室或专科医师。

1）耳外伤：撕裂或挫伤、耳郭血肿；钝器或穿透性伤致鼓膜穿孔或内耳创伤；颅底骨折、颈椎损伤。

表 4-11　三种常见的耳部疾病

急性中耳炎（AOM）	分泌性中耳炎（OME）	外耳道炎
1. 发生率　发病率在儿童中约为 4%，常见于 1~2 岁儿童，冬春季节是高发期，常继发于普通感冒	1. 发生率 （1）常发生于 AOM 急性症状缓解后持续数周至数月。OME 持续 3 个月及以上可发展为慢性 OME （2）约 90% 的儿童在学龄前发生过 OME	1. 定义　也称为外耳炎或游泳者耳病。发生率 0~4 岁儿童 7%，5~9 岁儿童 19%，10~14 岁 16%，16~19 岁 9%，夏季更常见
2. 病原体　主要有细菌和病毒，最常见的致病菌为肺炎球菌（约占 70%），未分型流感嗜血杆菌（约占 20%）、卡他莫拉菌、金黄色葡萄球菌等	（3）常见于 6 个月~4 岁儿童。1 岁之内 50% 的儿童发生过 OME，2 岁时超过 60% （4）多数 OME 在 3 个月内自行消失，25%OME 持续 >3 个月，5%~10% 持续 ≥1 年 （5）30%~40% 儿童 OME 可复发	2. 病因　感染性、变应性和皮肤疾病都可引起外耳道炎，其中急性细菌感染是最常见的病因。最常见的致病微生物为铜绿假单胞菌
3. 分型　急性非化脓性中耳炎及急性化脓性中耳炎	2. 患 OME 的风险 （1）与 OME 无关的持久听力损失	（38%）、表皮葡萄球菌（9%）和金黄色葡萄球菌（8%）。
4. 临床表现　耳痛；鼻塞和咳嗽常先于耳痛几日出现；发热可有可无；可出现耳流脓和听力下降；年幼儿以非特异性症状为主，易激惹，晚上醒来哭，捂和拽耳朵	（2）可疑或已证实的言语或语言迟钝或疾病、发育迟缓、自闭症儿童 （3）综合征（如唐氏综合征）或颅面部畸形导致认知、言语、语言发育迟缓 （4）盲童或无法矫正的视力缺陷	3. 临床表现　耳痛、耳溢液、听力损失、耳郭及耳屏发红，按压耳屏、触摸或牵拉耳郭时出现疼痛
5. 并发症表现　眩晕、眼球震颤、耳鸣、耳周肿胀和面神经麻痹	（5）腭裂 3. 机制：中耳腔积液，不伴有急性感染的症状和体征。呼吸道感染后咽鼓管功能障碍，或继发于急性中耳炎的炎症反应	4. 耳内镜检查　外耳道水肿、耳溢液堵塞耳道、剧烈疼痛、耳周发红、淋巴结肿大
6. 耳内镜检查　鼓膜充血、失光泽、光锥变形、外凸、增厚、混浊，有时可见弧形液平线，鼓膜穿孔可见脓性分泌物	4. 临床表现：耳痛或耳不适感、耳胀满感、耳鸣或平衡障碍，可有轻度听力下降 5. 并发症和后遗症：听力损失、鼓室硬化或胆脂瘤等 6. 镜检 耳内镜检查：鼓膜浑浊，可能存在气泡或气液平面 鼓气耳镜检查：鼓膜活动度减低为 OME 的初步诊断方法	

2）一般情况：嗜睡、烦躁等；生命体征异常。

3）重症耳征：创伤、脓肿、乳突炎等。

（2）感染性疾病初次治疗效差或加重。

（3）诊断不明。

（4）继发疾病、并发症及后遗症：牙源性耳病、眼球震颤、面神经麻痹、听力损失、鼓室硬化或胆脂瘤等。

3. 急性中耳炎（AOM）的治疗

（1）耳痛控制：建议口服布洛芬或对乙酰氨基酚。

（2）AOM 的初始治疗有两种策略

1）立即给予抗生素治疗的指征：①<2 岁的患儿；②≥2 岁患儿出现持续耳痛 >48 小时，体温 ≥39℃，双侧 AOM 或伴耳漏；③任何年龄患儿出现中毒表现；④儿童有免疫缺陷或颅面异常。

2）初始观察：①平素健康 ≥2 岁患儿，症状轻微（轻度耳痛持续 <48 小时，体温 <39℃），单侧

AOM,无耳漏;②医生和家长及看护人沟通,理解临床观察的风险和益处,保证随访;③ AOM 的症状常在 72 小时内缓解,48~72 小时后症状和体征加重或无改善开始抗生素治疗。

(3)抗生素的选择

1)首选抗生素,剂量及疗程的决策因素

A. 常见致病菌(肺炎球菌,流感嗜血杆菌和卡他莫拉杆菌)及首选敏感药。

B. 耐药风险:治疗前 30 天内使用 β 内酰胺类药物治疗,合并化脓性结膜炎,复发性 AOM 史,失败性 AOM(抗生素治疗 48~72 小时后病情无改善)。

C. 疾病严重程度。

D. 药物过敏、副作用、毒性。

E. 药物可接受度(口味、质地、儿童服药习性、给药便利和费用)。

2)首选抗生素

A. 无耐药风险:建议口服阿莫西林,80~90mg/(kg·d),分两次给药,疗程 7~10 日。

B. 有耐药风险:建议口服阿莫西林-克拉维酸甲,其中阿莫西林 90mg/(kg·d),最大剂量 3g/d;克拉维酸钾 6.4mg(kg·d),分两次给药。

C. 在中国考虑青霉素需做过敏皮试,也建议阿奇霉素。中国用量:每次剂量 10mg/kg,每日 1 次,疗程 3~5 日,疗程总剂量不超过 1 500mg。美国用量:第 1 日单剂 10mg/(kg·d)口服(最大剂量 500mg/d),第 2~5 日,每日 1 次,每次剂量 5mg/kg(每次最大剂量 250mg/d)。

3)疗程:<2 岁、有鼓膜穿孔或耐药风险,症状严重,疗程为 10 日;≥2 岁、无以上因素,症状轻微,疗程为 5~7 日。

4)青霉素过敏

A. 轻度迟发型反应:常在治疗数日后出现,无 IgE 介导性反应的特征及严重的迟发性药物反应,建议以下药物,口服药物疗程均为 10 日。

- 头孢地尼口服 14mg/(kg·d),单次或分 2 次给药,最大剂量 600mg/d。
- 头孢泊肟口服 10mg/(kg·d),分 2 次给药,最大剂量 400mg/d。
- 头孢呋辛混悬液口服 30mg/(kg·d),分 2 次给药,最大剂量 1g/d。
- 头孢呋辛片口服 250mg,≥2 岁,每 12 时 1 次。
- 头孢曲松 50mg(kg·d),肌肉或静脉给药,最大剂量 1g/d,1~3 日。

B. 速发型反应或严重的迟发型反应:常在初次或最近一次给药后一小时内出现

- 阿奇霉素口服,用量如上。
- 克拉霉素口服 15mg/(kg·d),分 2 次给药,最大剂量 1g/d。
- 克林霉素口服 20-30mg/(kg·d),分 3 次给药,最大剂量 1.8g/d。

(4)局部治疗

1)1% 酚甘油滴耳剂用于急性非化脓性中耳炎的早期耳痛症状。

2)3% 过氧化氢清洗及非耳毒性抗菌药物滴耳剂针对化脓性中耳炎的耳流脓。

3)不推荐鼻腔局部用减充血剂及抗组胺药或鼻用激素。

(5)AOM 随访时间

1)<2 岁 8~12 周。

2)≥2 岁有语言听力问题,8~12 周。

3)≥2 岁无语言听力问题,下一次正常体检。

4. 分泌性中耳炎 / 浆液性中耳炎(OME)的治疗

(1)治疗目标:清除中耳积液,恢复正常听力,预防发作。

(2)治疗选择:观察、等待和鼓膜切开置通气管,取决于以下因素。

1)增加传导性听力损失对言语、语言或学习的影响。

2)听力损失的严重程度。

3)积液为单侧或双侧及持续时间。

(3)观察等待

1)OME 多在 3 个月内自行消失。无症状、无风险的 OME 儿童,从渗出或诊断时间开始计算,观察和等待 3 个月。观察和等待期间定期随诊,酌情对症处理。

2)自主充气可升高鼻内压开放咽鼓管。捏鼻闭口用力呼气,每侧鼻孔交替吹气,每日 1 至 2 次,持续数周至 3 个月。

(4)听力测试:OME 持续时间 ≥ 3 个月,或有风险的儿童推荐听力测试。听力下降的儿童应进行言语和语言评估。

(5)其他治疗

1)全身抗生素:对 OME 强烈不推荐。

2)鼻用或全身激素:对 OME 强烈不推荐,可能加速短期缓解,但尚未证实其能改善听力和功能状态。如伴变应性鼻炎,可以应用鼻用激素。

3)抗组胺药和 / 或减充血剂:对 OME 强烈不推荐。

(6)慢性 OME(OME>3 个月)的监测管理:无危险因素,不必干预。每隔 3~6 个月听力测试重新评估儿童听力,直到中耳积液消失。

(7)转诊耳鼻喉专科医师 / 外科治疗指征

1)病程持续 3 个月以上。

2)伴有高危因素,如腭裂、永久听力下降、言语发育迟缓或障碍、自闭症、与遗传有关的综合征、颅面发育异常等所引起的认知和言语表达障碍等。

3)观察期间较好耳的听力水平为 40dB 或更差。

4)反复发作的 OME 伴腺样体肥大。

5)发现鼓膜或中耳的结构异常。

5. 外耳道炎的治疗 外耳道炎的治疗主要采用缓解疼痛,清洁外耳道,治疗炎症和感染,非口服抗生素。

(1)缓解疼痛:推荐使用口服布洛芬或对乙酰氨基酚。

(2)清洁外耳道:如果鼓膜完整,耳镜下将 3% 的过氧化氢与水以 1:1 稀释并加热至体温灌洗耳道。鼓膜破裂或看不清者禁止此操作,转诊至耳鼻喉专科。

(3)治疗炎症

1)轻度外耳道炎:局部复方制剂,如醋酸氢化可的松。

2)中度外耳道炎:含抗生素和糖皮质激素的酸性局部复方制剂。抗生素应覆盖铜绿假单胞菌和金黄色葡萄球菌。环丙沙星 - 氢化可的松和新霉素 - 多黏菌素 B- 氢化可的松为一线药物。不能确认鼓膜完整性的患耳,应避免使用含氨基糖苷类抗生素的制剂。

3)重度外耳道炎:局部含抗生素和糖皮质激素的酸性局部复方制剂;存在深部组织感染给予口服抗生素。

4)局部用药疗程:初始 7 日,症状未缓解继续用药,总疗程 2 周。治疗 2 周失败转诊耳鼻喉专科。

【基层儿科带教复习题】

单选题

1. 耳痛的急重症有( )。

A. 耳撕裂伤、挫伤

B. 耳郭血肿

C. 钝器或穿透性创伤致鼓膜穿孔或内耳创伤

D. 颅底骨折、颈椎损伤

E. ABCD

2. 关于儿童急性中耳炎,以下叙述不正确的是( )。

A. 发病高峰期在 1~2 岁

B. 上呼吸道感染是发生 AOM 最常见诱因

C. AOM 最常见的致病菌为肺炎球菌

D. AOM 最重要的体征为鼓膜膨隆

E. <2 岁的患儿应暂缓给予抗生素,观察处理更妥当

3. 儿童急性中耳炎首选以下抗生素( )。

A. 阿莫西林和阿莫西林克拉维酸钾

B. 阿莫西林和阿奇霉素

C. 头孢地尼

D. 头孢呋辛

E. 头孢氨苄

4. 急性中耳炎治疗立即给予抗生素治疗的指征不包括( )。

A. <2 岁的患儿   B. ≥2 岁患儿出现中毒表现

C. 耳痛持续>48 小时   D. 体温 38℃

E. 双侧 AOM 或伴耳漏

5. 分泌性中耳炎(OME)的常见临床表现不包括( )。

A. 听力损失   B. 耳痛

C. 耳流脓   D. 耳胀满感

E. 平衡障碍

6. 儿童分泌性中耳炎的首选治疗是( )。

A. 鼓膜切开置通气管

B. 口服抗生素治疗

C. 口服糖皮质激素

D. 口服抗组胺药或减充血剂

E. 观察等待

（沙 彬 石应珊）

【参考文献】

1. 中国医师协会儿科医师分会儿童耳鼻咽喉专业委员会. 儿童急性中耳炎诊疗 - 临床实践指南 (2015 年). 中国实用儿科杂志 , 2016, 31 (2): 81-83.

2. Leung AKC, Wong AHC. Acute Otitis Media in Children. Recent Pat Inflamm Allergy Drug Discov. 2017, 11 (1): 32-40.

3. TEITELBAUM JE, DEANTONIS KO, KAHAN S. Pediatric signs & symptoms in a page. Philadelphia: LIPPINCOTT WILLIAMS&WILKINS, 2007: 52-54.

4. LIEBERTHAL AS, CARROLL AE, CHONMAITREE T, et al. The diagnosis and management of acute otitis media. Pediatrics, 2013, 131: e964.

5. RUOHOLA A, LAINE MK, TAHTINEN PA. Effect of antimicrobial treatment on the resolution of middle ear effusion after acute otitis media. J Pediatric Infect Dis Soc, 2018, 7: 64.

6. ROSENFELD RM, SHIN JJ, SCHWARTZ SR, et al. Clinical practice guideline: otitis media with effusion (Update). Otolaryngol Head Neck Surg, 2016, 154 (Supp1): S1-41.

7. ROSENFELD RM, SCHWARTZ SR, CANNON CR, et al. Clinical practice guideline: acute otitis externa. Otolaryngol Head Neck Surg, 2014, 150: S1.

8. UITTI JM, LAINE MK, TAHTINEN PA, et al. Symptoms and otoscopic signs in bilateral and unilateral acute otitis media. Pediatrics, 2013, 131: e398.

第六节　眼　疾　病

【基层临床实践要点】

1. 儿科眼症病史和急症症状。
2. 眼部检查步骤, 重要的警征。
3. 儿科常见眼睑疾病。
4. 睑腺炎及睑板腺囊肿的治疗措施。
5. 感染性急性结膜炎的诊疗。
6. 过敏性结膜炎的临床表现及治疗原则。

【概述】

儿童眼疾是儿科常见疾病。按解剖部位分类的儿科眼疾常见为眼发育异常与感染性疾病。

1. **眼睑**　眼睑炎症、眼睑位置与功能异常、眼睑肿瘤。
2. **泪道**　鼻泪管阻塞、急性泪囊炎、泪囊瘘管。
3. **结膜**　结膜炎、睫状充血。
4. **角膜**　感染性角膜炎、过敏性角膜炎、角膜大小和形状异常。

5. 晶体 晶体混浊、白瞳征。

6. 视力改变

【临床特点】

1. 病史 以下因素有助于病因的诊断。

(1)年龄、性别、主诉。

(2)眼部危急重症：眼部的危急重症是可能导致视力下降,需要紧急医疗护理的任何医疗状况。包括以下几种。

1)视力急速改变。

2)眼外伤及化学暴露,眼内异物。

3)细菌性角膜炎、眼球感染。

4)白内障、青光眼、视网膜脱离、球后血块等。

(3)起病及病程,加重或缓解。

(4)病症特征。

1)眼红、流泪、眼痛、眼激惹、眼痒、眼不适感。

2)视力改变、视野中闪光斑、漂浮物或复视。

3)伴随症状：发热、鼻塞、鼻溢、咳嗽、咽痛、耳痛、头痛、眩晕等。

(5)诱因及病因：暴露于刺激性气体、过敏、异物、创伤、眼科手术、气候改变、感冒、接触患者、接触宠物等。眼镜类型、使用时间、矫正视力情况以及维护。

(6)过敏、用药及疗效。

(7)既往个人史：近视、远视或斜视;高血压、糖尿病、青光眼等。

(8)家族史：视网膜母细胞瘤、色盲、白内障、青光眼、糖尿病等。

(9)相应的儿科病史

1)眼发育：对视、追随、眨眼等。

2)发育、生长、疫苗接种史等。

3)<6月龄婴儿相关个人发育史：早产、复苏、氧气应用史。

2. 体格检查

(1)识别眼部危急重征。

1)视力明显降低伴结膜充血及流泪。

2)突然视力丧失或变化伴视野中闪光斑或漂浮物。

3)角膜大小和形状异常。

4)晶体混浊、白瞳征。

(2)眼部检查：自然光线下用视诊和触诊检查。

1)眼球：大小、形状、运动、眼球震颤。

2)眼睑、眼眶：睑裂宽窄、上睑下垂、睑内外翻。

3)眼周皮肤：红、肿、热、痛、皮疹、结节、肿块、睑缘及睫毛异常。

4)泪腺泪道,泪囊区：红、肿、热、痛、压痛、肿块、分泌物自泪点溢出。

5)结膜：充血、水肿、滤泡、溃疡、乳头增生或肿块等。

6)巩膜：黄染、充血、结节。

7)前角膜：大小、透明度、表面光滑度、有无新生血管。

8)瞳孔：大小、形状、对光反射、瞳孔中有无白色区域。

9)前房水：混浊、积血积脓或异物等。

10)虹膜：颜色、纹理、有无新生血管等。

11)晶体：透明度。

12)视功能：视力、视野检查。屈光不正最多见，应尽早验光和配镜。

(3)一般情况及生命体征，皮肤及黏膜；头颈、五官、心、胸、肺、腹等。

3. 辅助检查 根据病史和症状基层大多不需要。

【诊断与鉴别诊断】

评估与诊断(assessment A)包括疾病诊断及鉴别诊断、症状、原因或原因待查，并发疾病等。儿科常见眼部疾病如下。

1. 眼部急症 需紧急转诊眼科专科医师(表 4-12)

表 4-12 眼部急症的判别

症状	眼部急症
眼红、流泪及视力下降	眼外伤、角膜或眼其他外层的割伤或擦伤、刺伤或眼中存异物 眼睛接触液体、烟雾或气液体胶状化学物质 细菌性角膜炎
明显眼痛、眼红、恶心、呕吐、头痛及视力改变	急性闭角型青光眼眼内压突然增加
突然视力丧失或变化、视野中闪光斑或漂浮物	黄斑视网膜脱离
无痛视力丧失	视网膜动脉静脉闭塞、缺血性视神经病变、球后出血等

2. 儿科常见眼睑疾病 大多数眼睑病变是良性的。

(1)睑腺炎(hordeolum)(图 4-1)

1)又称麦粒肿，眼睑脓肿。

2)表现：局部疼痛、红斑、眼睑肿胀、结节，可分为外睑腺炎和内睑腺炎。外睑腺炎源于睫毛毛囊或睑缘的腺体，即 Zeis 腺和 Moll 腺。内睑腺炎源于睑板腺炎症，致眼睑结膜下方肿胀。金黄色葡萄球菌是常见病原体，睑腺炎也可为无菌性。

3)治疗：大部分睑腺炎在数日内自行缓解。面部湿热敷，每次约 15 分钟，每日 3~4 次。湿热敷后按摩并轻擦拭患侧眼睑可助引流。如湿热敷 1~2 周后病变未缩小，应转诊眼科。局部用抗生素和／或糖皮质激素无足够证据能促进愈合。糖皮质激素眼部用药必须由眼科医师给药和监护。

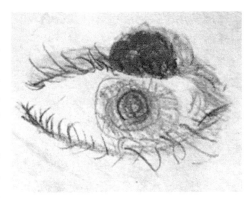

图 4-1 睑腺炎

(2)睑板腺囊肿(chalazia)(图 4-2)

1)又名霰粒肿，眼睑内的无痛结节。

2)治疗：小睑板腺囊肿多在几天到几周内自行消退，无需干预。大睑板腺囊肿可湿热敷15 分钟，每天 3~4 次，不需抗生素。持续性病变转诊眼科医师行刮除术或糖皮质激素注射。复发性病变，尤其是单侧病变，也需转诊眼科医师。

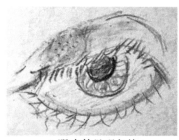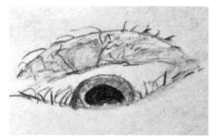

A 眼皮外呈现包块　　　　　　　　B 眼皮内呈现包块

图 4-2　睑板腺囊肿

（3）传染性软疣（molluscum contagiosun）

1）儿童、青少年多见。

2）痘病毒属传染性软疣病毒感染。中央具脐带状的小肉色圆顶状小结节。常在 6~12 个月内自行消退。

3）治疗：等待自行消退，冷冻疗法，刮除术等。

（4）婴儿粟粒疹：角蛋白堵塞毛囊所致，为细小硬性丘疹。良性病变不需治疗，定期洗脸，避免油腻面霜或化妆品。持续性病变可以用消毒别针刺破粟粒疹排除内容物。

（5）婴儿葡萄酒胎痣：先天性血管畸形，粉红至红色斑块，循三叉神经支分布。斯特奇 - 韦伯综合征的特征表现，可能与眼和软脑膜血管错构瘤、青光眼和视网膜脱离有关。

（6）婴儿血管瘤：发生在婴儿期。鲜红色丘疹、结节或斑块，浅或深色，直径为数毫米至数厘米。婴儿期生长，一岁后逐渐自行退化，可持续数年。

（7）其他眼睑疾病

1）良性痣：良性色素性皮肤病变和黑素细胞痣，色素沉着、对称、表面光滑、色素沉着、轮廓规则、边缘清晰。

2）表皮包涵囊肿：原因为外伤、手术或先天性。单个皮下囊肿或结节，边缘清晰、活动、生长缓慢；可能自行消退，有复发倾向。如患者要求，考虑手术切除。

3）皮样囊肿：常出现在婴儿期，青春期增长，并且可以延伸到眼眶。较固定的活动性皮下囊肿，多在眉外侧或上眼睑区域。

3. 鼻泪管阻塞（nasolacrimal duct obstruction）（图 4-3）

（1）正常情况下，眼泪由主、副泪腺产生，并向内侧流入泪小点，经泪小管流至泪囊，随后经由鼻泪管进入鼻腔。泪管阻塞可防止泪液经鼻泪管排出，泪水回流从眼睛溢出。新生儿的发生率约为 6%。因是发育不成熟问题，90% 可在 2 岁内消退。

（2）原因：鼻泪管阻塞最常见的原因是在泪管末端（最靠近鼻部的位置）成管不完全，Hasner 的瓣膜未能开通，形成无孔膜。儿童泪腺阻塞的其他原因包括上眼睑和 / 或下眼睑泪点缺如、泪管系统狭窄、感染、鼻骨阻塞入鼻部位的泪管。

（3）治疗：鼻泪管阻塞可通过按摩开通泪管。在家进行，示指指腹放于鼻泪管上方，适度

向鼻泪管下方按压使鼻泪管膜阻塞开放（见图 4-3）

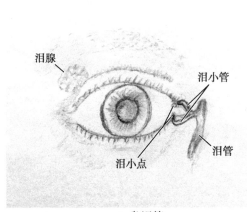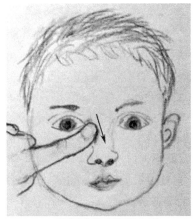

A. 鼻泪管　　　　　　　　　　　　B. 鼻泪管阻塞泪管按摩

图 4-3　鼻泪管及鼻泪管阻塞泪管按摩

（4）转诊指征

1）持续超过 12 月龄的鼻泪管阻塞需转诊眼科行泪道探通术。年长儿童需在全身麻醉下行鼻泪管插管术。

2）并发急性泪囊炎。

4. 结膜炎　俗称红眼病，是透明膜（结膜）的炎症或感染，常为细菌、病毒感染或过敏性结膜炎。急性结膜炎可分为感染性和非感染性。

（1）感染性急性结膜炎（表 4-13）

表 4-13　感染性急性结膜炎

	细菌性	病毒性	衣原体
病原体	通常由金黄色葡萄球菌、肺炎链球菌、流感嗜血杆菌和卡他莫拉菌感染引起。金黄色葡萄球菌感染常见于成人，其他病原体常见于儿童	常由腺病毒所致，涉及多种血清型	常为沙眼衣原体
分泌物	黏液或脓性分泌物	水样或浆液性	黏液或脓液分泌物
特征性体征	结膜充血 脓性分泌物	结膜充血 球结膜下出血	滤泡、乳头增生
转归/并发症	角膜炎	自限性角膜炎	角膜血管翳 睑结膜瘢痕
治疗	左氧氟沙星滴眼药、氧氟沙星眼膏治疗，通常在 1~2 日内产生反应，分泌物减少，红眼和刺激感减轻，若治疗无效需考虑其他可能性	无特异性抗病毒药物抗组胺药/减充血剂可缓解症状，症状可持续 2~3 周	利福平滴眼液

（2）过敏性结膜炎

1）过敏性结膜炎是眼睛由过敏原激发，产生和释放炎性化学物质（包括组胺）所出现的反应,不具传染性。

2)过敏原

A. 室内或室外,常见为花粉、霉菌孢子、尘螨和宠物皮屑;某些药物或化妆品。

B. 污垢、烟雾、化学物质和氯等刺激物、病毒和细菌可能刺激眼睛致眼红肿,并非过敏反应。

3)眼睛过敏的常见症状

A. 弥漫性睑结膜充血和滤泡样外观。

B. 眼部瘙痒为突出症状,时有激惹或眼异物感。

C. 水样或黏液浆液性分泌物,晨起可能有眼痂。

D. 眼睑肿胀。

E. 常具过敏史及近期暴露史。

4)治疗方案

A. 避免或减少接触已知变应原和适当减少环境暴露是处理的关键。

B. 避免揉眼,因为揉搓可致机械性肥大细胞脱颗粒,加重症状。

C. 冷敷有助减轻眼睑和眶周水肿。

D. 急性期应减少或停止使用角膜接触镜。

E. 人工泪液有助稀释和去除变应原,不建议常规使用。

5)局部眼部药物治疗

A. 抗组胺药/血管收缩药:萘甲唑啉、非尼拉敏。

B. 具有稳定肥大细胞特性的抗组胺药:富马酸依美斯汀滴眼液、奥洛他定滴眼液、盐酸氮䓬斯汀。

C. 肥大细胞稳定剂:色甘酸钠、吡嘧司特。

D. 糖皮质激素滴眼液,用于严重过敏性结膜炎,必须由眼科医师给药和监护。

(3)机械性或化学性损伤:转诊眼科医师。

【基层儿科带教复习题】

单选题

1. 以下哪一项是眼科病史问诊时眼科疾病最重要的警示征(   )。

A. 眼睑下垂   B. 眼结膜充血

C. 视力减退   D. 巩膜黄染

E. 眼球震颤

2. 以下图提示哪种常见眼疾病(   )。

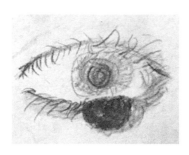

A. 睑腺炎

B. 睑板腺囊肿

C. 粟粒疹

D. 传染性软疣

E. 葡萄酒胎痣

3. 先天性鼻泪管阻塞的转诊指征不包括（　　　）。

A. 伴异常流泪畏光

B. 角膜直径过大或不对称

C. 泪囊发红、肿胀、皮温升高和压痛

D. 泪囊处皮肤出现带蓝色的肿胀且内眦韧带向上移位

E. 鼻泪管阻塞症状在 3 月龄后仍然持续

4. 睑腺炎的合理治疗措施是（　　　）。

A. 每日眼睑热敷 3~4 次

B. 用力挤压结节内脓肿可缩短病程

C. 均需口服或静脉滴注抗生素

D. 均需使用局部激素类滴眼液

E. 睑腺炎很难自行缓解。

5. 季节性过敏性结膜炎的临床表现不包括（　　　）。

A. 季节性加重　　　　　　　　　B. 双眼发病

C. 瘙痒、流泪、黏液样分泌物　　　D. 角膜常受累

E. 结膜充血、水肿

6. 男，8 岁，近 3 天出现眼部分泌物过多，为黄色脓性分泌物，先晨起，现整天都有；球结膜稍充血，未诉眼痒，无发热，精神状态良好。首诊诊疗方案应为（　　　）。

A. 急性腺病毒性结膜炎，无特异性抗病毒药物，症状可持续 2~3 周

B. 急性过敏性结膜炎，避免或减少接触已知变应原和适当减少环境暴露是处理的关键

C. 急性细菌性结膜炎，左氧氟沙星滴眼或眼膏；若 2 日治疗无效，需再评估

D. 急性鼻泪管阻塞，泪管泪囊按摩

E. 沙眼衣原体结膜炎，利福平滴眼液

（沙　彬　石应珊）

【参考文献】

1. 中华医学会眼科学分会角膜病学组 . 中华我国过敏性结膜炎诊断和治疗专家共识 (2018 年) 中华眼科杂志 , 2018, 54 (6): 409-412.

2. BERGER WE, GRANET DB, KABAT AG. Diagnosis and management of allergic conjunctivitis in pediatric patients. Allergy Asthma Proc, 2017, 38 (1): 16-27.

3. OLITSKY SE. Update on congenital nasolacrimal duct obstruction. Int Ophthalmol Clin, 2014, 54: 1.

4. SEIDEL HM, BALL JW, DAINS JE, et al. Mosby's Guide to Physical Examination. 7th ed. Elsevier-Health Sciences Division, 2010.

第七节 呕 吐

【基层临床实践要点】

1. 呕吐的病史和体征。
2. 儿童呕吐的常见的诱因。
3. 新生儿和小婴儿呕吐的相关疾病。
4. 生理性与病理性胃食管反流的鉴别诊断。
5. 肠套叠典型的常见临床表现。
6. 儿童呕吐的常见的病因及鉴别诊断。
7. 儿童呕吐危急重症、颅内高压及急腹症的识别。
8. 脱水严重程度评估及最可靠的指标。
9. 呕吐相关疾病的处理原则。
10. 呕吐病患教育的原则及补液疗法。
11. 基层转诊医院或专科医师的指征。

【概述】

1. 呕吐是指胃内容物被强力经口排出体外,伴腹壁及胸壁肌肉收缩。可能是胃激惹的一次性事件,也可能与胃的疾病有关。反复呕吐可能提示由基础疾病引起。

2. 溢奶称胃食管反流(gastroesophageal reflux,GER)。但是频繁呕吐伴不适、进食困难或体重减轻可能由更严重的胃食管反流病(gastroesophageal reflux disease,GERD)引起。

3. 呕吐的常见诱因

(1)食物中毒。

(2)肠胃炎。

(3)耳部感染。

(4)食物过敏。

(5)药物或中毒。

(6)情绪压力。

(7)晕车。

【临床特点】

呕吐的临床特点从发病年龄、呕吐性状、体征、发病季节及流行情况多方面考虑。

1. 病史

(1)年龄、性别、主诉。

（2）病程：起病急缓、病程、加重或缓解。

（3）呕吐特征

1）血液：异物、剧烈呕吐拉伤食管。

2）胆汁性：空腹呕吐，十二指肠远端以及远肠道梗阻。

3）颅内压增高征象：晨起呕吐伴明显头痛、抽搐和颈部僵硬。

（4）伴随症状：发热、腹痛、腹泻、吐血、便血、黑便、尿痛、鼻塞、鼻溢、咳嗽、咽痛等。

（5）诱发因素：进食改变、不洁饮食、服药、旅行、疾病接触史、感冒等。

（6）有关呕吐严重性、脱水程度和治疗计划的病史要点

1）最后 24 小时特别是最后 1 小时呕吐次数及量：提示呕吐的严重程度和口服补液的可能性。

2）最后一次排尿时间和尿量：提示脱水严重程度。

3）最后一次呕吐、进食及进水情况：助口服补液计划。

（7）其他病史：食疗、用药及疗效、药物过敏；既往史、个人史、家族史及遗传史。

（8）相应的儿科特有的病史：生长史、发育史、疫苗接种史，小婴儿需要母亲的妊娠史、分娩史、新生儿史。

2. 体格检查与辅助检查　观察一般情况，判断病情轻重，除外急症；解释临床表现的发生机制。

（1）体格检查

1）重点在危急重症、脱水严重程度、急腹症及并发症的识别。

2）一般情况：精神状态、面色、皮肤颜色、体温、四肢循环；体重及尿量（脱水评估最可靠的指标）。

3）生命体征：体温、心率增快、呼吸增快、呼吸困难、血压降低。

4）皮肤黏膜干燥。

5）腹部急腹症。

6）头颈、五官、心、胸、肺、腹、神经及其他系统。

（2）辅助检查：根据病史和体征，多数情况下不需要实验室和影像学检查。呕吐疾症常见的实验室和影像学检查如下。

1）实验室检查：血电解质、淀粉酶、脂肪酶、肝功能检查、乳酸盐、尿液分析、尿培养。

2）影像学检查：腹部超声、胃肠道 X 线、腹部 X 线片、上消化道造影、灌肠结肠对比 X 线造影。

【诊断与鉴别诊断】

评估与诊断（assessment，A）包括疾病诊断及鉴别诊断、症状、原因或原因待查、并发疾病等。呕吐临床评估的关键：危急重症的识别，病情程度及脱水状况的判断，呕吐疾病的鉴别诊断。

1. 危急重症的识别

（1）危急征象：腹胀、腹痛、腹压痛、反跳痛、腹肌紧张、墨菲征 / 闭孔肌试验 / 腰大肌征阳性。神经系统表现如尖叫、持续哭闹、昏睡、颈部僵硬或囟门隆起等。

（2）常见危急重症

1）新生儿和婴儿：肥厚性幽门狭窄、肠梗阻、肾上腺皮质功能减退症等。

2）婴儿和儿童：胃肠梗阻、肠套叠、阑尾炎、胰腺炎、脑膜炎、脑炎、颅内高压等。

2. 小儿脱水程度的分度与评估(表 4-14)

表 4-14　小儿脱水程度的分度与评估

脱水表现	轻度	中度	重度
失水占体重 /%	3~5	6~10	>10
尿量	稍少	减少	明显减少 / 无尿
精神状态	稍差	烦躁,易激惹	萎靡,昏迷
心率、脉搏	正常	增快	明显增快或细微
呼吸	正常	深	深快
收缩压	正常	正常或偏低	降低
毛细血管延迟再充盈	<2 秒	2~3 秒	>3 秒
皮肤弹性	尚可	差	极差
口唇黏膜	稍干	干燥	明显干燥
前囟,眼窝	稍凹陷	凹陷	明显凹陷
末端温度	正常	稍凉	四肢厥冷

3. 常见呕吐疾病的鉴别诊断

(1)急症：胃肠梗阻、阑尾炎、胰腺炎、脑膜炎、脑炎、脑外伤。

(2)感染：胃肠炎、病毒性感冒、肺炎、泌尿道感染、或其他系统感染性疾病。

(3)喂养进食不当、消化功能异常：进食过多、进食不易消化食物、对新引进的食物不适应。

(4)胃肠道疾病：胃食管反流病、过敏(如乳糜泻、乳蛋白)。

(5)药物、食物中毒、农药或化学制剂中毒。

4. 少见呕吐疾病的鉴别诊断

1)胃肠梗阻：异物、气管食管闭锁、幽门狭窄、肠扭转、十二指肠闭锁、肠旋转不良、胎粪肠梗阻、十二指肠血肿、肠套叠、嵌顿疝、先天性巨结肠。

2)神经系统：脑膜炎、脑炎、脑外伤、颅内肿块、脑积水、假性脑瘤、偏头痛等。

3)肾脏：尿路梗阻、肾结石。

4)先天的代谢疾病。

5)内分泌：糖尿病酮症酸中毒、肾上腺功能不全、先天性肾上腺增生。

5. 呕吐的相关疾病

(1)新生儿和婴儿呕吐相关疾病(表 4-15)

(2)儿童呕吐相关的疾病

1)肠胃炎：为目前婴儿、儿童和青少年呕吐最常见的病因。病原常为病毒,聚集性发病。起病急,多较快缓解。细菌性肠胃炎可能持续更长时间,且更严重。

2）咽炎（链球菌咽炎）及泌尿道感染：常会出现恶心和／或呕吐。

表 4-15　新生儿和婴儿呕吐相关的疾病

GER/GERD	食物蛋白诱导的肠病	婴儿肥厚性幽门狭窄	肠梗阻	肾上腺皮质功能减退症
生理性 GER：常见，非喷射状溢奶，多在生后 1 年内逐渐改善，抗反流可减轻症状少数为病理性，称为 GERD：可能有反复易激惹及喂食厌恶，为胃酸引起食管疼痛所致	常表现为结肠炎，出现血便。有些婴儿可能出现呕吐，腹泻及生长迟滞。与食物过敏／全身性过敏反应不同，该病非 IgE 介导，往往呈亚急性或迟发性	发病率约为 1/3 000~1/1 000，第一胎、足月儿多见，男性多见[(4~6)∶1]表现：2~4 周婴儿餐后即出现非胆汁性喷射状呕吐，吐后常需要重新喂养"饥饿的呕吐者"，消瘦、脱水、右上腹腹直肌外侧缘可触及"橄榄样"肿块检测：胃酸丢失致低血氯性代谢性碱中毒。早期诊断常无显著的电解质紊乱诊断：腹部超声检查	病因：肠闭锁、先天性无神经节性巨结肠（赫什朋病）、幽门狭窄、肠旋转不良伴或不伴肠扭转、肠套叠表现：①新生儿胆汁性呕吐；可危及生命，常为肠闭锁或中肠扭转所致梗阻的症状，无肠梗阻的婴儿偶尔可见胆汁性呕吐；②非胆汁性呕吐：可能为近端梗阻，如幽门狭窄、十二指肠上部狭窄、胃扭转或环状胰腺检测：①腹部 X 线片快速评估；②腹部超声对肠套叠具高度敏感性和特异性；③上消化道造影适用于超声检测未确诊，疑有近端肠梗阻者；④灌肠造影适用于腹部 X 线或体格检查提示远端肠梗阻者（如赫什朋病）	病因：21- 羟化酶缺乏所致先天性肾上腺皮质增生表现：呕吐伴低钠血症、高血钾性酸中毒、低血压，应怀疑肾上腺危象。可危及生命，应及时评估和治疗。常出现在出生后第 1~4 周。受累女婴会出现外生殖器性别不清，男婴常无明显的生殖器异常

3）胃轻瘫

A. 在无机械性梗阻的情况下，胃内容物排空至十二指肠存在障碍的疾病，可能导致餐后腹胀、恶心及餐后呕吐。

B. 常在进食几小时后发生呕吐，这一特征可将该病与胃食管反流或反刍综合征相鉴别，后两种疾病呕吐发生在进食期间或进食后不久。

C. 下列疾病可能导致胃轻瘫：①急性病毒感染后胃轻瘫，且伴有餐后胃窦运动减弱，症状多在 6~24 个月内自行缓解。②手术导致迷走神经损伤，如胃底折叠术。③使用某些药物，如阿片类或抗胆碱能药物。④代谢紊乱，如低钾血症、酸中毒或甲状腺功能减退。⑤嗜酸细胞性胃肠病。⑥神经肌肉疾病，如脑性瘫痪、糖尿病、假性梗阻和肌营养不良。

4）功能性消化不良

A. 持续性或复发性上腹部疼痛或不适；通常伴有餐后恶心、呕吐、腹胀、腹泻和不思饮食。但持续性呕吐不常见。

B. 消化不良多为功能性，由上消化道感觉和运动障碍导致。

C. 需除外器质性疾病，如消化性溃疡、潜在幽门螺杆菌感染、食物过敏或克罗恩病。

5）全身性过敏反应

A. 由摄入的物质所致，常为食物或药物。

B. 胃肠道症状包括恶心、腹部痉挛痛或绞痛、呕吐或腹泻。胃肠道症状极少是食物过敏反应的唯一临床表现。

C. IgE 介导的全身性过敏反应通常在摄入致敏物质后数分钟至 2 小时内快速起病。

6）周期性呕吐综合征

A. 反复发作、持续数小时至数日的恶心和呕吐，发作间期长短不一，呈"开-关"呕吐模式。强烈的呕吐和恶心是其主要症状，通常会导致严重的水、电解质紊乱。

B. 最常见于学龄儿童，也可累及其他年龄段。病因仍不清楚，报道周期性呕吐综合征与偏头痛之间有关联，提示有共同的病理生理过程。

7）嗜酸细胞性食管炎或肠胃炎

A. 嗜酸细胞性疾病可单独或同时累及上消化道的多个部分。可能由对食物迟发性细胞介导的超敏反应所致。许多患儿伴过敏性疾病，如湿疹或哮喘。

B. 嗜酸细胞性食管炎：男孩多于女孩（4∶1）。幼儿常有上腹痛、恶心和呕吐及厌食。青少年多为吞咽困难，可能因食物嵌塞急诊科就诊。

C. 嗜酸细胞性肠胃炎：出现在任何年龄，表现为腹痛、恶心、腹泻、吸收不良、低白蛋白血症和体重减轻。

8）肠套叠

A. 是 6~36 个月龄婴幼儿最常见的肠梗阻的病因，80% 发生在 <2 岁患儿。

B. 临床特征：常呈突发间歇性、痉挛性、进行性严重腹痛，伴无法安抚的哭闹和腿部向腹部弯曲。随时间的推移，发作更加频繁且严重。呕吐可能出现在腹痛发作之后，最初为非胆汁性呕吐，随着肠梗阻的进展，可能变为胆汁性呕吐。右侧腹部可能触及腊肠形肿块。患儿可逐渐出现嗜睡，可被误诊为脑膜脑炎。多达 70% 的患儿大便带血或隐血。

C. 新生儿和小婴儿肠套叠：表现为嗜睡，伴或不伴呕吐或直肠出血。小婴儿肠套叠常由病理性诱发点引起，如 Meckel 憩室。

9）颅内高压

A. 临床特征：突然改变体位出现呕吐，特别是在睡醒起身时，很少或不伴恶心。神经源性呕吐通常伴有其他神经系统症状，如头痛或局灶性神经功能障碍。

B. 特发性颅内高压（假性脑瘤）：颅内压增加，但脑脊液成分正常，神经系统影像学正常。除第六对脑神经麻痹外无异常神经系统体征，且病因不明。常伴头痛，偶伴恶心和呕吐。多见于肥胖的青春期女孩。

【治疗】

处理与治疗计划（plan P）包括治疗、随访、转诊时机、病患教育。

1. 基层儿科门诊治疗恶心和呕吐的原则。

（1）寻找病因，从发病年龄、恶心和呕吐起病急缓及发作性、发病季节及流行情况多方面考虑。

（2）识别危急重症、脱水严重程度、急腹症及并发症，适时转诊医院或专科医师指征。

（3）纠正脱水，及时开始进食。

（4）针对性治疗原发疾病，治疗相关的共存疾病。

（5）病患教育。

2. 呕吐疾病的针对性治疗(表 4-16)

表 4-16 呕吐疾病的针对性治疗

疾病	病因	症状	处理应对
病毒性胃肠炎	各种病毒	恶心、呕吐、腹痛、腹泻、发热、头痛、乏力	预防脱水,口服补液,纠正电解质异常,止吐、退烧药
消化不良	喂养进食不当 消化功能异常	上腹部疼痛或不适、餐后恶心、呕吐、腹泻、腹胀、食欲缺乏	调整饮食
食物中毒	大肠埃希菌、梭状芽孢杆菌毒素、霉菌毒素如黄曲霉素	恶心、呕吐、腹痛、腹泻、发热、头痛、乏力等	口服或静脉补液,纠正电解质异常,止吐、退烧药,抗生素等
胃肠梗阻	气管食管闭锁、肥厚性幽门狭窄、肠套叠、肠扭转、十二指肠闭锁、肠旋转不良、嵌顿疝、先天性巨结肠等	取决于病因,多有急腹症和脱水征象	取决于病因和严重度、影像,口服补液或静脉输液,住院或手术
中枢神经系统疾病	脑震荡/脑震荡后综合征、颅内压增高、偏头痛、病毒或细菌性脑膜炎	尖叫、哭、昏睡、颈部僵硬或囟门隆起等	CT扫描、磁共振、神经外科咨询、谨慎静脉输液

3. 口服补液疗法

(1)口服补液盐Ⅲ

1)世界卫生组织(WHO)于 2006 年 3 月推荐使用口服补液盐Ⅲ。

2)成分:本品为低渗型复方制剂,每袋含氯化钠 0.65g,枸橼酸钠 0.725g,氯化钾 0.375g,无水葡萄糖 3.375g。与传统口服补液盐Ⅱ相比,口服补液盐Ⅲ减少了钠和葡萄糖的含量,渗透压由 311mOsm/L 降至 245mOsm/L,更适合婴幼儿预防脱水和轻、中度脱水的液体补充。

3)形状及规格:白色结晶性粉末,5.125g/袋,6 袋/盒。

4)适应证:治疗轻、中度脱水,补充钠、钾、氯;调节肠道水、电解质代谢平衡。

(2)临床指南补液疗法:适用于轻和中度脱水。

1)补液阶段

A. 轻至中度脱水:ORS 用量(ml)= 体重(kg)×(50~75),4 小时内服完。4 小时后根据小儿腹泻和/或呕吐继续丢失的液体和脱水程度调整剂量。

B. 方法:最有效的方法是反复少量口服 ORS,每 1~2 分钟给 5ml,每小时可给 150~300ml,逐渐增加补液体积,以纠正脱水状态。

2)维持阶段

A. 开始进食。

B. 人乳喂养者:补液及维持阶段应继续人乳喂养。

C. 补液:替代呕吐和/或腹泻造成的继续丢失的液体,每腹泻 1g 大便,应服用 ORS 1ml;有水样或稀疏粪便时,应服用 ORS 10ml/kg;每次呕吐应服用 2ml/kg。

(3)儿科医师补液经验:1124-124 家庭补液疗法,适用于轻度脱水。根据进液进食状况,体重尿量变化,呕吐频繁及呕吐量而定。

1：呕吐后 1 小时内不宜进食进水。

1：1 小时如未呕吐,给 30ml 口服补液剂,观察 1 小时。

2：如未呕吐,给 60ml 口服补液剂,观察 2 小时。

4：如未呕吐,给 120ml 口服补液剂,观察 2~4 小时。

124：如未呕吐,可开始进易消化食物。每种食物从 1 到 2 两,然后逐渐增加,间隔时间为 2~4 小时,进食之间可加水或口服补液剂。

4. 呕吐饮食调整的原则

(1)先加蔬菜、水果或饭、面、饼干、面包等淀粉类食物,糖、肉类、奶制品应后加。

(2)开始给予清淡易消化饮食,如稀粥、面汤等。

(3)不吃冷硬食物,少吃油腻、刺激性以及不易消化的食物。

(4)平时没有吃过的食物,不要在呕吐期引进。

5. 呕吐可用药物

(1)昂丹司琼(Ondansetron)口服：高度选择性的 5- 羟色胺受体拮抗剂,抑制由化疗和放疗引起的恶心和呕吐。在美国也用于短期治疗严重的急性胃肠炎相关的恶心和呕吐,大多数急性胃肠炎病例不建议常规使用。婴儿 ≥ 6 个月口服剂量：8~15kg 2mg/ 剂,＞15~30kg 4mg/ 剂,＞30kg 8mg/ 剂,建议单次剂量。

(2)微生态疗法：双歧杆菌、嗜酸乳杆菌等。

6. 基层医生识别呕吐危急重症,适时转诊医院或专科医师的指征

(1)严重呕吐不耐口服者：1 小时内呕吐数次、空腹呕吐、伴明显脱水的症状、体重或尿量明显下降。

(2)呕吐 2~3 天不见好转。

(3)呕吐伴高热 ≥ 39℃、过度哭闹、软弱、严重嗜睡。

(4)严重失水、有休克征象(与表面疾病不相称的低血压)、酸碱平衡紊乱、低钾血症或代谢性碱中毒。

(5)胃肠道梗阻症状：持续腹痛、胆汁性呕吐、3~6 周的婴儿出现喷射性呕吐、呕血、便血、明显的腹部膨隆及压痛(急腹症)。

(6)神经系统症状或体征

1)新生儿或小婴儿囟门突出。

2)明显头痛、晨起呕吐、体位变化引起呕吐。

3)意识改变、癫痫发作、异常抽搐、颈部僵硬或局灶性神经功能障碍。

(7)头部外伤史。

(8)药物、食物中毒、农药或化学制剂中毒。

(9)疑诊代谢性疾病。

(10)疑诊内分泌疾病：糖尿病酮症酸中毒、肾上腺功能不全、先天性肾上腺增生。

【家庭教育】

1. 呕吐家庭教育的原则

(1)呕吐原因。

(2)口服补液法。

（3）饮食调整的原则。

（4）呕吐急症，尽快到门诊或医院诊查。

（5）适时随访。

2. 小儿呕吐需紧急就医的情况

（1）呕吐>24小时。

（2）出现脱水的迹象，包括少尿、尿液深黄、唇和嘴干燥、哭泣无泪、嗜睡。

（3）呕吐伴发热。

（4）呕吐物含血液：少量血液可因呕吐的强力导致食管黏膜细微血管破裂可在家观察。6小时内的口腔内伤口或吞咽的鼻血可致呕吐物呈红色。但是呕吐血液持续或增多需就诊。

（5）呕吐伴腹痛，特别是呕吐后腹痛持续。

（6）孩子有心理问题，如上学前呕吐。

【基层儿科带教复习题】

单选题

1. 以下符合生理性胃食管反流的是（　　　）。

A. 常见体重生长缓慢

B. 常伴有发育迟缓

C. 常伴有呼吸道并发症

D. 常常伴有食管炎

E. 症状通常在出生后1年内逐渐改善

2. 新生儿期呕吐的原因不包括（　　　）。

A. 胃食管反流

B. 幽门狭窄

C. 肠梗阻

D. 周期性呕吐综合征

E. 食物蛋白诱导的肠病

3. 肠套叠典型的常见临床表现不包括（　　　）。

A. 惊厥　　　　　　　　　　B. 腹痛

C. 哭闹　　　　　　　　　　D. 血便

E. 呕吐

4. 可客观提示呕吐患儿脱水严重程度的问诊要点是（　　　）。

A. 呕吐次数　　　　　　　　B. 呕吐量

C. 尿量　　　　　　　　　　D. 进食

E. 进水

5. 可全面提示颅内高压的呕吐问诊是（　　　）。

A. 囟门突出　　　　　　　　B. 头痛

C. 体位变化引起呕吐　　　　D. 意识改变

E. ABCDE

6. 10月龄，女，晨起发热，最高38.5℃左右，呕吐2次，为胃内容物，腹泻1次；体检体重未减,腹软,肠鸣音无亢进及减弱,未扪及包块。可能的首诊诊疗方案是(　　　)。

  A. 肥厚性幽门狭窄,超声确诊,手术为根治性治疗

  B. 病毒性胃肠炎,对症退热,预防脱水,口服补液

  C. 食物中毒,口服补液,纠正电解质异常

  D. 肠套叠,及时转诊至有儿外科的机构

  E. 中枢神经系统颅内高压,影像、神经外科转诊

(沙　彬　石应珊)

【参考文献】

1. 中华医学会儿科学分会消化学组,《中华儿科杂志》编辑委员会. 中国儿童急性感染性腹泻病临床实践指南. 中华儿科杂志. 2016, 54 (07): 483-488.

2. SHIELDS TM, LIGHTDALE JR. Vomiting in Children. Pediatr Rev, 2018, 39 (7): 342-358.

3. PARASHETTE KR, CROFFIE J. Vomiting. Pediatr Rev, 2013, 34 (7): 307-319.

第八节　腹　　泻

【基层临床实践要点】

1. 儿科腹泻及急性、迁延性和慢性腹泻的定义。
2. 儿科腹泻病史与体格检查要素。
3. 儿科判断病情轻重,除外急症。
4. 重型腹泻的临床表现及应对。
5. 儿科急性和慢性腹泻常见的疾病及临床特点。
6. 腹泻伴血便,诊断细菌性肠炎时需除外的疾病及抗生素治疗的时机。
7. 儿科急性腹泻治疗的原则。
8. 儿科常见的慢性腹泻及治疗。
9. 轮状病毒肠炎诊断原则。
10. 如果高度怀疑细菌性肠炎,抗生素治疗的时机。
11. 小婴儿血丝便食物蛋白质过敏性结肠炎的治疗。

【概述】

  腹泻是指儿童粪便稀松或水样,或粪便次数增加。腹泻不是一种疾病,而是多种疾病的症状。虽然腹泻很常见,几乎每个孩子的生命中都会出现,但对个体孩子很少发生。

  婴儿最初 3 个月正常每天可排大便 3~10 次,取决于其饮食习惯,人乳喂养的婴儿通常大便次数更多。幼儿和儿童通常每天排大便 1~2 次。婴幼儿腹泻通常被定义为粪便频率增加为以往排便次数的 2 倍。中国儿童急性感染性腹泻病临床实践指南将腹泻定义为 24 小

时内排稀便或水样便至少 3 次。

腹泻是发展中国家的主要死亡原因,对儿童影响最大。根据世界卫生组织(WHO)估计,每年因各种类型腹泻造成的死亡人数为 350 万,死亡人数中 80% 是 5 岁以下的孩子(多数为 6 月龄 ~3 岁)。

婴幼儿腹泻导致营养不良和生长发育障碍。营养不良的小儿接触传染源导致腹泻的风险加倍,急性腹泻的病程可能比正常孩子增加 3 倍。

【病因与发病机制】

小儿腹泻每年有两个发病季节高峰。一个高峰为 6~8 月,主要病原为致泻性大肠埃希菌和痢疾杆菌;另一高峰为 10~12 月,主要病原为轮状病毒。

1. 感染性胃肠炎(不包括法定传染病)

(1)细菌性

1)病菌:常见致泻性大肠埃希菌(EC),包括肠产毒性大肠埃希菌(ETEC)、肠侵袭性大肠埃希菌(EIEC)、肠致病性大肠埃希菌(EPEC)、肠出血性大肠埃希菌(EHEC)、肠集聚性大肠埃希菌(EAEC);空肠弯曲菌、耶尔森菌等。

2)腹泻性质和相关感染性疾病。①急性水样泻:婴幼儿主要由轮状病毒引起,年长儿童主要由产毒性大肠埃希菌 ETEC 引起;②侵袭性(血性)腹泻:主要由志贺菌引起。

(2)病毒性:主要为轮状病毒。

(3)寄生虫性:蓝氏贾第鞭毛虫、隐孢子虫、结肠小袋纤毛虫、溶组织阿米巴原虫等。

(4)真菌性:白念珠菌、曲霉菌等。

2. 与腹泻相关的疾病 上感、严重细菌感染及传染病;肠套叠、阑尾炎等急腹症。

3. 非感染性腹泻

(1)气候变化、饮食及护理不当。

(2)牛乳过敏。

(3)原发性或继发性乳糖酶缺乏症。

(4)肠易激综合征。

4. 发病机制及类型 机制常共同作用。

(1)渗透性腹泻:

1)肠腔内营养素吸收减少或存在不能吸收的渗透性的物质,如糖(乳糖和果糖),糖醇(山梨糖醇)和某些矿物质(镁,硫酸盐和磷酸盐)引起。

2)未吸收的渗透性物质将水吸入肠道,导致水样腹泻。

3)通常从饮食中除去含有这些元素的食物后,渗透性腹泻就会消失。

(2)分泌性腹泻:

1)是发展中国家婴幼儿死亡的主要原因。

2)各种感染原释放毒素,干扰肠道对水和盐的分泌和吸收。

3)肠腔内水和盐分泌过多和/或吸收减少,导致急性腹泻和大量水分的流失。

4)立即就医和积极口服补液,是降低发展中国家婴幼儿和儿童死亡的重要决策。

(3)渗出性腹泻:

1)结肠炎症所致肠腔内膜大量炎性液体渗出。

2)渗出性腹泻可能由多种疾病引起的,如结核病、癌症、或炎性肠道疾病(inflammatory bowel disease,IBD)等。

(4)肠道功能异常性腹泻:由肠道蠕动功能异常而致。

【临床特点】

腹泻的临床特点从发病年龄、腹泻及粪便性状、体征、发病季节及流行情况多方面考虑。

1. 病史

(1)年龄、性别、主诉。

(2)起病病程:起病急缓、病程、加重和缓解。

(3)腹泻特征:稀水便、糊状、黏液脓血便。

(4)有关腹泻的严重及脱水程度和治疗计划要点:大便次数和量、进食及进水量、体重改变及尿量。

(5)伴随症状:发热、腹痛、腹胀、呕吐、便血、黑便;鼻塞、鼻溢、咳嗽、咽痛等。

(6)诱因及病因:进食改变、不洁饮食、服药、旅行、疾病接触史、感冒、免疫功能低下等。

(7)过敏、食疗、用药及疗效。

(8)既往史、个人史、家族遗传史。

(9)相应的儿科特有的病史:生长史、发育史、疫苗接种史;小婴儿需要母亲妊娠、分娩史,新生儿史。

2. 体格检查与辅助检查 观察一般情况,判断病情轻重,除外急症;解释临床表现的发生机制。

(1)体格检查

1)重点在识别危急重症、急腹症、脱水程度及并发症。

2)一般情况:精神状态、面色、皮肤颜色、体温、四肢循环;体重及尿量(脱水评估最可靠的指标)。

3)生命体征:体温、心率增快、呼吸增快、呼吸困难、血压降低。

4)皮肤、黏膜干燥。

5)腹部急腹症:腹部膨隆、腹肌紧张、腹压痛、反跳痛;墨菲征/闭孔肌试验/腰大肌征阳性。

6)头颈、五官、心、胸、肺、腹、神经及其他系统。

(2)辅助检查

1)根据病史和和体征不难诊断,多数情况下不需要大便检查,除非怀疑细菌性肠炎。鉴别轮状病毒和其他病毒造成的病毒性胃肠炎不会改变临床的处理,所以不需常规检查化验。

2)免疫功能正常的患儿出现急性水样腹泻,无需粪便培养。

3)有脱水、发热、黏液或脓血便者酌情进行大便常规、粪便培养。

4)对中、重度脱水行电解质检查,如血钾、钠、氯检测和血气分析。

5)疑有肺炎、脓毒血症、脑膜炎、泌尿道感染等进行相关检查。

6)体格检查有急腹症表现应做影像学检查。

7)中枢神经系统中毒、脱水可导致易激惹性;严重脱水可导致昏睡和昏迷;腹泻儿童的惊厥要注意鉴别低血糖、低钠血症、高钠血症、脑病、脑膜炎或热性惊厥。

8)腹泻常见的实验室和影像学检查如下。

A. 实验室检查：大便常规、粪便培养、血电解质、肝功能、淀粉酶、脂肪酶、乳酸盐、尿常规、尿培养等。

B. 影像学检查：腹部超声、腹部 X 线检查、上消化道造影、灌肠结肠对比 X 线造影。

【诊断与鉴别诊断】

评估与诊断（assessment，A）包括疾病诊断及鉴别诊断、症状、原因或原因待查、并发疾病等。

腹泻临床评估的关键：危急重症的识别、病情程度、脱水状态及营养状况的判断，腹泻疾病的鉴别诊断。

1. 危急重症的识别

（1）急腹症：腹胀、腹痛、腹压痛、反跳痛、腹肌紧张、墨菲征、闭孔肌试验、腰大肌征阳性。

（2）全身感染中毒症状：如高热、意识改变（烦躁、萎靡）、心率明显增快或细微、呼吸深快、血压降低、四肢循环差。

（3）神经系统症状：尖叫、持续哭闹、昏睡、昏迷、颈部僵硬、婴儿囟门隆起等。

2. 腹泻诊断　24 小时内排稀便或水样便 ≥ 3 次。

3. 腹泻急缓　按病程判定为急性腹泻<2 周，迁延性腹泻 2~4 周，慢性腹泻>4 周。

4. 腹泻轻重型　按严重程度判定。

（1）轻型腹泻：常由饮食因素及肠道外感染引起。大便次数增多，但每次量不多，糊状、稀便或少量水样便，无明显脱水及全身中毒症状。

（2）重型腹泻：多由肠道内感染引起。腹泻频繁，大便每日十余次至数十次，黄色水样便，含少量黏液、少数带血便，多伴呕吐。机体呈不同程度的脱水，电解质紊乱及全身感染中毒症状。

5. 脱水程度：

1）精神状态、表情、活跃度、口渴、哭泣时眼泪，尿量、尿色或者湿尿布的次数，湿的程度，以及最后一次小便的时间。

2）生命体征：心率、血压、体重的变化。

3）查体：哭泣时是否有泪、前囟下陷、口腔黏膜干燥程度、皮肤弹性程度、毛细血管充盈时间。

4）小儿脱水程度的分度与评估（见表 2-15）

6. 生长营养状况评估　有无营养不良疾病。

7. 共存疾病评估　如上感、严重细菌感染及传染病，肠套叠、阑尾炎等急腹症。

【急性腹泻】

1. 急性腹泻性状

（1）水样腹泻和痢疾样腹泻：非炎性腹泻大便为水样，粪常规检查未见白细胞，多为病毒或产毒素性细菌感染；炎性腹泻粪便呈黏液脓性、脓血便、多为侵袭性细菌感染。

（2）腹泻无血便：无论有无发热，最常见病毒性肠炎。

（3）腹泻有血便

1）有发热：细菌性肠炎、病毒性肠炎、假膜性结肠炎。

2）无发热：细菌性肠炎。

3）诊断细菌性肠炎时务必除外肠套叠、溶血尿毒症综合征、假膜性结肠炎（表 4-17）。

表 4-17 三种急腹症

肠套叠	多见于 2 岁以内，尤其是 6~12 个月的婴儿。除了突发性间断性的严重腹痛外，有些孩子有血样便。需要高度怀疑才不会误诊
溶血尿毒症综合征	腹痛、呕吐、血样便，5~10 天后出现溶血性贫血，血小板减少和肾功能损伤。几乎一半是由 O157:H7 型的大肠埃希菌造成，另一半是非 O157:H7 型的大肠埃希菌造成
假膜性结肠炎	使用抗生素中或之后，出现急性或者亚急性腹泻、血样便、下腹痛、低热、白细胞增多

2. 常见的急性腹泻（表 4-18）

表 4-18 儿科常见的急性腹泻

急性病毒性胃肠炎	侵袭性细菌性肠炎
1. 概述 （1）婴儿腹泻最常见的是轮状病毒肠炎 （2）多见 6~24 个月的婴幼儿 （3）每年 11 月至次年 2 月高发；潜伏期 1~3 天 （4）经粪-口传播，可通过气溶胶形式经呼吸道致病 2. 临床特点 （1）起病急，病初常有上感症状，低热、腹泻和呕吐，腹痛不明显 （2）黄色水样或蛋花样便，少量黏液，一般无脓血，大便次数及水分多 （3）易造成脱水、电解质紊乱及酸中毒 （4）为自限性疾病，病程 3~8 天 （5）轮状病毒可侵犯多个脏器，导致全身，包括神经、呼吸、心脏、肝胆、血液等多系统病变，出现无热惊厥、心肌损害、肺部炎症、肝胆损害等 3. 诊断 （1）根据病史和症状诊断，不需做大便检查 （2）区别是轮状病毒还是其他病毒造成的病毒性胃肠炎不会改变临床的处理，不需常规检查化验 （3）轮状病毒肠炎：大便常规偶有少量白细胞，ELISA 法等可检测粪便中的病毒抗原 4. 治疗原则 （1）及时补充水分，预防脱水 （2）有脱水及时口服补液盐 ORS Ⅲ 纠正脱水 （3）中重度腹泻纠正水、电解质紊乱及酸碱失衡 （4）尽早恢复进食 （5）观察和处理并发症	1. 概述 （1）侵袭性大肠埃希菌、空肠弯曲菌、耶尔森菌、鼠伤寒杆菌等，常引起志贺杆菌性痢疾样病变 （2）多见于 2 岁以上 （3）全年均可发病，多见于夏季；潜伏期长短不等 2. 临床特点 （1）中至高热，腹泻频繁，大便常呈黏液脓血或白色胶冻样，有腥臭味 （2）腹痛多较明显，常伴恶心、呕吐、里急后重 （3）严重可出现中毒症状，如高热、意识改变，甚至感染性休克 （4）当空回肠及肠系膜淋巴结受累时，腹痛剧烈需与急腹症如阑尾炎鉴别 3. 诊断： （1）有发热、脓血便、黏液便、大便镜检有大量白细胞及数量不等的红细胞，应考虑细菌性肠炎，需要做大便培养，包括沙门菌、志贺菌、大肠埃希菌（包括检查 O157:H7 型）、空肠弯曲杆菌、耶尔森菌的培养 （2）近期使用过抗生素，需要检查艰难梭菌的毒素。 4. 治疗原则 补液及对症治疗；纠正水、电解质紊乱及酸碱失衡 如高度怀疑细菌性肠炎，需等大便培养结果出来再决定是否需要抗生素治疗，原因如下 （1）有的细菌性肠炎如绝大多数的沙门氏菌肠炎会自愈，不需要治疗。但是 <12 个月的婴儿，有严重腹泻或持续高热，或是沙门菌败血症，需要及时治疗 （2）如果肠炎由大肠杆菌 O157:H7 引起，抗生素治疗有造成溶血性尿毒症的危险 （3）抗生素的选择需根据大便培养致病菌决定

【慢性腹泻】

1. 慢性腹泻性状

（1）慢性腹泻：每天稀样便 ≥ 3 次，持续 > 4 周。

（2）急慢性腹泻的病因不同：急性腹泻最常见病毒性感染。慢性腹泻则以非感染性因素为主，如功能性腹泻或感染后肠易激综合征。

（3）非消化道疾病，如感冒、中耳炎、泌尿道感染等也会引起腹泻。

（4）慢性腹泻根据有无血便，其病因不同（表 4-19）

表 4-19 慢性腹泻的病因

无血便	有血便
功能性腹泻，包括进食过多性腹泻 饥饿性腹泻 乳糖不耐受 肠易激综合征 炎性肠病	炎性肠病 蛋白过敏性结肠炎 临床上迁延性腹泻更多见，如肠炎后综合征、饥饿性腹泻和继发性一过性乳糖不耐受

2. 常见的慢性腹泻（表 4-20）

表 4-20 常见的慢性腹泻

慢性腹泻	原因与症状特点	治疗
功能性腹泻	原因：摄入过量果汁、果糖或高碳水化合物，尤其是含山梨醇的果汁，如苹果、梨、桃子等或其他渗透活性碳水化合物。大量摄入果糖及高碳水饮料造成肠道内渗透压增高，吸引水分留在肠道内，形成腹泻 特点：入睡后极少有腹泻。第一次粪便比较成形，然后越来越稀。和婴幼儿在白天大量饮用和进食含糖量高的食物和饮料有关	避免含糖饮料或含山梨醇果汁。奶粉量按生长需要的能量，不宜过量。饮食中增加脂肪的比例，缓解腹泻
肠炎后综合征	原因：可能是病毒感染造成肠道黏膜损伤，也称感染后肠易激综合征。以往多以继发性乳糖不耐受来治疗，近期文献报道，继发性乳糖不耐受并不多见 腹泻特点：患病毒性胃肠炎后，腹泻好转但迟迟不愈	不提倡无乳糖奶粉的使用，可以继续观察
饥饿性腹泻	原因：患病毒性胃肠炎期间只允许服用水或者果汁汤汁，完全禁食固体食品 特点：腹泻迟迟不愈	及时恢复饮食，预防饥饿性腹泻。饮食种类的恢复需要循序渐进
继发性一过性乳糖不耐受	原因：婴幼儿患病毒性胃肠炎，引起肠道黏膜的损伤，破坏乳糖酶，进而引起继发性乳糖酶缺乏。这种情况并不常见。先天性乳糖酶缺乏是罕见的遗传性疾病 特点：进食奶制品和饮用奶粉或牛奶后产生腹痛、腹泻、腹胀、排气多。腹泻多为绿色泡沫水样便	暂时避免含乳糖的奶粉或奶制品。一般 1~2 周症状消失

慢性腹泻	原因与症状特点	治疗
获得性乳糖不耐受	原因:学龄前期,乳糖酶的数量和活性开始减低,亚洲人尤其明显,此后逐渐产生乳糖不耐受 特点:腹痛、恶心、腹胀、腹泻、排气多	食用不含乳糖的奶制品,或服用乳糖酶,
食物蛋白质过敏性结肠炎	原因:对母乳或者奶粉蛋白过敏造成 人乳喂养,母亲易致敏的食品:牛奶制品、鸡蛋、坚果、大豆等 奶粉喂养:因品种而异 典型症状:无病态且体格发育正常的小婴儿,2月龄内多见。血丝大便,有时伴黏液。如果有发热,或者大量血便,体重增长不佳或者体重减轻,需要考虑其他疾病 体格检查:无异常 实验室检查:大便潜血阳性,必要时查血红蛋白了解有无贫血	人乳喂养:母亲轮替禁食可能致敏的食品 * 奶粉喂养:首选深度水解奶粉,效差可选氨基酸奶粉 缓解时间:多数致敏状态在9~12个月消失。可逐渐过渡到母亲的正常饮食或牛奶蛋白奶粉
迁延性腹泻	原因:不常见。患儿营养不良,免疫功能低下,肠道感染后加重营养吸收障碍。免疫功能受损,易再感染,形成恶性循环。持续可造成多脏器功能不全 特点:腹泻迟迟不愈	营养支持疗法 提高免疫力 针对病原抗感染治疗

*母亲首先禁食所有含牛奶的食物,包括黄油,乳清蛋白和酪蛋白。大多数婴儿在母亲禁食奶制品2周左右好转。如果症状持续,需要考虑禁其他易致敏的食品如鸡蛋、坚果、大豆等。

【治疗】

处理及治疗计划,包括治疗、随访、转诊时机、病患教育。

1. 基层儿童急性腹泻治疗的原则

(1)寻找病因,从发病年龄、起病急缓及腹泻特征,发病季节及流行情况多方面考虑。针对性治疗原发疾病,治疗相关的共存疾病。

(2)识别危急重症、脱水严重程度、急腹症及并发症,适时转诊医院或专科医师。

(3)积极补充水分,预防脱水。

(4)及时给口服补液盐(oral rehydration salt ORS),纠正脱水。

(5)中重度腹泻纠正电解质、酸碱平衡紊乱、维持足够的循环容量。

(6)尽早恢复进食,给予恰当的营养素。

(7)家长教育。

2. 口服补液疗法

(1)循证医学的证据显示口服与静脉输液一样有效。口服补液用于预防脱水和治疗轻度、中度脱水。

(2)口服补液盐Ⅲ:详见第七节儿科呕吐"治疗"部分"。

(3)轻至中度脱水口服补液方法:ORS用量(ml)=体重(kg)×(50~75),4小时内服完。

4 小时后根据小儿腹泻和 / 或呕吐继续丢失的液体和脱水程度调整剂量。

(4)预防脱水：从腹泻开始，每次稀便后补充足够的液体（ORS 和其他清洁用水）。

1)<6 月龄者 50ml。

2)6 月龄 ~2 岁者 100ml。

3)2~10 岁者 150ml。

4)10 岁以上的患儿随意补充，直至腹泻停止。

3. 腹泻饮食调整的原则

(1)早期进食：急性腹泻小儿脱水期，口服补液或静脉补液开始后尽早恢复进食。早期进食能改善感染引起的肠内渗透压，缩短腹泻病程，改善患儿的营养状况，避免持续性绿色水样便的饥饿性腹泻。腹泻期婴幼儿继续人乳或配方奶喂养，年龄较大的儿童不必限制饮食。

(2)恢复饮食：服用由碳水化合物和低脂蛋白质食品组成的清淡饮食，包括果蔬、饭、面、饼干、面包等淀粉类食物；后加瘦肉、豆、酸奶和奶制品，以保证热量供应。

(3)不推荐含高浓度单糖的食物，包括碳酸饮料、果冻、罐装果汁、甜点心和其他含糖饮料、运动饮料，因为过多糖分给腹泻的孩子提供不适当的电解质。如果给果汁，初起建议给半强度的苹果汁（苹果汁和等量的水混合），然后过渡到孩子喜欢的其他饮料。

(4)不推荐进食难以消化吸收的油腻、高脂食物。

(5)不推荐在腹泻期给冷硬及刺激性的食物。

(6)不推荐在腹泻期引进新的食物。

4. 补锌治疗（中国儿童急性感染性腹泻病临床实践指南）

(1)有助于改善急、慢性腹泻病患儿的临床预后，减少腹泻病复发。

(2)急性感染腹泻患儿进食后予以补锌，<6 月龄的患儿，每天补充元素锌 10mg；>6 月龄，每日补充元素锌 20mg，共 10~14 日。元素锌 20mg 相当于硫酸锌 100mg、葡萄糖酸锌 140mg。

5. 药物治疗

(1)益生菌制剂（中国儿童急性感染性腹泻病临床实践指南）

1)对侵袭性的细菌导致的炎性腹泻不推荐应用。

2)急性水样腹泻早期给予益生菌治疗，恢复和维持肠道正常菌群的生态平衡。首选布拉酵母菌、鼠李乳杆菌，可选其他乳杆菌（保加利亚乳杆菌、罗依乳杆菌、嗜酸乳杆菌）和双歧杆菌联合乳杆菌、嗜热链球菌，酪酸杆菌。

3)对于抗生素相关性腹泻，应用布拉酵母菌。

(2)蒙脱石（中国儿童急性感染性腹泻病临床实践指南）肠黏膜保护剂。对儿童急性水样腹泻可缩短病程，减少腹泻排便次数和量。

(3)抗生素治疗　即使怀疑为细菌性腹泻时，也不首先推荐使用抗生素，因为大多数病原菌所致急性腹泻均是自限性的。志贺菌感染是全球儿童腹泻发病率和死亡率的主要原因。对培养证实的志贺菌病或疑似志贺菌病，建议进行抗菌治疗。

(4)止泻剂：避免使用。

6. 基层医生识别腹泻的危急重症，适时转诊医院或专科医师的指征

(1)严重脱水、有休克征象。

(2)电解质及酸碱平衡紊乱明显或难以纠正。

(3)突发性间断性的严重腹痛、血样便,腹部膨隆及压痛,提示胃肠道梗阻,如肠套叠。

(4)腹痛、呕吐、血样便,此后出现溶血性贫血,血小板减少和肾功能损伤,提示溶血尿毒症综合征。

(5)食物中毒、农药或化学制剂中毒。

【家庭教育】

1. 腹泻病患教育的原则

(1)寻找腹泻原因。

(2)给予足够的液体或低渗 ORS 预防及纠正脱水。

(3)尽早恢复饮食,饮食调整的原则。

(4)观察腹泻及病情的转归,必要时及时就医。

2. 小儿腹泻需紧急就医的情况

(1)严重持续或反复腹泻,血性腹泻。

(2)婴幼儿拒饮食>6 小时,儿童拒绝饮食>8 小时。

(3)腹泻伴剧烈的腹痛,腹泻伴发热。

(4)出现中度至重度脱水的迹象,包括少尿、尿液深黄、唇和嘴干燥、哭泣无泪、嗜睡。

3. 家长应掌握以下原则预防腹泻

(1)注意个人卫生和环境卫生。

(2)提倡母乳喂养。

(3)积极防治营养不良。

(4)轮状病毒疫苗预防接种。

(5)合理应用抗生素以及轮状病毒疫苗的应用。

【基层儿科带教复习题】

单选题

1. 慢性腹泻的定义是( )。

A. 24 小时内排稀便或水样便至少 2 次,持续>3 周

B. 24 小时内排稀便或水样便至少 3 次,持续>3 周

C. 24 小时内排稀便或水样便至少 3 次,持续>4 周

D. 24 小时内排稀便或水样便至少 4 次,持续>3 周

E. 24 小时内排稀便或水样便至少 4 次,持续>4 周

2. 以下对腹泻病因的叙述不正确的是( )。

A. 小儿腹泻高峰为 6 至 8 月,主要病原为志贺菌

B. 小儿腹泻高峰为 10 至 12 月,主要病原为轮状病毒

C. 细菌性感染性胃肠炎:常见致泻性大肠埃希菌

D. 病毒性感染性胃肠炎:主要为轮状病毒

E. 急性水样泻:婴幼儿主要由轮状病毒引起,年长儿童主要由产毒性大肠埃希菌引起

3. 儿童腹泻 SOAP 的病史包括以下组成部分( )。

A. 年龄性别

B. 起病,病程,加重和缓解

C. 大便性状,大便次数和量,进水量和尿量,伴随症状

D. 诱发因素,食疗药疗及疗效史,生长发育

E. ABCD

4. 脱水评估最可靠的指标是(　　　)。

A. 精神差

B. 心率增快

C. 呼吸增快

D. 体重及尿量

E. 皮肤、黏膜干燥

5. 急性腹泻治疗的原则不包括(　　　)。

A. 积极补充水分,预防脱水;及时口服补液盐 ORS 纠正脱水

B. 及早口服含糖饮料及脂肪含量高的食物提供足够能量

C. 中重度腹泻纠正电解质、酸碱平衡紊乱,维持足够的循环容量

D. 尽早恢复进食

E. 治疗相关的共存疾病

6. 常见的慢性腹泻不包括(　　　)。

A. 肠炎后综合征

B. 功能性腹泻

C. 乳糖不耐受

D. 迁延性腹泻

E. 食物蛋白质过敏性结肠炎

(李　莎　刘晓坤　石应珊)

【参考文献】

1. 中华医学会儿科学分会消化学组,《中华儿科杂志》编辑委员会. 中国儿童急性感染性腹泻病临床实践指南. 中华儿科杂志. 2016, 54 (07): 483-488.

2. 王卫平,孙锟,常立文. 儿科学. 9 版. 北京:人民卫生出版社, 2019: 226-234.

3. CHEN J, WAN CM, GONG ST, et al. Chinese clinical practice guidelines for acute infectious diarrhea in children. World J Pediatr, 2018 14 (5): 429-436.

4. GUARINO A, ASHKENAZI S, GENDREL D, et al. European Society for Pediatric Gastroenterology, Hepatology, and Nutrition/European Society for Pediatric Infectious Diseases evidence-based guidelines for the management of acute gastroenteritis in children in Europe: update 2014. J Pediatr Gastroenterol Nutr 2014, 59: 132.

第九节 腹 痛

【基层临床实践要点】

1. 儿科腹部病史及检查步骤。
2. 儿科判断病情轻重,除外急症。
3. 儿外科急腹症征象。
4. 儿科器质性腹痛的报警征象。
5. 儿科急性腹痛的常见外科急腹症。
6. 儿科急性腹痛的常见消化道及非消化道原因及临床特征。
7. 儿科慢性腹痛的报警征象及常见病症。
8. 儿科慢性腹痛的常见病症及临床特征。
9. 小儿腹痛需紧急就医的情况。

【概述】

儿童腹痛是临床常见的主观症状之一,常常需要在门诊或急诊科评估。引起儿童腹痛的原因很多,多为腹腔脏器和组织的功能性或器质性病变所致,通常是自限性或轻度疾病,如胃肠炎、肠系膜淋巴结炎。但必须及时识别需要紧急治疗的危及生命的病因,如阑尾炎或肠梗阻。须注意腹外疾病引起的腹痛。根据不同病因予以及时处理和对症治疗。

【病因与发病机制】

1. **病因** 儿童腹痛的原因复杂繁多,按腹痛发作的病期可分为急性腹痛和慢性腹痛(>2个月);腹痛的急性发作可分为急腹症,内科疾病及腹外疾病(表4-21);根据腹痛的部位可区分和判断是属于腹内疾病还是腹外疾病或全身疾病(表4-22)。

表 4-21 腹痛的病因分类

急性腹痛	
急腹症	炎症:急性阑尾炎、急性化脓性胆囊炎、膈下脓肿
	梗阻:肠套叠、嵌顿性或绞窄性疝、阻塞性肠梗阻、大网膜扭转
	穿孔:胃、肠穿孔;脾、卵巢囊肿破裂;外伤
腹内疾病	炎症:胃肠炎、肝炎、肝脓肿、急性胰腺炎、急性肠系膜淋巴结炎、伤寒、痢疾、肾盂肾炎、腹膜炎
	梗阻:胆道蛔虫、胆结石、尿道结石、急性胃扩张、麻痹性肠梗阻、便秘
	痉挛:婴儿肠绞痛

腹外疾病	心肺疾病:急性心功能不全、急性心包炎、胸膜炎、肺炎、咽炎、急性出血性小肠炎
	血液病:溶血危象
	神经系统:腹型癫痫
	脊柱病变:结核、肿瘤
	过敏及免疫疾病:过敏性紫癜、风湿热
	代谢性疾病:卟啉病、尿毒症
	铅中毒
慢性腹痛	
急腹症	炎症:慢性阑尾炎、Meckel 憩室炎、慢性胰腺炎、肾盂肾炎
	梗阻:不完全肠旋转不良、十二指肠梗阻、肠粘连、食管裂孔疝
	囊肿扭转
腹内疾病	炎症:慢性肠炎、腹腔结核
	胃(十二指肠)溃疡
	肠寄生虫病:蛔虫、肠梨形鞭毛虫、鞭虫
	囊肿、肿瘤:胆总管囊肿、卵巢囊肿
腹外疾病	血液病:镰状细胞病
	脑 - 肠互动异常:功能性腹痛
	过敏及免疫相关病:风湿热、炎症性肠病
	乳糖酶缺乏

表 4-22　腹痛部位与疾病的关系

右上腹 肝、胆、膈下病变 右膈胸膜炎,肋间神经炎	中上腹 十二指肠、胃、胰腺、小肠炎、肠系膜淋巴结炎 心功能不全	左上腹 急性胰腺炎,脾肿大 左膈胸膜炎,左肋间神经炎
右腰部 右肾、输尿管疾病	脐周 小肠炎、肠蛔虫、新生儿肠痉挛、急性出血性坏死性肠炎、食物过敏、肠系膜淋巴结炎、结核腹膜炎、回肠远端憩室炎、溃疡性结肠炎	左腰部 左肾、输尿管疾病
右下腹 阑尾、回肠、疝、卵巢病变	弥漫性 / 不定位 腹膜、肠穿孔、大网膜病变 中毒、代谢、过敏、免疫相关病功能性腹痛、癫痫	左下腹 结肠、疝、卵巢病变

　　2. 发病机制　腹痛为主观感觉,与腹痛部位躯体感觉神经和自主神经受刺激有关。腹部的疼痛感受器对化学刺激和机械刺激产生反应,分内脏性腹痛和感应性腹痛。腹痛为主观感觉,与腹痛部位躯体感觉神经和自主神经受刺激有关。腹部的疼痛感受器对化学刺激和机械刺激产生反应。

　　(1)化学刺激:黏膜感受器主要对化学刺激起反应,如 P 物质、缓激肽、5- 羟色胺、组胺、前列腺素等,炎症或缺血时可释放出这些刺激物。

　　(2)机械刺激:典型的机械刺激是内脏的牵拉痛,包括膨胀、收缩、牵引、压迫及扭转。不同类型的刺激可共同作用而影响痛觉。

（3）内脏性腹痛特点及机制

1）因内脏的感觉纤维相对少而细，分布广泛，感受器形态多样，故单纯内脏性腹痛的特点是钝痛或绞痛，不伴皮肤感觉过敏或腹肌痉挛。

2）内脏性腹痛位置多在腹部中线附近，不局限、腹痛范围广；定位差，如肠痉挛、肠梗阻。

（4）感应性腹痛

1）表现为反射性疼痛或牵涉痛，常与内脏性腹痛同时或相继发生。

2）内脏病变使痛觉神经纤维受到刺激发生冲动，传导至体表感应区的脊髓段，引起体表感应性腹痛。

3）主要特点是痛觉较尖锐，伴皮肤感觉过敏和腹肌痉挛，定位较明确，常位于腹部两侧，如胆囊炎、阑尾炎。

【临床特点】

儿童腹痛的判断取决于起病急缓、病程、疼痛部位、腹痛特征及体征。

1. 病史

（1）年龄、性别、主诉。

（2）起病病程：起病急缓、病程、加重和缓解。

（3）腹痛特征：发作时间、与进食的关系、持续或间歇；尖锐痛、钝痛或绞痛；疼痛程度（0~10级）。

（4）伴随症状：发热、黄疸、呕吐、腹泻、腹胀、便血、黑便；尿频、尿急、尿痛；咳嗽、关节痛等。

（5）诱因及病因：进食改变、不洁饮食、创伤、旅行、疾病接触史等。

（6）过敏、食疗、用药及疗效。

（7）既往史、个人史、家族遗传史。

（8）相应的儿科特有的病史：生长史、发育史、疫苗接种史；小婴儿需要母亲的妊娠、分娩史，新生儿史。

2. 体格检查　观察一般情况，判断病情轻重，除外急症；解释临床表现的发生机制。

（1）重点在危急重症、急腹症、并发症的识别。

（2）一般情况及生命体征：精神、面容表情、姿势、体位、体温、心率、呼吸、血压。

（3）皮肤及黏膜：紫癜、黄疸。

（4）腹部检查：

1）视诊：有无腹式呼吸、肠型、膨隆、包块；腹股沟疝体征。

2）触诊：有无腹肌紧张、板状腹、压痛、反跳痛、包块。

3）叩诊：有无鼓音、肝浊音界消失、移动性浊音、双肾区叩痛。

4）听诊：肠鸣音减弱或亢进，气过水声。

5）头颈、五官、心、胸、肺、神经及其他系统。

3. 急性外科急腹症的症状及体征

（1）起病急骤，腹痛剧烈，疼痛持续超过3小时。

（2）面色苍白，哭闹并阵发性加剧，精神烦躁或萎靡。

（3）先腹痛，后呕吐、腹胀、不排便、不排气、肠鸣音亢进或减弱提示梗阻性疾病。

（4）腹肌紧张、板状腹、压痛、反跳痛。

4. 慢性腹痛的症状及体征 需掌握器质性腹痛的报警征象，以区别功能性和器质性腹痛。

（1）持续性脐周外腹痛（右、左上腹或右、左下腹、耻骨上、肋脊角）；夜间腹痛。

（2）吞咽困难、吞咽疼痛。

（3）持续呕吐或胆汁性、喷射性呕吐、胃肠道出血、脓血便。

（4）口腔溃疡、皮疹（湿疹、荨麻疹）、关节炎、直肠肛周病变。

（5）尿急、尿痛、血尿、肾区疼痛。

（6）体重下降、生长迟缓。

（7）不明原因发热、肝脾肿大。

（8）家族炎症性肠病（inflammatory bowel disease，IBD）、乳糜泻、消化性溃疡家族史。

5. 辅助检查

（1）轻度病毒性急性胃肠炎、便秘、婴儿肠绞痛等常见病症多不需做常规检查化验。

（2）根据病情选择以下相应辅助检查，腹痛常见的实验室和影像学检查如下。

1）实验室检查：血常规、C反应蛋白、大便常规及隐血试验、淀粉酶、脂肪酶、肝功能检查等。

2）影像学检查：腹部X线检查、腹部超声、腹部CT、上消化道造影、结肠灌肠对比X线造影等。

3）针对黄疸、胰腺炎、消化道溃疡、肾脏、结核的检查。

【诊断与鉴别诊断】

1. 腹痛的评估顺序

（1）有无危急重症。

（2）急性或慢性腹痛。

（3）外科性急腹症或内科性。

（4）腹内或腹外疾病。

（5）确定腹痛与疾病的关系。

2. 危急重症急腹症的识别（表4-23）

表4-23 急性腹痛的常见外科急腹症

急性阑尾炎	肠套叠	肠梗阻	肠扭转	腹股沟嵌顿疝
症状：起病恶心、呕吐、转移性右下腹疼痛，此后发热 体征：腹膜刺激征，右下腹麦氏点压痛、反跳痛、腹肌紧张或板状腹 检查：白细胞增高	常见4~10月龄婴儿 症状：突发间断剧烈腹痛、哭闹、屈膝收腹、面色苍白。疼痛间隔期表现正常。晚期精神萎靡、胆汁样呕吐（提示梗阻）和果酱样大便或血便 体征：右上腹触及腊肠样包块 检查：空气或钡剂灌肠可辅以诊疗	肠粘连可致肠梗阻 症状：腹痛、腹胀、呕吐、停止排便排气。腹部可见肠型及蠕动波，肠鸣音呈气过水声或减弱 检查：腹部X线片见肠充气和液平面	多发于新生儿胆汁样呕吐、腹胀、神志异常	无法安抚的烦躁哭闹、呕吐、腹胀、腹股沟坚硬肿块，有时皮肤表面有青紫色

3. 急性腹痛常见的消化道原因(表4-24)

表4-24 急性腹痛的常见消化道原因

急性胃肠炎	肠系膜淋巴结炎	便秘	肠蛔虫及胆道蛔虫症	腹型过敏性紫癜
症状:可出现严重腹痛。多有诱因。腹部弥漫性疼痛或隐痛,伴呕吐或腹泻,严重时可有发热 体征:腹胀但无腹肌紧张,肠鸣音多活跃 检查:白细胞增高	为回肠末端集合淋巴结的炎症,多见于学龄儿童 症状:发病前常有发热、上感、肠炎等。右下腹或脐周持续性或间歇性钝痛 体征:压痛范围大,肌紧张不明显 检查:腹部B超示肠系膜淋巴结肿大	是急性腹痛的常见原因 症状:左下腹或脐周的严重痉挛性腹痛。有案例,临床上高度怀疑阑尾炎,手术中发现是便秘	脐周阵发性绞痛,呈间歇性,缓解时腹部柔软。若蛔虫钻入胆道,引起胆总管括约肌痉挛,称胆道蛔虫症 症状:上腹部隐痛,阵发性加剧,剧痛时坐卧不安、辗转翻滚,呕吐(胆汁或虫体) 体征:剑突下固定深压痛,无肌紧张,并发胆道感染则有明显肌紧张 检查:腹部B超显示胆道扩张,并双光带或多光带回声。	多见学龄儿童 症状:突然发作性腹痛,脐部及脐周阵发性绞痛,常伴恶心、呕吐或便血 体征:腹软,脐周压痛,无反跳痛及肌紧张。腹痛剧烈而体征轻微是本病特征。若双下肢皮肤出现对称性紫癜,可做临床诊断

4. 急性腹痛常见的非消化道原因(表4-25)

表4-25 急性腹痛的常见非消化道原因

急性泌尿道感染	化脓性扁桃体炎	肺炎
2~5岁的儿童,有时发热和腹痛是唯一的症状。<2岁婴幼儿发热,食欲缺乏,精神欠佳需排除泌尿系统感染。>5岁年长儿可有与成人相同的尿频、尿急、尿痛典型症状	除发热、咽痛外,可伴腹痛的症状	尤其是肺下叶肺炎,可激惹膈肌导致腹痛

5. 慢性腹痛的常见病症(表4-26)

【治疗】

处理及治疗计划(plan,P)包括治疗、随访、转诊时机、病患教育。

1. 基层儿科腹痛的治疗原则

(1)识别危急重症、急腹症及并发症,适时转诊医院或专科医师。

(2)寻找病因,对症治因。

1)胃肠道梗阻:转诊。

2)胃肠道、胆道、泌尿道感染、化脓性扁桃体炎、肺炎等感染:抗感染治疗。

3)消化道溃疡:抗酸、抑酸、保护胃黏膜、抗 *Hp* 等。

4)胃食管反流病:消化道促动力、止吐。

5)腹泻:足够的液体或低渗 ORS 以预防及纠正脱水,尽早恢复饮食。

6)便秘:高纤维食物、通便等。

7)乳糖不耐受:治疗原发病。

8)寄生虫:驱虫治疗。

(3)家长教育。

表 4-26　慢性腹痛的常见病症

功能性腹痛	便秘	胃食管反流	消化道溃疡	炎症性肠病
症状:腹痛多在脐周围,或很难定位。没有警钟症状和体征 检查:大便潜血阴性。生长发育正常。如诊断明确,为解除家长焦虑,可做筛查化验如血象、血沉、C 反应蛋白、肝肾功能等。极少需要超声或 CT 几周或 1~2 月复诊,如体重增长正常,证实无严重问题	症状:腹痛多在左下腹或脐周围,为痉挛性,有时疼痛严重。大便呈球状,干硬,学龄前儿童往往延迟解便 体征:腹部触诊左下腹可有肿块感(大便)。肛检手指尖能触摸到硬便。严重者有大便失禁,肛检肛门括约肌张力低、松弛,肛门和内裤有便迹	常见,通常非病理性。少数婴儿出现提示 GERD 的症状 症状:易激惹、拒食、呕吐、夜咳、生长迟滞。幼儿和较大儿童可有上腹痛或弥漫性腹痛,餐后及夜间痛、烧灼感、反酸、声音嘶哑、吞咽困难、恶心、呕吐。有的伴咳嗽或哮喘	包括胃溃疡(GU)和十二指肠溃疡(DU)。婴儿期发病主要为继发性应激性溃疡症状:起病急、哭闹、拒食、呕吐、呕血、便血。幼儿期 GU 和 DU 发病率相当,反复脐周痛,进食后加重,可在夜间及清晨痛醒,反复呕吐,严重有呕血、便血。年长儿 DU 多见,脐周及上腹胀痛、烧灼感,饥饿时或夜间多发,严重时呕血、便血、贫血。少数患儿表现为无痛性黑便、晕厥	有溃疡性结肠炎(UC)和克罗恩病(CD)。UC 累及结肠,以黏膜层炎症为特征。CD 累及从口腔到肛门的整个消化道,以透明性炎症为特征。IBD 通常在儿童晚期或青春期起病 症状:腹痛(UC 多为左下腹隐痛或钝痛,CD 为右下腹绞痛或锐痛),腹胀、腹泻、大便呈黏液或脓血状,里急后重 体征:生长障碍;发热、乏力;肠外表现(口腔溃疡,杵状指/趾、皮疹、眼葡萄膜炎、黄疸或肝肿大,关节炎);肛周病变(肛门皮赘、肛裂、肛瘘) 检测:大便隐血阳性

【家庭教育】

1. 家庭教育

(1)患儿急性腹痛时,注意有无急腹症的症状:发热及面色苍白,剧痛及拒按,腹胀及呕吐,婴儿非生理性哭闹且阵发性加剧等,紧急送医及时救治。

(2)慢性腹痛观察是否脐周外持续痛、大便异常、生长迟缓等,家族史有 IBD 或消化道溃疡,是否需要转诊专科做进一步检查评估。

(3)家庭护理。

1)监测体温、呼吸、面色、进食、睡眠,腹痛状况,用药和疗效。

2)充分休息、补充水分、温热流食、半流食或软食。

3)平时注意均衡饮食,养成良好的卫生习惯,注意心理疏导。

4)按规定接种疫苗。

2. 儿童腹痛需紧急就医的情况

(1)高烧,呕吐>24 小时,频繁腹泻>24 小时。

(2)严重腹痛,右下腹疼痛。

(3)面色苍白、出汗、嗜睡或精神不振。

(4)活动明显减少,连续几个小时拒饮、拒食。

(5)腹股沟或睾丸疼痛。

(6)腹痛伴排尿困难、尿痛、尿频,提示感染。

(7)腹痛伴皮疹和发热。

(8)突发性间断性的严重腹痛、血样便、腹部膨隆及压痛,提示胃肠道梗阻。

【基层儿科带教复习题】

单选题

1. 在基层门诊评估腹痛的孩子,第一步应判断(　　)。

A. 有无腹痛

B. 腹痛为外科性急腹症或内科性

C. 有无危急状况

D. 腹内疾病还是腹外疾病

E. 确定腹痛与疾病的关系

2. 关于腹痛症状特征的描述不包括(　　)。

A. 发作时间,诱因,与进食关系

B. 持续性或间歇性腹痛

C. 尖锐痛,钝痛,或绞痛

D. 疼痛的程度 0~10 级

E. 用药及过敏史

3. 提示患儿有外科急腹症的症状是(　　)。

A. 起病急骤,腹痛剧烈,疼痛持续超过 3 小时

B. 面色苍白,哭闹并阵发性加剧,精神烦躁或萎靡

C. 先腹痛,后呕吐,腹胀,不排便、不排气,肠鸣音亢进或减弱提示梗阻性疾病

D. 腹肌紧张板状腹,压痛,反跳痛,肠鸣音亢进或减弱

E. ABCDE

4. 以下不属于外科急腹症的疾病是(　　)。

A. 肠套叠

B. 肠系膜淋巴结炎

C. 急性阑尾炎

D. 肠扭转

E. 肠梗阻

5. 最常见的急性腹痛的消化道原因是(　　)。

A. 肠系膜淋巴结炎

B. 急性胃肠炎

C. 便秘

D. 腹型过敏性紫癜

E. 肠蛔虫及胆道蛔虫症

6. 5 岁,间断性腹痛 3~4 周,腹痛似乎在饭后明显,持续十几分钟,有时腹痛时会哭。无夜间痛。无发热,无呕吐。大便次数,形状等信息不详。但有时孩子会手捂下腹,夹紧大腿

数分钟。食欲稍有减少。进食蔬菜和水果不多。体重增长良好。既往健康,母亲有肠易激综合征。体格检查:精神好,无病态。腹软,无压痛,左下腹触摸到块状物。首诊诊断为(　　)。

A. 炎性肠病
B. 功能性腹痛
C. 胃食管反流
D. 便秘
E. 消化道溃疡

(李　莎　刘晓坤　石应珊)

【参考文献】

1. BENNINGA MARC A., NURKO SAMUEL, FAURE CHRISTOPHE, 等 . 儿童功能性胃肠病罗马 Ⅳ 标准 . 中华儿科杂志 , 2017, 55 (1): 4-14.

2. 中华医学会儿科学分会消化学组 , 中华儿科杂志编委会 . 中国儿童功能性消化不良诊断和治疗共识 . 中华儿科杂志 , 50 (6): 423-424.

3. 廖清奎 . 儿科症状鉴别诊断学 . 3 版 . 北京 : 人民卫生出版社 , 2017.

4. REUST CE, WILLIAMS A. Acute Abdominal Pain in Children. Am Fam Physician, 2016, 93 (10): 830-6.

5. SMITH J, FOX SM. Pediatric Abdominal Pain: An Emergency Medicine Perspective. Emerg Med Clin North Am, 2016, 34 (2): 341-61.

6. BRODWALL A, GLAVIN K, LAGERLØV P. Parents'experience when their child has chronic abdominal pain: a qualitative study in Norway. BMJ Open, 2018, 8 (5): e021066.

第十节　便　秘

【基层临床实践要点】

1. 正常排便模式。
2. 功能性便秘的定义 / 诊断标准。
3. 功能性便秘与器质性便秘的鉴别诊断要点。
4. 功能性便秘的治疗。
5. 功能性便秘的预后。
6. 患者教育。

【正常排便模式】

便秘通常包括排便困难或排便次数减少。由于排便的次数会随生长发育而变化,所以需要先了解正常的排便模式。

1. 婴儿

(1)足月新生儿的第 1 次排便通常发生在出生后 36 小时内,但早产儿可能较晚排便;

90% 的正常新生儿在出生后 24 小时内排出胎粪。

(2)出生后第 1 周内,婴儿平均每日排便 4 次,不过具体取决于是母乳喂养还是配方奶喂养。母乳喂养婴儿在出生后数日内可能每日仅排便 1 次,之后排便频率通常随母乳产量增加而升高。

(3)出生后 3 个月内,排便频率受喂养方式及配方奶类型的影响:

1)母乳喂养婴儿平均每日排便 3 次。一些正常母乳喂养新生儿可能在每次喂养后排便,也可能每隔 7 日才排便 1 次。

2)配方奶喂养婴儿平均每日排便 2 次,但在不同配方奶喂养后存在差异。相比奶类配方奶,一些大豆配方奶喂养婴儿的大便往往更硬、排便次数更少,而水解酪蛋白配方奶喂养婴儿的大便更稀、排便次数更多。

2. 幼儿:到 2 岁时,平均每日排便次数降至 2 次以下。

3. 儿童:4 岁后,平均每日排便次数略多于 1 次。

4. 排便频率的总体趋势是随年龄增长而逐渐减少,这与胃肠传输时间的改变和结肠动力的模式逐渐变化有关。总胃肠传输时间在 1-3 月龄平均为 8.5 小时、在 4-24 月龄为 16 小时、在 3-13 岁为 26 小时、在青春期后为 30-48 小时。

【概述】

便秘是儿童的常见病,发病率从 0.7% 到 29.6% 不等,严重影响儿童身心健康和生活质量。便秘分为急性和慢性,急性便秘通常不超过 8 周,经过短期的处理可以缓解,不一定会持续。但如果超过 3 月,则称为慢性便秘,可能需要接受较长时间的轻泻药物治疗,以及强度更大、持续时间更长的行为支持治疗。在 1 岁及以上健康儿童中,95% 以上的便秘为功能性便秘,这种便秘在学龄前儿童中特别常见。

【临床特点】

便秘的主要表现是持续的排便困难,排便次数减少。功能性便秘虽然最多见,但仍需要排除解剖学或生化异常等其他疾病,这通过详细的病史采集和体格检查可以基本排除。但对于症状不典型或者按照功能性便秘积极治疗后仍无好转的患儿,应进行实验室和影像学等相关检查。

1. 病史

(1)年龄、性别、主诉。

(2)起病病程:起始及持续时间、加重和缓解。

(3)大便特征:软硬、粗细、颜色、每次排便量、排便规律。

(4)伴随症状:腹痛、发热、腹泻、便血、呕吐等。

(5)诱发因素:膳食结构变化、添加辅食、排便训练、入托入园等。

(6)过敏史、膳食结构及量、既往治疗用药及疗效。

(7)胎粪排出史、既往史、生长发育史、疫苗接种史、家族史。

2. 体格检查与辅助检查

观察患儿一般情况,排除需要尽快诊断和紧急处理的问题,比如牛奶蛋白过敏、甲状腺功能减退、先天性巨结肠、椎管闭合不全、骶尾部畸胎瘤、肠梗阻、铅中毒、婴儿肉毒中毒、乳糜泻和囊性纤维化。

(1)体格检查

1)重点检查腹部、生殖系统及神经系统,包括肛诊。

2)一般情况:观察面容、生长发育情况、精神状态、生命体征。

3)其他部位检查,比如心肺检查。

(2)辅助检查

1)大多数情况下不需要辅助检查,但如病史或体格检查发现异常,应进一步行辅助检查以明确诊断。

2)可能需要的实验室检查有:血糖、甲状腺功能、大便常规及隐血、血钙、血铅、维生素D、血电解质等。

3)可能需要的影像学检查有:腹部超声、泌尿系统超声、腹部立位 X 片、腹腔 CT、下消化道造影、肠镜等。

【诊断标准】

1. 这里说的诊断标准是指功能性便秘的诊断标准。目前最新的为罗马Ⅳ标准:以 4 岁为界,至少满足以下几点中的 2 点,持续一个月以上,可以称为功能性便秘:

(1)4 岁以内

1)排便每周 ≤ 2 次。

2)大便潴留。

3)排便痛或者大便硬。

4)大便粗。

5)直肠处有很大的大便粪块。

6)已经可以自己上厕所了的孩子,每周至少一次失禁。

7)已经可以自己上厕所了的孩子,大便太粗堵过厕所。

(2)4 岁以上

1)排便每周 ≤ 2 次。

2)每周至少一次失禁。

3)大便潴留或者强忍着憋着大便。

4)排便痛或者大便硬。

5)直肠处有很大的大便粪块。

6)大便太粗堵过厕所。

2. 婴儿排便困难(infant dyschezia)

(1)部分正常发育的婴儿,也会出现明显的排便费力,但排出的是软便,这种症状称为婴儿排便困难。

(2)主要表现:婴儿每次排便持续数分钟,伴尖叫、哭闹、因费力排便引起的面色发红或发青,这些症状通常持续 10~20 分钟,而每天可有数次排便。大多数情况下,这些症状在出生后第 1 个月就开始出现,持续 3~4 周后可自行缓解。

(3)诊断标准:年龄小于 9 月龄的婴儿必须同时满足以下 2 项条件。

1)在排出软便或未能成功排便前处于紧张和哭闹状态至少持续 10 分钟。

2)无其他健康问题。

【鉴别诊断】

在诊断功能性便秘前,需要排除不常见的器质性问题。

1. 提示有器质性问题的症状、体征和检查

(1)急性症状和体征

1)胎粪排出延迟(出生 48 小时后首次排出胎粪)。

2)小婴儿出现发热、呕吐或腹泻,尤其是有先天性巨结肠的危险因素(如唐氏综合征)或便秘史的。

3)直肠出血(除非是由肛裂引起)。

4)严重腹部膨隆。

(2)慢性症状和体征

1)便秘自出生时或婴儿早期即存在。

2)大便非常细。

3)尿失禁或膀胱疾病。

4)体重减轻或体重增加缓慢。

5)生长迟缓(例如身高百分位数降低)。

6)肠外症状(尤其是神经功能障碍)。

7)查体发现肛门直肠疾病表现,例如肛门异常(瘢痕、移位、扩张、瘘等)或骶尾部异常(小凹、毛发、脂肪瘤、臀裂偏斜等)。

8)查体时发现其它异常,如下肢肌力肌张力减弱、下肢腱反射异常等。

9)肛诊发现肛管紧,直肠狭窄,检查后大便有爆破性排出,或者肛门检查时极度恐惧(担心虐童)。

10)有先天性异常或综合征,例如泌尿生殖系统异常、唐氏综合征、甲状腺功能异常等。

11)有先天性巨结肠、唐氏综合征等家族史。

12)实验室检查有发现血糖、血钙、血铅、维生素 D 升高,血钾降低等异常。

2. 器质性便秘的可能的疾病

(1)肠道相关疾病:先天性巨结肠、肠梗阻(解剖性、功能性、假性、其它原因)、囊性纤维化、先天性巨结肠相关性小肠结肠炎、肛裂、牛奶蛋白过敏、炎症性肠病、肠神经发育不良、先天性肛门直肠畸形。

(2)肠外疾病:骶尾畸胎瘤、先天性肾脏和泌尿道异常、隐性脊柱裂、甲状腺功能减退、外伤、神经系统异常、乳糜泻、糖尿病、高钙血症、低钾血症、铅中毒、药物中毒、维生素 D 中毒、肉毒中毒、多发性内分泌腺瘤病、2B 型(MEN 2B)、性侵犯等。

【治疗】

功能性便秘的主要治疗包括药物治疗和非药物治疗两部分,器质性便秘主要是针对病因进行治疗。这里主要讲解功能性便秘的治疗。

1. 非药物治疗

(1)适量饮水和膳食纤维:目前研究发现,正常进行足量的液体(包括水、奶、食物中含水等液体总和)和足量纤维素摄入即可,多补并不能很好缓解便秘。

1)饮水建议:适量的补充水分有助于预防粪便干结。达不到每天正常需要量的水分摄入,不利于粪便排出,但过多的摄入只能增加排尿,并不能软化粪便和增加排便。具体的最低液体摄入量参考建议:体重 5kg 的婴儿,每日约 500ml;体重 10kg 的儿童,每日约 960ml;体重 15kg 的儿童,每日约 1 260ml;体重 20kg 的儿童,每日约 1 500ml。

2)纤维素摄入量的建议:膳食纤维具有吸收水分、软化大便、增加粪便量的作用。美国儿科学会建议,所有儿童的纤维素摄入量为每天 0.5g/kg(最大量为每天 35g)。膳食纤维主要存在于谷、薯、豆类、蔬菜及水果中,谷物食品含膳食纤维最多。谷类中含膳食纤维较多者为高粱米、玉米;蔬菜类为菠菜、韭菜、胡萝卜、茄子等;水果类为梨、桃、香蕉、柿子等;豆类为红小豆、芸豆及黄豆等。对于功能性便秘的儿童,根据不同年龄段、不同喜好等,提倡以谷类为主食,多食富含膳食纤维的食物。

(2)行为治疗及其他治疗:如果患儿是在刚上幼儿园的时期或者刚开始如厕训练的时期出现便秘,需要教育家长如何正确训练,具体方法如下。

1)每天在规定的时间到卫生间训练排便,让患儿坐在便盆上,便盆的高度要合适,双膝水平略高于臀部,双足着地以便于用力。

2)同时让婴幼儿学会排便用力,即呼气后屏气增加腹压来用力排便,协调肛门括约肌运动。

3)集中精力,不要摆弄玩具等分散注意力,反复训练,直至排出大便。

4)在训练刚开始,可能出现排便失败的现象,家长要坚定信心,不要训斥患儿,多进行耐心劝导,每次成功排出大便后,家属要给予鼓励。

5)每天坚持 2 次训练,一般选择早晨睡醒后和晚餐后 1 小时左右,每次训练时间 10 分钟左右,避免长时间坐便盆而产生疲劳和厌倦感。

6)根据经验,一般训练 2 周后,患儿均可成功,保持 1~2 次 / 天大便,并且无排便困难。

(3)需要提醒的是,针灸、顺势疗法、身心疗法、小儿推拿、瑜伽等,均无证据表明有效,不推荐用于便秘治疗。

2. 药物治疗

(1)第一阶段为清除肠道潴留粪便,达到减少肠道潴留的目的。

1)常用药物有开塞露和聚乙二醇 4000。当患儿排便疼痛,不能排出大便时,可以紧急使用开塞露帮助排便,但不建议长期使用,易产生依赖性。

2)也可以给大剂量聚乙二醇 4000 口服,建议剂量 1~1.5g/(kg·d),最多 6 天。

(2)第二阶段为维持治疗,药物长期使用稳定排便后,逐渐减少药物剂量,维持排便,防止再次出现便秘。在排出积压的大便后,应给予维持剂量的药物,时间会比较长,可能要数月甚至数年。常用药物:

1)乳果糖:1~2g/(kg·d),分成每日 2~3 次,最大剂量 60ml/d。乳果糖不被小肠吸收,长期使用时耐受性良好。但部分患儿可能出现乳果糖疗效随时间逐渐下降的情况,可能是由于结肠菌群对乳果糖的降解作用。而当乳果糖被结肠菌群代谢时,会发生包括胀气和痉挛性腹痛在内的副作用。

2)聚乙二醇 4000 : 由于其符合结肠生理功能,不影响营养吸收,又有不被吸收、不降解、不发酵、无毒性等特点,是目前国内外首先推荐的,可以长期使用,多项研究提示疗效优于乳果糖。一般剂量为 0.2~0.8g/(kg·d),可以尝试 0.4g/(kg·d),起始最大剂量 17g/d。可用水或果汁混合,不用奶类,并在 30 分钟内饮用完毕。不良反应常见的是腹泻、腹胀或肠胃胀气及腹痛。但这些症状往往较轻、为暂时的,会在减少剂量后缓解,安全性高。聚乙二醇虽为首选,但国内说明书规定 8 岁以上可以使用,且不超过 3 个月,应与家长详细沟通,获得家长同意后使用。

3)维持治疗应至少 2 个月,也可能会更久,比如数月甚至数年。通常建议一直要到便秘完全缓解(每日排成型软便一次,无疼痛费力,无憋便,无大便失禁等情况),以后再持续至少 1 个月。而且停用药物时,应逐渐减量,如发生便秘,应再次重新使用药物。另外,如果患儿正在如厕训练,建议等如厕训练完全完成后再考虑停药。

(3)第三阶段是停药观察,对于有反复的患儿要重新服用药物。

(4)其他药物:例如矿物油、镁乳(氢氧化镁)、番泻叶等,可以作为二线治疗选择。但不推荐益生菌,因目前研究仍有争议。

3. 治疗失败　家长和患儿依从性不佳是最常见的失败原因。用药治疗同时应配合非药物治疗方法,尤其是饮食调整。如遵医嘱积极治疗后仍然便秘,应转上级医院进一步详细检查,排除器质性问题。

4. 其他治疗　灌肠是利用等渗液体清除肠道内潴留的粪便,达到清洁肠管、促进肠蠕动、促进排便的目的。常用的灌肠液体有等渗盐水或磷酸二氢钠。可以用于药物清除潴留粪便效果差时。针对难治性功能性便秘,除灌肠外,还可以考虑手术治疗、电刺激、粪便移植等其它方法。需要交给专科医生评估,专科医生与家长沟通决定。

5. 婴儿排便困难的治疗　应注重家长教育,本病与患儿用力排便时不能放松盆底肌肉有关。此种协调功能会随着生长发育而逐步完善。所以,为了鼓励婴儿学习排便,应避免刺激直肠,因会产生不良的体验。婴儿排便困难并不需要轻泻剂治疗。

【预后】

早诊断早治疗,预后会更好,反之则需要治疗时间更长,预后更差。目前数据有差异,部分研究数据显示,50% 的患儿在 6~12 个月的治疗后可以脱离药物,50% 的患儿在 5 年后完全恢复,80% 的患儿在 10 年后完全恢复。也有数据提示,1/3 的便秘患儿成年后依然会便秘。

【家庭教育】

儿童慢性便秘会让家长焦虑,若未规范治疗,可能会尝试偏方在内的多种治疗方法,有害而无益。应早诊断,早治疗,规范用药,积极随访。药物治疗很重要,应同时进行饮食调整,给予充足的液体和膳食纤维,并配合行为治疗。家长要有长期战斗的准备,不过该病的预后整体是很好的,只有少数为罕见病因。

【基层儿科带教复习题】

单选题

1. 以下那种排便方式是不正常的(　　　)。

A. 2 个月大,纯母乳喂养,每次喝母乳后都排便

B. 2 个月大,纯母乳喂养,7 天排便一次,软便且无腹痛

C. 足月儿24小时才第1次排便

D. 早产儿36小时才第1次排便

E. 足月儿48小时才第1次排便

2. 以下哪项不属于功能性便秘的诊断标准（　　　）。

A. 排便每周小于等于2次　　　　　　　B. 每周至少一次失禁

C. 大便潴留或者强忍着憋着大便　　　　D. 排便痛或者大便硬

E. 大便太干导致便血

3. 以下哪项不是提示便秘可能有器质性问题的症状（　　　）。

A. 胎粪排出延迟（出生48小时后首次排出胎粪）

B. 大便失禁

C. 体重减轻或体重增加缓慢

D. 生长迟缓（例如身高百分位数降低）

E. 便秘自出生时或婴儿早期即存在

4. 以下哪项不是提示便秘可能有器质性问题的体征（　　　）。

A. 查体发现肛门异常（瘢痕、移位、扩张、瘘等）

B. 查体发现骶尾部异常（小凹,毛发,脂肪瘤,臀裂偏斜等）

C. 查体时发现肛裂

D. 查体时发现肢肌力肌张力减弱、下肢腱反射异常等

E. 肛诊发现肛管紧,直肠狭窄,检查后大便有爆破性排出

5. 以下哪项不是功能性便秘的维持治疗的用药选择（　　　）。

A. 乳果糖,1g/（kg·d）

B. 乳果糖,2g/（kg·d）

C. 聚乙二醇PEG,0.4g/（kg·d）

D. 聚乙二醇PEG,0.8g/（kg·d）

E. 益生菌

6. 以下哪项是功能性便秘治疗失败的最常见原因（　　　）。

A. 家长和患儿依从性不佳

B. 药物选择错误

C. 过分依赖非药物治疗

D. 大夫水平不够

E. 器质性病变

（王师尧　王龙廷）

【参考文献】

1. Di Lorenzo C. Pediatric anorectal disorders. Gastroenterol Clin North Am 2001; 30: 269.

2. Fontana M, Bianchi C, Cataldo F, et al. Bowel frequency in healthy children. Acta Paediatr Scand 1989; 78: 682.

3. Hyams JS, Treem WR, Etienne NL, et al. Effect of infant formula on stool characteristics of young infants. Pediatrics 1995; 95: 50.

4. Ben Hertog J, van Leengoed E, Kolk F, et al. The defecation pattern of healthy term infants up to the age of 3 months. Arch Dis Child Fetal Neonatal Ed 2012; 97: F465.

5. 白玉作，儿童功能性便秘的肠道管理. 中华实用儿科临床杂志. 2014, 29 (23): 1774-1776.

6. 耿岚岚（译），龚四堂（审校），儿童功能性胃肠病罗马Ⅳ标准. 中华儿科杂志. 2017, 55 (1): 4-14.

7. Leung AK, Chan PY, Cho HY. Constipation in children. Am Fam Physician 1996; 54: 611.

8. Tabbers MM, DiLorenzo C, Berger MY, et al. Evaluation and treatment of functional constipation in infants and children: evidence-based recommendations from ESPGHAN and NASPGHAN. J Pediatr Gastroenterol Nutr 2014; 58: 258.

9. Hellerstein S. Fluid and electrolytes: clinical aspects. Pediatr Rev 1993; 14: 103.

10. Tabbers MM, DiLorenzo C, Berger MY, et al. European Society for Pediatric Gastroenterology, Hepatology, and Nutrition; North American Society for Pediatric Gastroenterology. Evaluation and treatment of functional constipation in infants and children: evidence-based recommendations from ESPGHAN and NASPGHAN. J Pediatr Gastroenterol Nutr. 2014; 58: 258-274.

11. Southwell BR. Treatment of childhood constipation: a synthesis of systematic reviews and meta-analyses. Expert Rev Gastroenterol Hepatol. 2020; 14: 163-174.

12. David T, Mariusz G, Carol J, et al. Challenging the view that lack of fibre causes childhood constipation. Arch Dis Child. 2020; 105 (9): 864–868.

第十一节　惊　厥

【基层临床实践要点】

1. 惊厥与抽动鉴别。
2. 热性惊厥临床评估的病史及体格检查流程。
3. 热性惊厥及惊厥持续状态的诊断标准。
4. 单纯性和复杂性热性惊厥的特征和鉴别要点。
5. 热性惊厥复发的危险因素。
6. 继发癫痫的主要危险因素。
7. 热性惊厥发作期的护理原则。
8. 热性惊厥抗惊厥药物的治疗指征。

【概述】

癫痫（epilepsy）是指阵发性、反复性大脑神经元的异常过度或同步化的放电引起相应的症状和体征。癫痫发作（epilepsy seizure）则是癫痫的临床表现。惊厥（convulsion）用来描述以肌肉抽搐为主的临床表现，很多类型的癫痫发作并无惊厥表现（如失神发作、失张力发作、以精神症状为主的局灶性发作）；而惊厥也并非都是癫痫发作（如破伤风的角弓反张，低钙惊厥）。

惊厥根据发作时是否伴有发热分为无热惊厥和热性惊厥。无热惊厥病因多样化,与癫痫有较大的相关性,易反复发作。热性惊厥是婴幼儿最常见的神经系统疾病。

热性惊厥(febrile seizure,FS)多发生在 6 月龄 ~5 岁间,终止发作年龄可到 7~8 岁。伴随发热(肛温 ≥ 38.5℃,腋温 ≥ 38℃)的惊厥发作,无中枢神经系统感染证据及导致惊厥的其他原因,既往也没有无热惊厥史。儿童期患病率约为 3%~5%。多呈良性发作,将来发展为癫痫的风险较低。

【病因与危险因素】

1. **病因**　热性惊厥具有明显的年龄依赖性及家族遗传倾向。

2. **发病机制**　尚不明确,可能与尚未发育完全成熟的神经系统较易受发热影响及潜在的遗传易感性有关。

3. **最常见的危险因素**　年龄、高热、病毒和细菌感染、近期疫苗接种和热性惊厥家族史。病毒感染是主要原因。

【临床特点】

热性惊厥的临床特点从发病年龄、惊厥特征、体征、家族遗传史等多方面考虑。

1. **病史**

(1)年龄、性别、主诉。

(2)起病病程:起病急缓、病程、加重和缓解。

(3)惊厥特征:先兆、发热程度、抽搐形式、持续时间、发作频率、间歇性或周期性。

(4)伴随症状

1)发热、鼻塞、鼻溢、咳嗽、咽痛、腹痛、呕吐、腹泻。

2)哭闹、意识障碍、大小便功能障碍、麻木、肌张力改变、不自主运动、平衡障碍、肢体协调障碍。

(5)诱发因素:近期病毒感染、细菌感染、服药、旅行、疾病接触、疫苗接种等。

(6)神经系统有关的疾病:如脑炎、脑膜炎、腮腺炎、水痘、中耳炎等。

(7)过敏、用药及疗效。

(8)手术外伤史。

(9)既往史、个人史、家族遗传史。

(10)相应的儿科特有的病史:生长史、发育史、疫苗接种史;小婴儿需要母亲的妊娠、分娩史,新生儿史。

2. **体格检查**　观察一般情况,判断病情轻重,除外急重症;解释临床表现的发生机制。

全身体格检查和神经系统检查应包括以下内容。

(1)一般情况:精神状态、面色、皮肤颜色、体温、四肢循环。

(2)生命体征:体温、心率、呼吸、血压;FS 通常良好。

(3)意识水平:FS 发作后嗜睡通常在 5~10 分钟内缓解。

(4)神经系统检查:存在下述体征应考虑是否存在中枢神经系统感染。

1)严重的全身感染或存在潜在的神经系统结构异常。

2）是否存在脑膜刺激征。

3）囟门是否紧张或凸出。

4）肌张力、肌力或自主运动是否异常或双侧不对等。

5）肌肉萎缩、平衡障碍、或肢体协调障碍。

（5）其他体格检查：皮肤黏膜、头颈、五官、心、胸、肺、腹及其他系统等。

3. 辅助检查 用于明确发热的病因，排除引起惊厥的其他疾病，评估复发及继发癫痫的可能性，为治疗提供依据，应根据病情选择以下相应辅助检查。

（1）实验室检查

1）单纯性 FS 实验室检查异常率很低。

2）有异常病史或体格检查时选择性查血常规、血生化、血清电解质、血糖、血钙、尿及粪常规。

3）若已决定行腰椎穿刺，应查血培养和血糖。

4）以下情况推荐腰椎穿刺脑脊液检查。

①原因未明的嗜睡、呕吐、脑膜刺激征或病理征阳性。

② 6~12 月龄未接种流感疫苗、肺炎链球菌疫苗或预防接种史不详者。

③已使用抗生素治疗，特别是＜18 月龄者，此年龄段患脑膜炎或脑炎症状和体征不典型且抗生素治疗可掩盖脑膜炎或脑炎症状。

④密切观察复杂性 FS 患儿，必要时行脑脊液检查，以除外中枢神经系统感染。

（2）脑电图检查

1）单纯性热性惊厥：神经系统健康无需常规脑电图检查。

2）复杂性热性惊厥：是否需做脑电图取决于临床判断。惊厥发作次数多，发作时间较长或局灶性发作，神经系统发育异常或检查有异常，一级亲属有特发性癫痫病史需考虑。

3）脑电图检查的最佳时机尚不明确，推荐在热退至少 1 周后检查。

（3）神经影像学检查：单纯性热性惊厥患儿不需影像学检查。复杂性热性惊厥患儿的颅内病变发生率也非常低，不推荐作为常规检查。

1）紧急增强 CT 或 MRI：神经系统检查异常，存在神经系统定位体征，或有颅内压升高的症状体征。

2）高分辨 MRI：头围异常，皮肤异常色素斑，局灶性神经体征或持续时间较长的热性惊厥患儿，神经系统发育缺陷或惊厥发作后神经系统异常持续数小时。

3）磁共振成像 MRI 较 CT 敏感，但检查时间相对较长，对镇静要求高。

4）FS 持续状态急性期可能出现海马肿胀，远期可能引起海马萎缩和可能导致颞叶癫痫，必要时应复查头颅 MRI。

【诊断与鉴别诊断】

评估与诊断（assessment，A）包括疾病诊断及鉴别诊断、症状、原因或原因待查、并发病等。

1. 热性惊厥临床诊断标准

（1）在一次热程中（肛温 ≥ 38.5℃，腋温体温 ≥ 38℃）出现惊厥发作，通常发生在发热 24

小时内。

(2)儿童年龄多在6月龄~5岁。

(3)无中枢神经系统感染证据。

(4)无可能导致惊厥的其他原因。

(5)既往没有无热惊厥史。

2. 热性惊厥是临床排除性诊断 有典型病史及体格检查,无局部定位体征,多无需行诊断性检查。病史采集需注重对基础发热性疾病的评估,儿童患严重感染,或潜在结构异常的风险,包括以下特性。

(1)惊厥发作的特征,持续时间和是否存在局部特性。

(2)免疫状态的评估。

(3)惊厥发作的个人史或家族史。

(4)神经系统问题或发育迟缓史。

3. 儿童<2月龄需特别注重

(1)脑膜炎的体征和症状可能不典型。

(2)行腰椎穿刺的指征应放宽。

(3)特别是未及时按程序接种B型流感嗜血杆菌、肺炎链球菌疫苗或无法确认接种状态。

4. 热性惊厥分型 热性惊厥分为单纯性和复杂性两种类型(表4-27)。单纯性和复杂性热性惊厥的区分对预测预后具有意义,大多数研究表明,复杂性热性惊厥患儿复发的风险更高,日后发生无热惊厥的风险也略高。热性惊厥发作后会出现一过性轻偏瘫(Todd's麻痹),多见于复杂性或局灶性发作,发生率0.4%~2%。

表4-27 单纯性和复杂性热性惊厥

	单纯性热性惊厥	复杂性热性惊厥
发病率	约占FS的70%~80% 发作年龄多为6月龄~5岁	约占FS的20%~30% 发作年龄多为<6月龄或≥5岁
持续时间	<15分钟,中位持续时间3~4分钟 24小时内或同一热性病程中不复发	≥15分钟 24小时内或同一热性病程中发作≥2次
特征表现	最常见的发作类型为全面强直阵挛性发作,也可见失张力发作和强直发作	发作形式多样,可为局灶性或全面性发作 初始可为单纯性,随后出现复杂性,大多数患儿首次发作即为复杂性。发作前后可有神经系统异常表现,更可能存在发育异常

5. 热性惊厥持续状态(febrile status epilepticus,FSE)

(1)持续性发作或间歇性发作但发作间期神志未恢复,持续≥30分钟。

(2)闭眼深呼吸提示发作结束。抽搐动作停止,但双眼持续睁开并偏斜,可能仍在发作状态。

(3)根据发作初期的临床特征可能难以区分FS与脑膜炎所致发热患儿的惊厥发作持续状态,需更谨慎地考虑是否进行腰椎穿刺。

6. 复发的热性惊厥　约 1/3 的患儿在儿童早期出现,90% 的复发出现在首次热性惊厥发作后 2 年内。具有下述所有 4 种因素的患儿出现热性惊厥复发的可能性 ≥70%,远高于无这些因素的患儿(≤20%)。FS 复发的危险因素如下。

(1)首次惊厥发作年龄,复发率在<1 岁患儿高达 50%~65%,≥12 月龄者约为 30%。

(2)低热时出现惊厥。

(3)发热开始后<1 小时出现首次惊厥发作。

(4)一级亲属中有热性惊厥家族史。

(5)其他:局灶性发作,发作时间 ≥15 分钟,首次癫痫发作时有发育异常。

7. 鉴别诊断　惊厥发生最重要的是排除其他情况;热性惊厥通常发生在发热的 24 小时内,如惊厥发生在发热后 ≥3d 者,需除外其他原因,鉴别诊断包括:

(1)寒战:寒战表现为关节周围的节律性细微振动,很少累及面部肌肉或呼吸肌。寒战常同时累及身体双侧,且不伴意识丧失。

(2)中枢神经系统感染:患儿出现发热、抽搐、意识改变和瘀点,主要考虑脑膜炎或脑炎引起癫痫发作。

(3)其他:中毒性脑病、代谢紊乱、急性中毒或遗传代谢病等其他病因所致的惊厥发作。

【治疗】

FS 的治疗分为急性发作期、间歇性预防及长期预防治疗。根据患儿个体情况和家长意愿进行综合评估和选择。

1. 急性期治疗

(1)发作期护理:如果患儿呼吸正常,需确保其安全。

1)患儿放在地板上,并清除附近的物体,防止跌落或受伤。

2)松开头部或颈部周围的紧身衣物,保持呼吸道通畅,避免窒息。

3)请勿将手指或任何东西放在患儿嘴里,或尝试限制抽搐。

4)如果患儿呕吐,请将头偏向一侧或侧卧位。

5)勿按压或摇晃刺激患儿,忌掐人中或撬牙关。

6)观察生命体征、心肺功能,必要时吸氧、建立静脉通路监测。

(2)抗惊厥药治疗

1)大部分热性惊厥评估时已自行停止,并迅速恢复至正常的基线水平。不需药物治疗,积极退热。

2)仔细监测患儿的呼吸及循环状况,如出现通气不足状况,应给予通气支持。

3)FS 发作持续>5 分钟,需药物止惊。

4)首选静脉缓慢注射地西泮(diazepam)0.3~0.5mg/kg(≤10mg/ 次)。推注速度 1~2mg/min,推注过程中发作终止即停止推注。若 5 分钟后发作仍未控制或控制后复发,可重复一剂;如仍不能控制,按惊厥持续状态处理。地西泮推注速度过快可出现抑制呼吸、心率和血压下降等不良反应。

5)还未建立静脉通道者,可肌注咪达唑仑 0.3mg/kg(≤10mg/ 次),或 10% 的水合氯醛溶液 0.5ml/kg 灌肠,也可止惊。

（3）热性惊厥持续状态

1）快速建立静脉通路，静脉用药积极止惊。

2）积极退热。

3）处理发热和惊厥的原因。

2. 间歇性预防治疗

（1）指征：频繁惊厥发作≥3次/6个月或>4次/年；惊厥持续状态需止惊药终止发作。

（2）发热初始口服地西泮，每8小时口服0.3mg/kg。

（3）建议转诊儿科神经专科评估。

3. 长期预防治疗

（1）出现发热迹象时给予退热剂，不能预防热性惊厥的复发。

（2）基于治疗的风险和益处，单纯性热性惊厥预后良好，不推荐预防性持续性或间断性抗癫痫治疗。

（3）FS持续状态，复杂性FS，具有复发或存在继发癫痫高风险，建议转诊儿科神经专科评估。

4. 疫苗与预防接种：FS不是儿童预防接种的禁忌。

【预后】

1. 多数热性惊厥患儿预后良好

2. 神经系统结局 很少出现神经系统后遗症、神经功能障碍、智力障碍和行为异常。

3. 继发癫痫

（1）概率：癫痫患儿10%~15%既往有FS史；单纯性FS 1.0%~1.5%继发癫痫，仅比一般儿童的癫痫发病率略高；复杂性FS 4.0%~15.0%继发癫痫。

（2）主要危险因素：复杂性FS；神经系统发育异常；一级亲属有特发性或遗传性癫痫病史；惊厥发作前发热时间短，FS发作次数多。

【基层儿科带教复习题】

单选题

1. 关于单纯性热性惊厥，以下描述不正确的是（   ）。

A. 常见于6月龄~5岁儿童，尤其是3岁以下儿童

B. 持续时间<15分钟，中位时间为3~4分钟

C. 可伴有不同程度的意识障碍

D. 惊厥的典型表现为全身强直阵挛性发作

E. 24小时内或同一热性病程中不复发

2. 关于复杂性热性惊厥，以下描述不正确的是（   ）。

A. 约占热性惊厥的20%~30%

B. 持续时间≥30分钟

C. 发作年龄多为<6月龄或≥5岁

D. 24小时内或同一热性病程中可复发

E. 发作形式多样，可为局灶性发作

3. 全面叙述中枢神经系统感染的神经系统检查的选项是（　　　）。

A. 严重的全身感染或潜在结构异常

B. 脑膜刺激征，囟门紧张或凸出

C 肌张力、肌力或自主运动存在局部差异

D. 肌肉萎缩，平衡障碍或肢体协调障碍

E. ABCD

4. 热性惊厥复发的危险因素不包括（　　　）。

A. 首次发作年龄小于 1 岁

B. 一级亲属中有热性惊厥病史

C. 在低热时发生惊厥

D. 发作时间 >15 分钟

E. 全面强直 - 阵挛性发作

5. 热性惊厥发作期护理不包括（　　　）。

A. 患儿平卧头偏向一侧或侧卧位

B. 保持呼吸道通畅，避免窒息

C. 将手指插入患儿口腔内防止自咬伤

D. 防止跌落或受伤

E. 勿按压或摇晃刺激患儿，忌掐人中或撬牙关

6. 抗惊厥药治疗指征是热性惊厥发作持续时间长于（　　　）。

A. 5 分钟

B. 10 分钟

C. 15 分钟

D. 20 分钟

E. 25 分钟

（沙　彬　石应珊）

【参考文献】

1. 中华医学会儿科学分会神经学组 . 热性惊厥诊断治疗与管理专家共识 (2017 实用版). 中华实用儿科临床杂志 , 2017, 32 (18): 1379~1382.

2. 王卫平 , 孙锟 , 常立文 . 儿科学 . 9 版 . 北京 : 人民卫生出版社 , 2019: 376-377.

3. Baumann RJ, Duffner PK. Treatment of children with simple febrile seizures: the AAP practice parameter. American Academy of Pediatrics. Pediatr Neurol, 2000, J23 (1): 11-7.

4. WHELAN H, HARMELINK M, CHOU E, et al. Complex febrile seizures-A systematic review, Dis Mon, 2017, 63 (1): 5-23.

5. AUVIN S, ANTONIOS M, BENOIST G, et al. Evaluating a child after a febrile seizure: Insights on three important issues. Arch Pediatr, 2017, 24 (11): 1137-1146.

6. PATTERSON JL, CARAPETIAN SA, HAGEMAN JR, et al. Febrile seizures. Pediatr Ann, 2013, 42 (12): 249-254.

第十二节 皮 疹

【基层临床实践要点】

1. 皮疹的类型和特征。
2. 皮疹病史及检查步骤。
3. 新生儿最常见的面部皮疹特点。
4. 儿童常见感染性皮疹的特点及鉴别。
5. 儿童常见非感染性皮疹的特点及鉴别。
6. 幼儿急疹的临床特征及治疗原则。
7. 湿疹的临床特征及治疗原则。
8. 猩红热的临床特征及治疗原则。

【概述】

1. 皮疹类型

(1)斑疹及斑片：不高出皮面,局部颜色改变；直径<1cm 为斑疹,如小咖啡斑；直径≥1cm 为斑片,如白癜风。

(2)丘疹及斑块：高出皮面,局限性的浅表的隆起性损害；直径<1cm 为丘疹,如初起毛囊炎；直径≥1cm 为斑块,可由单个丘疹扩大,或者多个丘疹融合所致。

(3)斑丘疹：介于丘疹和斑疹之间的状态,轻微突出但不是很明显的,可以称为斑丘疹。如新生儿毒性红斑。

(4)结节：可以达到真皮甚至真皮下的实质性损害,不一定高出皮面,通常需要触诊,直径≥1cm,如疣、结节性红斑、毛母质瘤。

(5)风团：速来速退,大小不一,不规则的红色斑块,真皮浅层水肿,如荨麻疹。

(6)水疱和大疱：局限性,高出皮面,壁薄疱状的含液体的腔隙性损害,直径<1cm 为水疱；直径≥1cm 为大疱。

(7)囊肿：为深在性的囊样损害(需要与结节鉴别),不一定高出皮面,含黏稠分泌物、液体或者细胞成分。

(8)脓肿：多高出皮面、壁厚、内含脓性分泌物。

2. 皮疹特征

(1)皮疹性状：干性、湿性。

(2)皮疹颜色：皮色红、白、黑、咖啡色等。

(3)皮感：痒、痛。

3. 继发性改变
表皮糜烂、渗出、结痂、脱屑、擦破、皮肤裂隙、萎缩。

【病因】

1. 儿童非感染性皮疹(表4-28)

表4-28　儿童常见非感染性皮疹

新生儿皮疹	儿童和青少年皮疹	皮肤色素改变
新生儿毒性红斑	痤疮	色素减退痣
新生儿暂时性脓疱型黑变病	脂溢性皮炎	色素减退斑
新生儿及婴幼儿及皮疹	特应性皮炎(湿疹)	炎症后色素减退斑
尿布疹	汗疹(痱子)	炎症后皮肤色素沉着斑
粟丘疹	血管性或色素性胎记,血管瘤	贫血痣
痤疮	接触性皮炎	白癜风
脂溢性皮炎	虫咬性皮炎	药物,化学物质接触反应
特应性皮炎(湿疹)	丘疹性荨麻疹	
汗疹(痱子)	急性荨麻疹(风疹块)	
血管性疾病	药物或疫苗接种性皮炎	
色素性疾病	玫瑰糠疹	

2. 儿童感染性皮疹(表4-29)

表4-29　儿童常见感染性皮疹

病毒感染	细菌感染	真菌感染	其他感染
幼儿急疹	猩红热	念珠菌感染	支原体
风疹	脓疱疮	其他真菌感染	梅毒
麻疹	毛囊炎、疖	头癣	寄生虫
传染性单核细胞增多症	蜂窝织炎	体癣	
肠道病毒	脓肿	足癣	
手足口病		甲癣	
水痘		花斑癣	

【临床特点】

1. 皮肤病病史与检查步骤

(1)皮肤病病史带图问诊:完善的病史,清晰的照片,才能帮助评估及诊断。

1)年龄、性别、主诉。

2)起病病程:起病急缓,持续时间(天、月、年),病情变化、增多、消退、反复出现。

3)诱发因素:饮食、药和其他物品接触史;动物、虫咬暴露史。

4)皮疹部位:头皮、脸、胸背部、四肢、全身。

5)皮疹类型:丘疹、斑疹、疱疹、结节。

6)皮疹特征:独立、散在或融合,干湿、颜色、皮感痒、痛。

7)伴随症状:皮疹出现于发热前或后,咽炎、腹痛、关节痛、便血、尿血、淋巴结炎、皮下结节。

8）用药和反应。

9）其他病史：过敏史、既往史、个人史、家族遗传史、生长发育史、疫苗接种史。

（2）指导家长如何向医生咨询皮肤问题

1）皮疹部位。

2）持续时间。

3）如何进展。

4）伴随症状，如痒、痛。

5）诱因。

6）用药及效果。

7）其他相关问题。

8）清晰的照片。

2. 体格检查

（1）重点在危急重症的识别：重症感染、重症黄疸等。

（2）一般情况及生命体征。

（3）皮疹部位、类型、形态、颜色、皮感。

（4）皮下结节、包块。

（5）眼、耳、鼻、咽喉、胸部、心肺、神经系统。

（6）医生或家长拍摄图片包括全身体现分布特点和局部体现皮疹。

3. 辅助检查

根据病史和症状，皮疹多不需要做常规检查化验；根据病情选择以下相应辅助检查。

（1）血常规和分类，ESR、C 反应蛋白、TB 筛查等。

（2）血清学检测：莱姆病、梅毒、系统性红斑狼疮。

（3）细菌感染：皮肤刮屑、细菌培养、B 超等。

（4）猩红热：咽拭子、咽培养或抗原检测。

（5）真菌感染：KOH 准备菌丝检查，真菌培养，木灯检查（wood lamp exam）。

（6）紫癜：PT、PTT、血小板等。

（7）荨麻疹和过敏反应：IgE 抗体、皮肤过敏试验、IgE 介导的放射变态吸附试验。

（8）血管性水肿：C1 酯酶抑制剂、C3、C4。

（9）川崎病：心电图、超声心动图。

（10）皮肤活检。

【诊断与鉴别诊断】

1. 临床评估 皮疹可按以下顺序评估。

（1）有无危急重症，重症感染，黄疸等。

（2）鉴别急性或慢性。

（3）鉴别非感染性及感染性皮疹。

（4）识别病因。

2. 鉴别细菌、病毒和过敏性皮疹(表 4-30)

表 4-30 细菌、病毒和过敏性皮疹的鉴别

细菌性	病毒性	过敏性
红、肿、热、痛,扩展期色红边界不清;消退期色暗红,边界清楚。抵抗力强可自行消退,但在进展期大多需要抗生素。被毒虫叮咬也会红、肿、热、痛,早期难分辨	多不痛不痒,或微痛微痒,皮疹多样化。没有并发症,多在 1~2 周自愈,不需要特殊治疗	痒为特征,可有诱因如进食或接触物品。典型急性为荨麻疹及变应性接触性皮炎,慢性反复干痒皮疹为湿疹。寻找和避免诱因最为重要,对症、抗组胺药、局部激素或严重时口服激素

【新生儿婴儿常见皮肤疾病的诊疗】

1. 丘疹性水疱性脓疱性疾病(表 4-31)

表 4-31 丘疹性水疱性脓疱性疾病

皮肤疾病	皮肤疾病特点	治疗
新生儿 毒性红斑 	近半数新生儿出现的良性皮疹,常在出生后的第 2~5 天出现, 5~7 天或两周内自行消退。皮疹为红斑,红斑中间有黄白色丘疹凸起	自愈,不需治疗
暂时性脓疱型黑变病	良性皮疹,病因不明,皮损位于头面部、颈、躯干,脓疱或水疱、脓疱疹,脓疱破裂后,呈褐色斑疹痂,周围领口状鳞屑,中心色素沉着,可持续数周至数月,无全身症状	自愈,不需治疗
新生儿痤疮 目前称新生儿头部脓疱病 	母亲体内雄激素刺激孩子皮脂腺增生所致。见于约 20% 的婴儿,多在生后 3 周左右出现。红色斑丘疹,面颊、下颚、前额多见。常在 4 个月内自行消退,不留瘢痕。婴儿痤疮于 3~4 月龄发病,可持续至 3 岁	避免外源性油剂和乳液。不需额外治疗。降低室温,宽松衣服,重者外用 2% 的酮康唑乳膏或氢化可的松乳膏每日 2 次

皮肤疾病	皮肤疾病特点	治疗
特应性皮炎	儿童最常见的皮炎,患病率近20%。多在2岁内。分布具有年龄阶段性:婴儿期以头、面、躯干、四肢伸侧为主;儿童期以屈侧皮肤为主;青少年以手足为主。反复发生的干性皮肤伴剧痒;可因空气干燥、温度升高而加重	避免诱因;强力保湿、止痒,油性润肤剂为好;口服抗组胺药止痒;外用糖皮质激素
热疹	俗称痱子,常见于婴儿和儿童,尤其是小汗管发育不完全的新生儿。多出现在炎热潮湿的天气。汗管堵塞,出现皮疹,呈现浅表性水疱到深红色肿块,痒或局部激惹。自行消失。根据汗管堵塞部位,分为白痱、红痱、深痱、脓疱痱	减轻症状:通风凉爽,宽松衣服,防止出汗。局部止痒消炎,外用炉甘石洗剂。忌用软膏、糊剂、油类制剂。脓痱难自愈
接触性皮炎	对环境介质(如肥皂、化妆品、植物、或接触食物等)有刺激性或过敏性皮肤反应。红斑丘疹,痒或局部激惹。无传染性,可能继发感染	用温水纱布擦拭后涂润肤油。避免有刺激性的食物或物品。重者外用氢化可的松乳膏每日2次
虫咬性皮炎	皮肤裸露处红色结节或水疱;叮咬周围皮肤硬肿,瘙痒和刺激;持续几小时到数天	湿冷敷;炉甘石洗剂,抗组胺药减轻瘙痒;局部激素治疗,严重时可口服激素。避免抓挠导致的感染

皮肤疾病	皮肤疾病特点	治疗
粟粒疹 	皮脂腺中角蛋白和皮脂腺物质潴留致白色丘疹,乳头、鼻和脸颊或其他部位小白点。数周或数月自行消退	不需治疗
吸吮水疱 	用力吸吮在嘴唇生成圆形或椭圆形水疱,无不适,几周或几个月内消失	不需治疗
脂溢性皮炎 	常从"摇篮帽"开始,头皮出现鳞片状淡黄色油腻斑。皮疹呈红斑丘疹,疹中部黄色斑点;始于面部并扩散到颈部、上胸部和上背部;严重时可扩散到其他部位。几周至数月自愈	摇篮帽:甘油浸软,密齿梳或用手指轻刮痂,婴儿香波洗净,隔天一次;皮疹严重可外用氢化可的松乳膏。油性皮肤不建议保湿,干性脂溢性皮炎需保湿
尿布疹 	常由尿液和粪便引起的皮肤激惹,皮肤呈红色,可有红斑丘疹;也可因霉菌性、细菌性及变应性皮炎,皮疹表现不同	皮肤激惹:勤换透气尿布,清洁后擦干,厚层氧化锌遮盖整个皮肤 霉菌性:制霉菌素外用 细菌性:外用抗生素,严重者口服 变应性:见变应性皮炎
婴儿肢端脓疱病	良性、原因不明;皮疹出现于足底、手掌、有时四肢出现极痒红丘疹;持续 5~10 天,病程可 1~2 年	中强度激素,第二代抗组胺药,口服红霉素效果不明显
新生儿脓疱疮	多为金黄色葡萄球菌感染,多发于夏季	隔离,注意手卫生,抗感染

2. 血管性或色素性胎记（表 4-32）

表 4-32　血管性或色素性胎记

皮肤疾病	皮肤疾病特点	治疗原则
皮肤黑素细胞增多症 	先天性真皮黑素细胞增多,以往称蒙古斑,新生儿最常见的色素性病变,良性先天胎记,多在 6~10 岁消退,3% 至成年。蓝灰色素斑,边界清晰,最常见位于骶臀区	不需治疗
大理石样皮肤	良性,橘红色四肢和躯干皮肤对称的网状斑点。血管对寒冷的反应,随升温而消退	不需治疗
肢端发绀	多见于新生儿,特别是早产儿 手脚肢端和嘴唇蓝紫色,由于肢端血管过度收缩,复温迅速好转,随着年龄增长而消退	
小丑样颜色改变	侧躺时,受压侧变红,未受压侧变白,中线有分界线,持续数秒到 20 分钟。原因不明,可能与皮肤血管张力的自主调节不成熟有关;良性,多见于早产儿,数周消退	不需治疗
婴儿青铜综合征	高胆红素血症光疗后 1~7 日出现青铜肤色,数周消退	不需治疗
咖啡斑 	多为良性,如有 ≥5 个直径 ≥5mm 的咖啡斑,需排除神经纤维瘤（neurofibromatosis）	神经纤维瘤病无有效治疗方法。转诊儿科神经内科
太田痣	皮肤黑素细胞增生病。巩膜及同侧面部沿三叉神经眼支及上颌支走行部位的灰蓝色斑	皮肤科转诊
新生儿白色斑块	边界清楚的浅白色斑块。需怀疑结节性硬化,其典型表现为先天性色素减退和智力障碍。结节性硬化 80% 出现多个皮肤色素减退斑,有癫痫发作	疑诊结节性硬化,神经内科转诊

3. 痣和血管瘤(表 4-33)

表 4-33 血管瘤

皮肤疾病	皮肤疾病特点	治疗原则
红斑痣	扩张的毛细血管组成。又名葡萄酒样痣,面部天使之吻,颈后鹳吻痕,三文鱼斑。红斑痣出生即可见,多在面部及颈后,呈深红或紫红。多在几年内自行消退;颈后部红斑痣可持续终身	多不需治疗
毛细血管瘤	又名草莓状血管瘤。多出生即有,或生后数周出现,此后渐增大,高出皮肤,多呈深红,似草莓。多在一岁内增大,此后逐渐自行消退	多不需治疗
海绵状血管瘤	毛细血管增生形成,位深在皮下组织,严重时可侵入肌肉;多在面部、躯干和四肢;呈浅蓝或暗蓝,质软海绵感;较大并可迅速增大,头面部可合并颅内血管畸形,也有可能自行消退	及时转诊皮肤科
蔓状血管瘤	含有小动静脉吻合的血管瘤,呈迂曲的异常血管群;质软、凸起、有波动感;常见于头面部和肢端,多不自行消退	及时转诊皮肤科

续表

皮肤疾病	皮肤疾病特点	治疗原则
先天性黑素细胞痣 	扁平、棕色或棕黑色斑块,常为良性,终身恶变率<1%;>20cm 的巨型痣恶变风险略增加	防晒,巨型痣转诊整形外科

4. 头皮疾病

(1)头皮水肿(产瘤):数日消退。

(2)头皮血肿:不需要处理,数周或数月消退。

(3)脂溢性皮炎(乳痂):甘油浸软,密齿梳或手指轻刨痂,婴儿香波洗净,隔天一次。

(4)环状枕秃:4~5 月龄出现,满岁后渐消失,良性,不需处理。

(5)皮脂腺痣:良性错构瘤,表皮、毛囊、皮脂腺和大汗腺增生,为轮廓分明的黄色、黄褐色或棕褐色斑块,常位于头皮或面部。可能与 Schimmelpenning 综合征相关(皮脂腺痣伴脑、眼或骨骼缺陷)。恶化风险较低。适时转诊皮肤科,观察或全层切除。

【儿童常见皮肤疾病的诊疗】

1. 儿童常见非感染性皮肤疾病(表 4-34)

表 4-34 儿童非感染性常见皮肤疾病

皮肤疾病	皮肤疾病特点	治疗原则
干性皮炎 	干性皮肤斑块	强力保湿止痒,油性润肤剂为佳

续表

皮肤疾病	皮肤疾病特点	治疗原则
特应性皮炎（湿疹）	儿童最常见的皮炎,患病率近20%。多出现在2岁内。分布具有年龄阶段性:婴儿期以头、面、躯干、四肢伸侧为主;儿童期以屈侧皮肤为主;青少年以手足为主。反复发生的干性皮肤伴剧痒;可因空气干燥,温度升高而加重	避免诱因;强力保湿止痒,油性润肤剂为佳;口服第二代抗组胺药;外用糖皮质激素
虫咬性皮炎	对虫咬的反应, 皮疹呈红、肿、痒、丘疹、肿块、水疱	避免叮咬;肥皂和清水洗局部,冷敷减轻局部水肿;含炉甘石或普拉莫辛外用乳膏;外用糖皮质激素5~10天可缓解痒和肿胀;如出现局部或全身性过敏反应,口服第二代抗组胺药,酌情口服糖皮质激素
急性荨麻疹	皮肤过敏反应,皮疹呈红、肿、极痒、肿块	寻找并避免诱因;口服第二代抗组胺药;如出现血管性水肿或荨麻疹持续数天,酌情口服糖皮质激素

续表

皮肤疾病	皮肤疾病特点	治疗原则
丘疹性荨麻疹 	皮肤过敏反应、红、肿、痒、丘疹	同上
玫瑰糠疹	玫瑰色母斑约2周,然后在胸腹背部,手臂和腿上出现更多椭圆形子斑,腹背如圣诞树分布,可瘙痒。良性皮疹,持续约6~8周或更长	多无需治疗,酌情外用糖皮质激素
药物性皮炎 	特定药物的摄入引起的超敏反应,常与抗生素、非甾体抗炎药、镇痛药有关。皮疹为界限分明的圆形和椭圆形暗红至棕色的痒性红丘疹或斑块;急性皮疹常在给药后30分钟~8小时出现,7~10天自行消退,也可发生在药物接触后数天至数周	停药,外用糖皮质激素,重者口服抗组胺药和糖皮质激素
免疫球蛋白A血管炎 	以往称为过敏性紫癜,常见于3~15岁儿童,原因尚不清楚,为自限性疾病。3/4患者出现对称分布的瘀斑、瘀点和紫癜,皮下水肿,位于重力/压力依赖性区域,如下肢,幼儿的臀部;可出现关节肿痛,腹痛和血尿	主要支持治疗:充足的水摄入,卧床休息,缓解腹痛和关节疼痛;严重者转诊
免疫性血小板减少症	以往称为特发性血小板减少性紫癜;循环血小板数量减少,表现为出血倾向,易瘀伤(紫癜);原因多未知,可由病毒或环境触发或继发于潜在的免疫缺陷	限制活动,避免抗血小板(布洛芬、其他非甾体抗炎药)和抗凝(肝素等)药物;早期识别和转诊血液科

皮肤疾病	皮肤疾病特点	治疗原则
川崎病 	好发于 5 岁以下儿童的急性全身性中、小血管炎性综合征；未经治疗,冠状动脉病变发生率为15%~25% 临床特征：发热 ≥5 天,口唇破、杨梅舌、皮疹、颈部淋巴结肿大、球结膜充血、急性期手足肿胀、亚急性期指 / 趾端脱屑	早期识别和转诊感染和心内科

2. 儿童常见感染性皮肤疾病

（1）儿童常见病毒感染性皮肤疾病（表 4-35）

表 4-35　儿童常见病毒感染性皮肤疾病

皮肤疾病	皮肤疾病特点	治疗原则
幼儿急疹 	常由人类疱疹病毒 6 型引起。7~13 月龄高发,为自限性疾病。高热 3~5 日,热退疹出,压之褪色,斑疹或斑丘疹,颈和躯干蔓延到面和四肢；无明显瘙痒,持续数日；乏力、睑结膜炎、眼睑水肿、鼓膜炎、呼吸道症状、吐泻。颈、耳后和 / 或枕部淋巴结肿大常见	支持治疗为主
水痘 	病原为带状疱疹病毒。皮肤和粘膜同时存在斑疹、丘疹、疱疹和结痂等各类皮疹。皮疹初起发际,扩展到头面部、躯干和四肢,初呈红色斑疹或丘疹,6~8 小时转呈疱疹,2~3 天开始结痂,约 10 天痂盖脱落,不留瘢痕	支持治疗为主,接种水痘疫苗预防

续表

皮肤疾病	皮肤疾病特点	治疗原则
风疹	也称德国麻疹,病原为风疹病毒。前驱症状多轻低热、不适和轻微上呼吸道感染,枕后和颈部淋巴结肿大,皮疹出疹从面部→颈部→躯干→四肢,疹呈浅红色小斑丘疹,出疹期平均 3 天(1~5 天),疹退后无脱屑或有细小脱屑,无色素沉着	支持治疗为主,接种 MMR 疫苗预防
麻疹	病原为麻疹病毒,传染性极强。初起高热、咳嗽、流涕和眼结膜充血,口腔麻疹黏膜斑(kopliks spots)。发热后 3~4 天出现红褐色斑丘疹从额及面部→躯干→四肢。几天后发热和皮疹逐渐消退,疹退后遗留色素沉着及伴有糠麸样脱屑	支持治疗为主,接种 MMR 疫苗预防
疱疹性咽峡炎	病原为多种肠道病毒,主要是柯萨奇病毒 A 型,潜伏期 3~5 天,多发生于 1~6 岁儿童,多见于夏季和初秋。突发高热、咽痛、流涎、咽峡部疱疹,咽喉充血、黄色或灰白色疱疹	轻症支持治疗,无特效抗肠道病毒药物,重症者转诊
手足口病	病原主要为柯萨奇病毒 A16 和 A71,常在夏季和初秋,多发生于<7 岁儿童,通过粪口人群传播。口腔咽喉黏膜疹疼痛拒食,斑疹、斑丘疹或水泡等无痛性皮疹,位于手、足、臀部和四肢。若有前驱症状,发热多<38.3℃,易激惹,多为轻症,病程 7~10 日自行消退。然而,肠道病毒/柯萨奇病毒 A71 可引起危重症,并发中枢神经系统疾病、肺水肿和出血及心力衰竭	轻症支持治疗,疑重症速转诊

皮肤疾病	皮肤疾病特点	治疗原则

（2）儿童常见细菌感染性皮肤疾病（表 4-36）

表 4-36　儿童常见细菌感染性皮肤疾病

皮肤疾病	特点	治疗原则
猩红热	A 组乙型溶血性链球菌感染。冬春两季高发，儿童和青少年高发。起病急骤，恶寒、发热，伴头痛、咽痛、全身不适等；起病 1~2 天出疹，始于耳后、颈部及上胸部，1 天内蔓延至全身，皮肤充血发红，伴密集、针尖大小的猩红色丘疹，呈鸡皮样，抚摸有细沙样感觉，可融合成片。按压皮肤红色可暂退数秒，呈现苍白的手印，称为"贫血性皮肤划痕"，疹退时出现脱屑。舌鲜红色，上有小突起，称为"杨梅舌"，颈部淋巴结肿大；症状常在 2~5 日后好转。临床诊断：咽拭子培养	抗生素
毛囊炎 	毛囊感染致深部毛囊炎。最常见为金黄色葡萄球菌感染，皮肤红、肿、热、痛、脓液小丘疹。感染可扩展到其他器官系统	抗生素
脓疱疮 	浅表皮肤细菌感染。皮疹多位于脸、手臂或腿，红色丘疹上覆盖黄痂，可疼痛。常由金葡或化脓性链球菌引起	抗生素

续表

皮肤疾病	特点	治疗原则
蜂窝织炎	潜在的严重细菌性皮肤感染。皮肤红、肿、热、痛,可迅速扩散。不及时治疗,感染可扩散到淋巴结和血液	抗生素
脓肿	急性感染致组织、器官或体腔内组织坏死液化出现局限性脓液积聚。常见的致病菌为金黄色葡萄球菌	抗生素,切开引流

(3)儿童常见真菌感染性皮肤疾病

1)头癣(图 4-4):影响头皮、眉毛和睫毛皮肤,可影响发干毛囊造成脱发。抗真菌治疗。

2)体癣(图 4-5):常见手臂、腿,可在身体任何部位。抗真菌治疗。

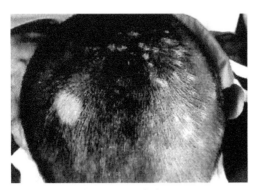

图 4-4　头癣

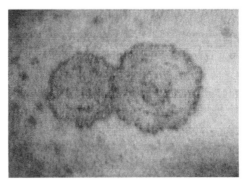

图 4-5　体癣

3)手癣(图 4-6)

4)足癣(图 4-7):足底和指间皮肤毛癣菌感染。抗真菌治疗。

5)花斑癣(图 4-8):真菌干扰皮肤的正常色素沉着,致皮肤浅或深色斑块,常见于躯干和肩膀。抗真菌治疗。

3. 儿童常见皮肤色素改变

(1)炎症后皮肤色素减退(图 4-9):呈边界不清晰的浅白色斑块,大多数出现于炎症后的色素改变,包括病毒、细菌、湿疹和任何炎症性反应。无特殊治疗,防晒。

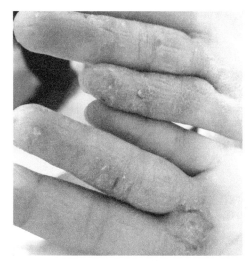

图 4-6 手癣

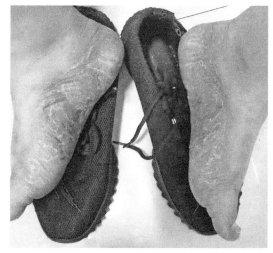

图 4-7 足癣

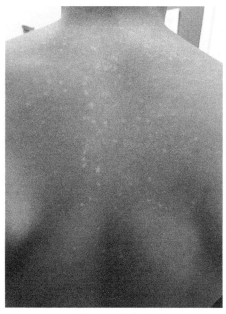

图 4-8 花斑癣

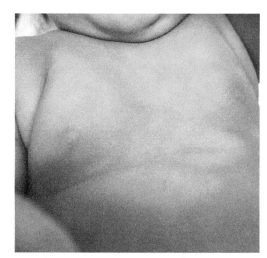

图 4-9 皮肤色素减退

(2)炎症后皮肤色素沉着斑(图 4-10):呈边界不清晰的浅白色斑块,多数出现于炎症后的色素改变,包括病毒、细菌、湿疹和任何炎症性反应。

(3)白化病:边界清楚的白色斑块。无特殊治疗,避光。

(4)斑痣(雀斑痣)(图 4-11):棕褐色斑疹、斑丘疹。无特殊治疗,防晒。

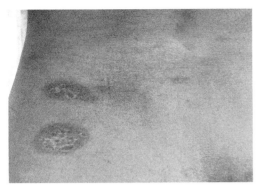

图 4-10 皮肤色素沉着斑

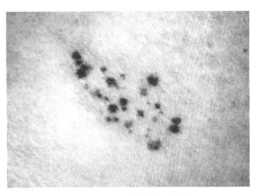

图 4-11 斑痣（雀斑痣）

【中国基层儿科带教复习题】

单选题

1. 下图的皮疹类型是（ ）。

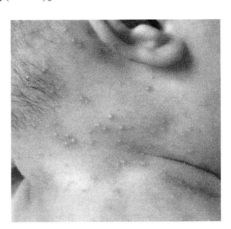

A. 斑疹：不高出皮面，<1cm   B. 斑块：不高出皮面，≥1cm

C. 丘疹：高出皮面，<1cm   D. 斑丘疹：斑疹和丘疹的混合

E. 结节：高出皮面，≥1cm

2. 以下新生儿面部皮疹将在出生后 1~2 周渐消失，不再复发（ ）。

A. 新生儿毒性红斑   B. 新生儿痤疮

C. 脂溢性皮炎   D. 特应性皮炎（湿疹）

E. 汗疹（痱子）

3. 湿疹的特征不包括（ ）。

A. 皮疹具有年龄阶段性，反复发生   B. 常在 6 月龄内起病

C. 常伴有瘙痒   D. 阴雨天加重

E. 干性皮肤

4. 皮疹的类型和特征不包括（ ）。

A. 斑疹，丘疹，水疱，结节等   B. 干性湿性

C. 头皮，脸，胸背部，四肢，全身   D. 红，白，黑，咖啡等

E. 痒,痛

5. 皮肤病症现病史的问诊要素有（　　）。

A. 皮疹起病急缓,诱因,持续时间,有无变化

B. 皮疹部位及特征

C. 伴随症状

D. 用药和反应及其他病史

E. ABCD

6. 细菌性皮疹的表现有（　　）。

A. 反复干痒

B. 寻找和避免诱因最为重要

C. 红肿热痛

D. 不痛不痒

E. 1~2 周自愈

（向　娟　沙　彬　石应珊）

【参考文献】

1. ALLMON A, DEANE K, MARTIN KL. Common Skin Rashes in Children. Am Fam Physician, 2015, 92 (3): 211-216.

2. VILLALON-GOMEZ JM. Pityriasis Rosea: Diagnosis and Treatment. Am Fam Physician, 2018, 97 (1): 38-44.

3. FÖLSTER-HOLST R, ZAWAR VP, CHUH A. Paraviral exanthems. Expert Rev Anti Infect Ther, 2016, 14 (6): 601-611.

4. ZITELLI BJ, MCINTIRE S, NOWALK AJ. Atlas of Pediatric Physical Diagnosis. 7th ed. St. Louis: Mosby-Wolfe, 2017.

第五章
新生儿筛查

第一节 听力筛查

【基层临床实践要点】

1. 中国听力障碍程度的判定。
2. 新生儿听力障碍的分类。
3. 听力障碍的影响。
4. 新生儿与儿童听力障碍的高危因素。
5. 中国新生儿与儿童听力筛查流程图。
6. 基层初级保健听力随访的常规。
7. 基层初级保健听力检测的方法。

【概述】

1. **定义** 听力障碍程度可依据不同频率的听力阈值划分。正常听力阈值为 0~20dB。听力障碍程度的判定,推荐应用 500、1 000、2 000 和 4 000Hz 的平均听阈。听觉脑干电位检查(auditory brainstem responses,ABR)和耳声发射(otoacoustic emissions,OAE)电生理技术测试是廉价、便携、可重复和自动化的检查,适合于常规新生儿筛查。

2. **流行病学**

(1)中国有 116 万耳聋儿,估计每年有 2 万 ~4 万新增患儿。

(2)正常新生儿中听力障碍发病率为 0.1%~0.3%。

(3)高危新生儿中听力障碍发病率为 2%~4%。

(4)新生儿中度、重度和极重度双侧永久性听力障碍的患病率为 1/2 500~1/900。

3. 普及新生儿听力筛查的目的和意义　严重听力障碍是最常见的出生缺陷,也是最主要的致残原因之一。听力残疾位居最常见的五种残疾(智力、视力、肢体、精神及听力残疾)之首。听力障碍可导致语言发育迟缓、行为和心理社会障碍以及学习成绩低下。普及新生儿听力筛查(universal newborn hearing screening,UNHS)可早期检测及识别先天性听力障碍,早期干预(如使用助听器及语言和言语治疗)可改善预后。

4. 听力障碍的预后　听力障碍可导致以下问题。

(1)语言和言语发育障碍。

(2)社会适应能力低下。

(3)学习困难及学习成绩低下。

(4)行为和心理社会问题。

(5)重者导致聋哑。

【分类】

内耳的发育与外耳和中耳是独立的。根据发生异常的部位,可将新生儿听力障碍分为传导性听力障碍(conductive hearing loss CHL)、感音神经性听力障碍(sensorineural hearing loss,SNHL 和混合性听力障碍(表 5-1)。

表 5-1　听力障碍的分类

CHL	SNHL	混合性
常由外耳或中耳异常引起,传入内耳(耳蜗和前庭器)的音量受限,耳蜗的功能正常	耳蜗或听觉神经传导通路功能异常。听神经病(auditory neuropathy,AN)为听觉脑干反应缺失或严重紊乱,保留正常的声音传导	CHL 和 SNHL 的混合

【新生儿及儿童听力障碍的高危因素】

大多数新生儿听力障碍属于 SNHL。SNHL 遗传因素占 60%,而后天获得性病因占40%。约有 140 种与耳聋相关的基因。10%~30% 的新生儿有一或多个危险因素。新生儿及婴儿听力障碍的风险随危险因素的数目增加而上升。

1. 新生儿高危因素

(1)极低出生体重早产儿,出生体重<1 500g。

(2)Apgar 评分 1 分钟 0~4 分或 5 分钟 0~6 分。

(3)新生儿重症监护病房(NICU)住院>5 天,听力障碍发生率为 2%。

(4)高胆红素血症,有换血史。

(5)早产儿呼吸窘迫综合征,机械通气>48 小时。

(6)接受体外膜氧合(ECMO)治疗。

(7)先天性感染,如巨细胞病毒感染、单纯疱疹、风疹、梅毒或弓形虫病。

2. 疾病

(1)病毒性或细菌性脑膜炎。

(2)颅面畸形,包括耳郭、耳道、耳垂、耳凹的畸形及颞骨异常。

(3)各种原因导致的颅脑损伤,特别是有颅底或颞骨骨折住院治疗者。

(4)反复或慢性中耳炎病程>3个月。

3. 药物

(1)母亲孕期曾经用过耳毒性药物如利尿剂,或滥用药物和酒精。

(2)儿童暴露于肾毒性药物,如氨基糖苷类抗生素(如妥布霉素和庆大霉素),利尿剂(如呋塞米)或化疗。

4. 遗传家族史

(1)先天性或遗传性疾病:诊断或疑诊与听力障碍有关的某些综合征,如瓦登伯格综合征(Waardenburg syndrome)。

(2)家族史:有听力、语言或发育障碍或永久性儿童期听力损失的患者。

【新生儿听力筛查】

1. 目标 新生儿听力筛查早期检测识别先天性听力障碍,早期干预耳聋或听力困难的儿童,可改善语言、言语和认知发育,促进儿童健康发育。随着新生儿普遍听力筛查的普及,听力减退的识别年龄已从24~30月龄降至2~3月龄。研究报道9月龄前确诊听力障碍的儿童语言能力和阅读及沟通能力优于9月龄后诊断的患儿。

2. 新生儿普遍听力筛查(UNHS) 针对有风险婴儿的选择性筛查仅能识别出50%~75%的中度到极重度双侧听力损失病例。截止到2020年,美国出生的婴儿>95%接受了听力普筛,94%的婴儿是在出生1个月内接受筛查。中国自2002年上海率先开展规范性的新生儿普遍听力筛查,经过近20年发展,目前已在30个省、自治区和直辖市不同程度开展。东部沿海地区发展迅速,新生儿普筛率均达到80%以上。

听力正常却没有通过筛查测试的婴儿为新生儿听力筛查假阳性,新生儿听力筛查的假阳性率≤3%,听力障碍但通过筛查测试的婴儿为假阴性,新生儿听力筛查的假阴性率低,几乎为0%。

3. 新生儿听力筛查(UNHS)的两种测试 美国儿科学会(American Academy of Pediatrics,AAP)要求新生儿听力筛查测试在3月龄婴儿中能可靠检出听力≥35dB的听力损失。听觉脑干电位检查(ABR)和耳声发射(OAE)电生理技术测试适合于常规新生儿筛查(表5-2)。

表 5-2 ABR 和 OAE 两种听力筛查测试

听觉脑干电位检查	耳声发射
1. 两种测试。脑干听觉诱发反应(brainstem auditory evoked response,BAER)和自动听性脑干反应(automated auditory brainstem response,AABR),AABR检测从耳蜗到脑干听觉神经传导功能,是检测听神经病的必要筛查手段 2. 测试方法。对前额、颈背和乳突处的3个表面电极,用35dB click音刺激,得到从第Ⅷ脑神经(蜗神经)到中脑下丘的动作电位总和。检测click音刺激诱发,听觉脑干反应产生波形,波形延迟或缺失波形提示神经功能或耳蜗障碍	1. OAE检测外耳到内耳的传播及内耳耳蜗功能 2. 测试方法。在外耳道内放微型麦克风,产生刺激“咔嗒”声。根据产生于耳蜗基底膜机械振动的刺激,经听骨链及鼓膜传导释放入外耳道的音频能量,检测内耳的耳蜗外部毛细胞对声音刺激产生的低强度声波 3. 不能筛查出听神经病婴儿的听力损失 4. 耳声发射在正常人群的引出率可达100%

续表

听觉脑干电位检查	耳声发射
3. 能筛查听神经病听力障碍 4. 有新生儿 SNHL 风险的群体应实施 ABR,如缺氧、早产、高胆红素血症或神经功能缺损,收住 NICU 等 5. 约 4% 需转诊行进一步的听觉评估,假阳性低于 OAE 6. 检查约需 4~15 分钟 7. 检查时婴儿需要处睡眠状况 8. 受运动噪声的影响	5. 出生后 3 日内筛查,19%~25% 可出现假阳性,高于 ABR,可能由于胎脂堵塞外耳道。约 5%~21% 需转诊行进一步听觉评估 6. 检查约需 4~8 分钟 7. 可在清醒、喂食或吮吸安抚奶嘴时检查 8. 不受运动噪声影响,对背景噪声敏感,记录频率<1 500Hz 时,噪声干扰更显著。受外耳、中耳病变影响

4. 筛查方法的评价

(1)筛查降低听力损害儿童的诊断年龄。

(2)OAE 和 AABR 的联合运用,目的在于全面检查新生儿耳蜗、听神经传导通路、脑干的功能状态,可降低假阳性率和假阴性率,灵敏度和特异度均可达到 95% 以上。

(3)OAE 和 AABR 测试在确定低频听力障碍方面都较差。

(4)OAE 和 AABR 评估外周听觉系统和耳蜗,无法评估中枢听觉系统活动。

5. 新生儿普遍听力筛查(UNHS)的阶段听力筛查法(表 5-3)

表 5-3　单阶段和两阶段听力筛查法

单阶段听力筛查法	两阶段听力筛查法
采用单项筛查测试(OAE 或 AABR),假阳性率较高,导致听力正常婴儿转诊进行听力评估,增加 UNHS 的总体花费单阶段 UNHS 法,建议进行 AABR 筛查 ● 可检出 80%~95% 的听力障碍 ● 与 OAE 相比,ABR 假阳性率更低 ● AABR 可检出有听神经病的婴儿	采用两项筛查测试,建议 OAE 作为健康足月儿的初筛,未通过初筛才测 AABR,两项筛查均未通过者才转诊进行听力评估。两阶段筛查法较单阶段筛查可降低转诊听力评估的发生率

6. 中国听力筛查指南

(1)中国新生儿听力筛查时间及筛查方法(表 5-4)

表 5-4　中国新生儿听力筛查时间及筛查方法

新生儿	正常新生儿 UNHS	听力障碍高危新生儿 UNHS
筛查时间	3~5 日龄初筛;如果初筛未通过,42 日龄复筛	同左
筛查方法	OAE 或 AABR	OAE 或 AABR,建议 OAE 和 AABR

(2)中国听力筛查流程:见图 5-1。

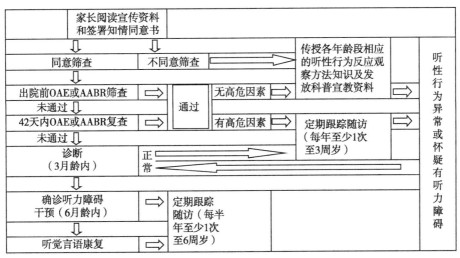

图 5-1 中国听力筛查流程

【诊断】

1. 新生儿听力筛查结果分析

（1）AABR 的结果分析

1）通过：耳蜗→脑干听觉神经正常。

2）未通过：耳蜗→脑干听觉神经某部位病变。

（2）OAE 的结果分析

1）通过：提示外耳、中耳、内耳正常，神经传导病变不易被察觉。有发生假阴性概率。

2）未通过：提示疑外耳道病变分泌物、中耳病变积液、耳蜗性病变。易发生假阳性。

（3）OAE/AABR 的结果分析

1）OAE/AABR 通过：耳蜗到脑干听觉神经传导正常，提示外耳、中耳及内耳外毛细胞功能正常。

2）OAE/AABR 未通过：耳蜗到脑干听觉神经传导异常。

3）OAE 通过 /AABR 未通过：耳蜗正常，听觉神经传导异常。

4）OAE 未通过 /AABR 通过：外耳道、中耳病变，耳蜗神经传导正常。

2. 中美听力障碍程度的判定比较（表 5-5）

听力障碍程度可依据不同频率的听阈（dB）划分。正常听力阈值 0~20dB。

表 5-5 听力障碍程度的判定 [1]

中国 [*]	美国
轻度 21~30dB	轻度 20~40dB
中度 31~60dB	中度 41~60dB
重度 61~80dB	重度 61~90dB
极重度 >80dB	极重度 >90dB

[*] 国家卫生和计划生育委员会新生儿疾病筛查听力诊断治疗组 . 婴幼儿听力损失诊断与干预指南 2018.

【基层初级保健听力随访】

1. 听力随访的常规

(1)确定新生儿和婴幼儿是否已做过听力筛查,如有漏筛者,需转诊做听力筛查。

(2)未通过新生儿听力筛查的婴儿。

1)3月龄内转诊耳鼻喉科接受诊断性听力检查。

2)确诊听力障碍,3~6月龄内由专科医生进行干预随访。

(3)有听力障碍的高危因素新生儿,听力筛查正常仍然每年随访至3周岁,其他正常儿童体格检查时进行听力监测,做好听性行为反应观察方法的家庭教育。

(4)任何时候疑诊听力问题,转诊耳鼻喉科。

2. 基层初级保健早期听力检测方法

(1)询问父母的担忧。

(2)评估发育里程碑。

(3)检查中耳的状态。

(4)评估听觉能力 - 听性反射观察:惊吓反射、听睑反射、唤醒反射。

【中国基层儿科带教复习题】

单选题

1. 以下符合正常听力的阈值是(　　　)。

A. 0~10dB

B. 0~20dB

C. 0~30dB

D. 0~35dB

E. 0~40dB

2. 以下不属于感音神经性听力障碍特征的是(　　　)。

A. 新生儿听力障碍大多源于感音神经性因素

B. 声音由外耳或中耳传入内耳(耳蜗和前庭器)的音量受限

C. 是耳蜗或听觉神经传导通路功能异常

D. 听觉脑干反应缺失或严重紊乱

E. 声音传导和耳蜗功能正常

3. 以下不是新生儿听力障碍高危因素的是(　　　)。

A. 极低出生体重早产儿,出生体重<1 500g

B. Apgar评1分钟0~6分

C. 新生儿重症监护病房(NICU)住院>5天

D. 高胆红素血症,有换血史

E. 先天性感染,如巨细胞病毒感染、单纯疱疹、风疹、梅毒或弓形虫病

4. 以下叙述新生儿听力筛查结果分析不正确的是(　　　)。

A. AABR通过,提示耳蜗→脑干听觉神经正常

B. OAE通过,提示外耳、中耳、内耳正常,脑干听觉神经正常

C. OAE 未通过,提示疑外耳道病变分泌物、中耳病变积液、耳蜗性病变

D. OAE 通过 /AABR 未通过,提示耳蜗正常、听觉神经传导异常

E. OAE 未通过 /AABR 通过,提示外耳道中耳病变、耳蜗神经传导正常

5. 以下不属于基层初级保健听力常规随访的是(　　)。

A. 确定新生儿和婴幼儿是否已做过听力筛查,如没有筛查,转诊做听力筛查

B. 未通过新生儿听力筛查的婴儿 3 月龄内转诊耳鼻喉科,接受诊断性听力检查

C. 确诊听力障碍 12 月龄内由专科医生进行干预随访

D. 有听力障碍的高危因素,定期每年一次严密监测,随访到 3 周岁

E. 任何时候疑诊听力问题,转诊耳鼻喉科

6. 以下不属于基层初级保健早期听力检测方法的是(　　)。

A. 询问父母的担忧

B. 评估发育里程碑

C. 检查中耳的状态

D. 听性反射观察:惊吓反射、听睑反射(克勒反射)、唤醒反射

E. 有听力障碍的高危因素,OAE 听力检测每年一次

(陈文霞　石应珊)

【参考文献】

1. 国家卫生和计划生育委员会新生儿疾病筛查听力诊断治疗组 . 婴幼儿听力损失诊断与干预指南 . 中华耳鼻咽喉头颈外科杂志 , 2018, 53 (3): 181-188.

2. NIKOLOPOULOS TP. Neonatal hearing screening: what we have achieved and what needs to be improved. Int J Pediatr Otorhinolaryngol. 2015, 79: 635.

第二节　先天性甲状腺功能减退筛查及诊疗

【基层临床实践要点】

1. 新生儿先天性甲状腺功能减退的筛查时机及方法。

2. 新生儿先天性甲状腺功能减退的诊断标准及用药指征。

3. 新生儿先天性甲状腺功能减退首选治疗药物及初始剂量。

4. 先天性甲状腺功能减退长期随访的原则。

5. 新生儿甲减的 L-T$_4$ 剂量调整及疗程。

【概述】

1. 定义　先天性甲状腺功能减退症(congenital hypothyroidism,CH)简称先天性甲减,指出生时无法产生足量的甲状腺激素或者其受体缺陷所致甲状腺激素作用异常,是引起儿童智力障碍,其他神经功能障碍及体格发育障碍的最常见的可筛查和治疗的疾病。临床诊断和开始治疗的年龄与后期的智商(intelligence quotient,IQ)显著相关,开始治疗越晚,IQ越低。

2. 流行病学　先天性甲减发病率在全球随地理位置和种族不同而存在差异,约 1/4 000~1/2 000。中国发病率约为 1/2 500。

(1)单胎发病率为 1/1 765,双胞胎发病率为 1/876,多胞胎的发病率更高,为 1/575。

(2)体重<1 500g 的早产儿发病率为 1/1 396,体重>2 500g 的足月儿发病率为 1/1 843。

(3)男女比例接近 1:2。

3. 目的和意义　大多数先天性甲减新生儿及早期婴儿无特异性临床症状或者症状轻微,对新生儿进行群体筛查是早期发现先天性甲减的主要方法。通过检测促甲状腺素(thyroid stimulating hormone,TSH)和 / 或游离甲状腺素(free thyroxin FT$_4$)进行早期筛查,早期发现和治疗受累婴儿可减少并发症如智力障碍和其他神经功能障碍。

【病因与分类】

1. 按甲状腺功能减退的病因分类(表 5-6)

表 5-6　甲状腺功能减退的分类

原发性甲状腺功能减退	继发性甲状腺功能减退
1. 病变在甲状腺 2. 特点为 TSH 升高和 FT$_4$ 降低 3. 散发性占 85%,多由甲状腺发育不良所致,也可为甲状腺激素合成障碍引起 4. 遗传性占 15%,出现于新生儿期或此后,如 TTF-1、TTF-2 和 PAX8 等基因异常 5. 病因 (1)甲状腺发育不全:最常见原因为甲状腺异位、缺如或发育不全 (2)甲状腺素合成障碍 (3)甲状腺素抵抗	1. 病变在下丘脑和垂体,少见 2. 特点为 TSH 正常或下降,FT$_4$ 降低 3. 病因 (1)单纯性 TSH 缺乏 (2)甲状腺激素释放激素(TRH)合成障碍,分泌缺陷 (3)TRH 抵抗 (4)垂体发育相关转录因子缺陷 (5)母源性:母亲患自身免疫性甲状腺疾病,TR-Ab 经胎盘转运给婴儿,1/100 000 新生儿筛查存在 TR-AB,随母亲抗体被清除,甲减常在 1~3 个月逐渐消失。母体抗甲状腺药物通过胎盘转运给婴儿,多数日内被清除,数周复查甲状腺功能可能恢复正常
周围性甲状腺功能减退	相关综合征
1. 甲状腺素转运异常 2. 甲状腺素抵抗	1. Pendred 综合征(甲减 - 耳聋 - 甲状腺肿)PDS 突变 2. Bamforth-Lazarus 综合征(甲减 - 腭裂 - 尖发)*TTF-2* 突变 3. 外胚层发育不良

2. 按疾病转归的分类(表 5-7)

表 5-7　按疾病转归的分类

永久性	暂时性
1. 发病率约为 1 : 2 500~1 : 3 500	1. 甲状腺功能可恢复正常
2. 患儿需终身替代治疗	2. 病因
3. 病因	(1)胎儿或新生儿暴露于高剂量碘
(1)甲状腺功能缺失	(2)母源性受体阻断抗体(TR-AB)经胎盘转运给婴儿
(2)甲状腺异位	(3)母体抗甲状腺药物治疗经胎盘转运给婴儿
(3)在位甲状腺发育不全,内分泌功能障碍	(4)碘缺乏,尤其是早产儿
	(5)甲状腺激素合成障碍:过氧化物酶合成缺陷,甲状腺肿 - 耳聋综合征

【临床特点】

1. **母亲孕时**　胎动少、过期产、巨大儿。

2. **新生儿期的表现**

(1)多数先天性甲减婴儿出生时极少出现甲减的临床表现。

(2)常见新生儿的临床表现。

1)神经系统:嗜睡、少哭、哭声低弱、表情呆滞、反应迟钝、声音嘶哑。

2)心血管系统:心率缓慢、心音低钝、血压低。

3)喂养:厌食、吸吮力差、喂养困难、体重增长不足。

4)消化系统:便秘、腹胀、脐疝。

5)骨骼肌肉:前后囟较大、肌张力减低。

6)皮肤:黄疸较重或消退延迟、四肢冷、低体温(T<35℃)、皮肤斑纹(外周血液循环差)。

3. **中枢性甲减合并其他垂体促激素缺乏**

1)低血糖。

2)小阴茎、隐睾。

3)面中线发育异常,如唇裂、腭裂。

4)视神经发育不良。

4. **甲状腺功能减退的典型表现**　智力低下,身材矮小及特殊面容(眼距宽、眶周和颊部水肿、塌鼻梁、唇厚流涎、舌大外伸、面色苍黄。

5. **甲状腺功能减退的危象**　低体温(T<35℃),呼吸减慢,心动过缓,血压下降,四肢肌力松弛,反射减弱或消失,甚至发生昏迷,休克,心、肾功能衰竭。

【新生儿筛查】

1. **中国新生儿筛查**　新生儿出生 72 小时后至 7 日之内,充分哺乳,足跟血滤纸筛查,测定 TSH 值。中国自 1981 年开始进行新生儿先天性甲减的筛查,目前全国筛查覆盖率已经超过 96%。

2. **新生儿筛查注意要点**　通过 TSH 的筛查,可以早期发现原发性甲减患儿,但可能遗漏中枢性甲减患儿。由于技术及个体差异,约 5% 的先天性甲减患儿无法通过新生儿筛查检出。

(1)甲减筛查阴性病例如有可疑甲减症状,应该采静脉血检查甲状腺功能。

(2)危重或接受过输血治疗的新生儿可能出现假阴性筛查结果,必要时应再次采血复查。

(3)低或极低出生体重儿由于下丘脑—垂体—甲状腺轴反馈建立延迟,可能出现 TSH 延迟升高。为防止新生儿筛查假阴性,可在生后 2~4 周或体重超过 2 500g 时重新采血复查。

(4)21 三体综合征新生儿筛查阳性率较高。

(5)TSH 水平低下可伴有其他垂体激素缺陷。

[诊断]

1. 诊断性检查 筛查结果异常的婴儿需进一步的检测。根据静脉血血清甲状腺功能检查结果决定是否开始甲状腺激素治疗。新生儿出生后总 T_4 和游离 T_4(FT_4)正常参考范围的变化如下。

(1)1~4 周龄总 T_4 正常为 10~22μg/dl(129~283nmol/L),FT_4 正常 2~5ng/dl(25~64pmol/L)。

(2)4 周龄后总 T_4 正常 7~16μg/dl(90~206nmol/L)。

(3)血清 FT_4 因检测方法不同而异,其正常参考范围 0.8~2.3ng/dl(18~30pmol/L)。

2. 新生儿甲减诊断依据

(1)病史:嗜睡、哭声低弱;吸吮力差、喂养困难、体重增长不足、便秘、黄疸较重或消退延迟等。

(2)体格检查:黄疸、心率缓慢、心音低钝、腹胀、前后囟大、脐疝等。

(3)诊断性血清学指标:总 T_4、游离 T_4 降低,TSH 升高。在临床症状的基础上,可以用血清 FT_4 评估先天性甲减的严重程度。

1)重度:<5pmol/L。

2)中度:5~10pmol/L。

3)轻度:10~15pmol/L。

(4)用于确定病因的其他检查:以下确定病因的诊断性检查不推荐为常规检查,因为检查结果不会改变大多数甲减病例的治疗。

1)甲状腺超声检查:发现异位甲状腺,则没必要再行放射性核素成像。识别甲状腺发育不良,超声检查不如放射性核素成像可靠。甲状腺肿大常提示甲状腺激素合成障碍或缺碘。

2)膝关节 X 线检查:新生儿膝关节正位片显示股骨远端骨化中心出现延迟,提示可能存在宫内甲减。幼儿和儿童手腕部摄片可显示骨成熟明显延迟。应特别注意这些表现不仅限于先天性甲减。

3)甲状腺放射性同位素摄取和扫描成像:如超声检查未测出异位甲状腺组织,可采用高锝[99mTc]酸盐或碘 123,而非碘 131,因其辐射剂量低。

4)血清甲状腺球蛋白浓度(TG):反映甲状腺组织存在和活性,区分先天性甲减病因的方法之一。TG 浓度低于检测阈值提示完全性甲状腺球蛋白合成缺陷。

5)甲状腺自身抗体测定:自身免疫性甲状腺疾病的母亲产生的 TSH 受体阻滞抗体可通过胎盘影响胎儿甲状腺发育和功能。5% 孕龄女性患有自身免疫性甲状腺疾病。

6)基因学检查:仅在有家族史或其他检查提示为某种缺陷的甲减时进行。多项研究发现 *DUOX2* 基因缺陷所致先天性甲减可能为暂时性甲减,在征得家长同意后可行该基因检测,以协助临床作出减药或停药决策。

【治疗】

1. 治疗原则　新生儿期先天性甲减的诊治延迟会导致神经认知功能受损。无论是原发性或者继发性甲减,一旦确诊应立即治疗。

2. 治疗目标　使血清 T_4 浓度恢复至正常范围,TSH 维持在正常范围,随后使甲状腺功能在临床和生化指标上保持正常,以保证患儿具有接近遗传潜能的正常生长发育以及神经心理认知功能。

3. 治疗时机　先天性甲状腺功能减退症的血清学指标,诊断和用药指征见表 5-8。

表 5-8　先天性甲减的血清学指标,诊断和用药指征

血清学指标	诊断	治疗
新生儿初筛 结果 TSH>40mU/L	原发性甲减	1. 建议静脉血甲状腺功能检测,但应立即开始治疗(不需等检查结果) 2. 同时 B 超显示甲状腺缺如或发育不良者,或伴有先天性甲减临床症状与体征者,不必等静脉血检查结果,立即开始 L-T_4 治疗 3. 不满足上述条件的筛查阳性新生儿应等待静脉血检查结果后再决定是否给予治疗
新生儿初筛 TSH<40mU/L	原发性甲减	可推迟治疗 1~2 天,等待血清结果 如 FT_4 浓度低于年龄标准,建议立即开始治疗,不以 TSH 浓度决定 如 TSH 浓度持续> 20mU/L,即使血清 FT_4 浓度正常,建议开始治疗
TSH>10mU/L, 而 FT_4 正常的高 TSH 血症	原发性甲减	FT_4 正常,高 TSH 血症者 1 周后复查 TSH,如仍然 TSH>10mU/L应予治疗;L-T_4 起始治疗剂量可酌情减量,4 周后再复查,根据TSH 水平调整剂量
TSH 始终维持在 6~10mU/L, 余四项甲功正常	高 TSH 血症	AAP:1 周龄复查 TSH 和 FT_4。4~6 周龄 TSH 仍未恢复正常,推荐开始甲状腺激素治疗(AAP); 中国共识 2011:处理方案目前仍存在争议,在出生最初儿个月内小婴儿 TSH 可有暂时生理性升高,需密切随访甲状腺功能,决定是否治疗
FT_4 和 TSH 正常, 而总 T_4 降低	多见 TBG 缺乏、 早产儿或者新生 儿感染	TSH 正常,FT_4 浓度低于年龄标准:建议生后 2 周复查;如复查总 T_4 和 / 或 FT_4 浓度仍低于年龄标准,无论 TSH 浓度如何,建议立即开始治疗,遗传和内分秘科专科医师的经验:首选较低初始剂量 L-T_4 3~5μg/(kg·d)补充生理需要量,初始剂量治疗后 2周随访检测,调整 L-T_4 剂量 TSH 和 FT_4 测定均正常,而总 T_4 降低者:多见于 TBG 缺乏、早产儿或者新生儿感染。遗传和内分秘科专科医师的经验仍建议生后 2 周复查;如复查总 T_4 浓度仍低于年龄标准,建议开始补充生理需要量的治疗,初始剂量治疗后 2 周随访检测,调整 L-T_4 剂量

中华医学会儿科学分会内分泌遗传代谢学组,中华预防医学会儿童保健分会新生儿疾病筛查学组 . 先天性甲状腺功能减低症诊疗共识 . 中华儿科杂志,2011,49(6):421-425

4. 首选治疗

(1)母亲甲减:即使无新生儿甲减,其后代也有神经系统发育不良影响,引发学习问题。母亲怀孕期需要给予足够的 L-T$_4$。

(2)新生儿甲减:口服左甲状腺素(levothyroxine,L-T$_4$)。三碘甲状腺素(triiodothyronine,T$_3$)是具有生物活性的激素,但脑部的 T$_3$ 多源于 T$_4$ 的局部脱碘,因此没必要使用 T$_3$。

(3)L-T$_4$ 的剂量:新生儿甲减甲状腺激素替代治疗的时机和剂量非常重要。新生儿期起始剂量为 10~15μg/(kg·d),每天 1 次口服,L-T$_4$ 片剂的最低剂量为 25μg 或 50μg。

1)体重正常足月儿剂量通常为 25~50μg/d。

2)T$_4$ <5μg/dl(65nmol/L)或 FT$_4$ <0.4ng/dl(5pmol/L)的严重甲减,建议选较高初始剂量12.5~15μg/(kg·d)。

3)对于早产儿和其他低出生体重儿,也推荐给 10~15μg/(kg·d)。

4)对于伴有严重先天性心脏病患儿,且伴有先天性甲减患儿,建议根据 FT$_4$ 以及 TSH的具体情况,给与上述推荐剂量的一半。

5)幼儿及年长儿下丘脑—垂体性甲减,L-T$_4$ 治疗需从小剂量开始。

6)伴肾上腺糖皮质功能不足,需同时给生理需要量皮质素治疗,防止突发性肾上腺皮质功能减退危象。

(4)L-T$_4$ 用药注意事项

1)小婴儿口服 L-T$_4$ 片剂,应研碎后在勺内加入少许水或奶服用,不宜置于奶瓶内喂药。

2)避免与豆奶、铁剂、钙剂、消胆胺、纤维素和硫糖铝,抗酸剂(氢氧化铝)或西甲硅油滴剂等可能减少甲状腺素吸收的食物或药物同时服用。

3)使用固定的给药方式(包括每日给药时间和是否与食物同服)。

4)剂型:国内只有 L-T$_4$ 片剂。欧洲有液体制剂,美国尚未获批准液体制剂上市,药剂师自行制备甲状腺粉混悬液不能提供可靠剂量。

5. 治疗的初始目标

(1)初始剂量:宜大剂量,使血清 T$_4$ 尽快上升(>10μg/dL, >129nmol/L),FT$_4$ 恢复至相应年龄正常上限范围;血清 TSH 恢复正常。尽早在治疗 2 周内使 FT$_4$ 及治疗 4 周内使 TSH恢复正常。

(2)复查:治疗 2 周后复查,根据血清 FT$_4$、TSH 浓度调整治疗剂量。随访 L-T$_4$ 维持剂量需个体化,以维持血清 T$_4$ 或 FT$_4$ 在正常上限范围为目标,TSH 维持正常范围内。

(3)L-T$_4$ 维持剂量

1)婴儿期:5~10μg/(kg·d)。

2)幼儿、学龄前期(1~5 岁):5~6μg/(kg·d)。

3)学龄((5~12 岁):4~5μg/(kg·d)。

(4)1 岁内的目标值

1)血清 T$_4$:10~16μg/dl(130~206nmol/L)。

2)血清 FT$_4$:因检测方法不同而异;若正常参考范围 0.8~2.3ng/dl,则目标值为 1.4~2.3ng/dl(18~30pmol/L)。

3)血清 TSH 浓度应低于 5mU/L,最好为 0.5~2.0mU/L。

4)治疗期间应密切监测,调整 L-T$_4$ 的剂量以将血清 T$_4$ 或 FT$_4$ 及 TSH 水平维持在目标范围内。

（5）儿童时期的充分治疗至关重要，应避免过度治疗：药物过量会导致并发症应以避免，血清 T_4 或 FT_4 浓度持续高于年龄对应的正常值可能会对脑发育速度、认知功能发育、气质或注意力持续时间产生不良影响，并造成颅缝早闭及甲状腺功能亢进临床表现，如烦躁、多汗等，需及时减量，4 周后复查。

6. 治疗的随访　3 岁内密切临床和实验室评价 FT_4 和 TSH 浓度，以调整确保最佳的 $L-T_4$ 剂量，同时定期进行体格发育评估，在 1 岁、3 岁、6 岁时进行智力发育评估。推荐的随访方法如下表（表 5-9）。

表 5-9　用药随访指南

年龄	随访指南
$L-T_4$ 初次治疗	治疗后 2 周首次进行复查。如有异常，调整 $L-T_4$ 剂量后 1 个月复查
1 岁内	2~3 个月 1 次[*]
1~3 岁	3~4 个月 1 次[*]
3 岁至成年	6 个月 1 次[*]
剂量或制剂改变	1 个月后复查

[*]怀疑患者的依从性或甲功异常，应增加随访频率

7. 疗程

（1）疗效差异性很大，如果基因确定，有可能是终身甲减，也可能是暂时甲减。

（2）没有确定基因，TSH，T_4 正常，除外甲状腺发育不良、甲状腺异位或甲状腺缺如，一般用药到 3 岁开始尝试减量或停药。停药 1 个月，复查甲状腺功能、甲状腺 B 超或者甲状腺放射性核素显像。

（3）减药主要是看 TSH 和 FT_3、FT_4 水平。如果 TSH 低于正常下限可以减药，一般减少 30%，1 个月后复查。如复查 TSH 增高或伴 FT_4 降低者，是永久性甲减的诊断证据，应给予 $L-T_4$ 长期治疗。

如 TSH 和 FT_3、FT_4 水平正常者为暂时性甲状腺功能减退症，继续停药并定期随访 1 年以上，部分患儿 TSH 会重新升高。

8. 永久性甲减的诊断证据及长期治疗

（1）诊断证据

1）甲状腺放射性核素成像和超声检查（若已进行）显示异位甲状腺或甲状腺组织缺如，或检查证实存在甲状腺激素合成障碍。

2）$L-T_4$ 替代治疗不充分，血清 TSH 浓度在出生 1 年后升至 20mU/L 以上。

3）需要不断增加 $L-T_4$ 剂量，维持甲状腺功能正常所需的 $L-T_4$ 剂量也有助于预测。

4）患儿满 3 岁后停止 $L-T_4$ 治疗 30 天，若血清 T_4 或 FT_4 偏低且 TSH 浓度偏高。

（2）长期治疗：确诊永久性先天性甲减的患者需终身接受甲状腺激素替代治疗。永久性先天性甲减在北美的先天性甲减病例中约占 80%~90%。

【预后】

开始治疗的早晚、L-T$_4$初始剂量和 3 岁以内的维持治疗依从性等因素与患儿最终智力水平密切相关。

1. 影响先天性甲减预后的因素（表 5-10）

表 5-10　影响先天性甲减预后的因素

预后	影响先天性甲减预后的因素
预后良好	出生 2 周内开始足量治疗及 3 岁内接受适当治疗,大部分患儿的神经系统发育和智力水平可接近正常
预后较差	1. 检出较晚、甲减较重,或 L-T$_4$ 治疗剂量不足,预后较差 2. 治疗延迟者的体格发育有可能逐步赶上同龄儿童,但神经、精神发育迟缓不可逆 3. 部分治疗延迟者即使智力发育落后不明显,可存在程度不等的听、说、执行及认知反应方面的缺陷 4. 严重的先天性甲减患儿即使早期治疗,仍有发生神经系统后遗症的风险 5. 伴发相关共病主要是中枢神经系统疾病、精神疾病或与先天畸形有关的疾病,预后较差

2. 不治疗或不适当治疗的远期结局

（1）IQ 降低,健康生存质量较低。

（2）神经系统后遗症:大运动和精细运动不协调、共济失调、肌张力升高或降低、注意力持续时间过短、言语缺陷和斜视。

（3）神经性听力障碍。

（4）骨骼成熟度较低。

【基层儿科带教复习题】

单选题

1. 先天性甲减的远期结局不包括（　　　）。

A. IQ 降低,健康生存质量较低

B. 传导性听力障碍

C. 神经系统后遗症

D. 神经性听力障碍

E. 骨骼成熟度较低

2. 中国新生儿甲减的筛查时机及方法是（　　　）。

A. 新生儿出生 24 小时后至 3 日之内,足跟血滤纸法测定 TSH

B. 新生儿出生 24 小时后至 3 日之内,足跟血滤纸法测定 FT$_3$

C. 新生儿出生 72 小时后至 7 日之内,足跟血滤纸法测定 TSH

D. 新生儿出生 72 小时后至 7 日之内,足跟血滤纸法测定 FT$_3$

E. 新生儿出生 72 小时后至 10 日之内,足跟血滤纸法测定 TSH

3. 新生儿甲减的诊断依据不包括(　　)。

A. 嗜睡、哭声低下；反应迟钝；吸吮力差

B. 体重增长不足；便秘；黄疸较重或消退延迟

C. 黄疸、心率缓慢、心音低钝、腹胀

D. 前后囟大、脐疝、肌张力减低等

E. 总 T_4,FT_4 降低，TSH 降低

4. 新生儿甲减的用药指征是(　　)。

A. TSH>40mU/L；TSH<40mU/L 和 FT_4 浓度低于年龄标准

B. TSH>10mU/L,FT_4 正常,1 周后复查 TSH 仍然>10mU/L

C. TSH 正常,FT_4 浓度低于年龄标准；2 周复查总 T_4 和 / 或 FT_4 浓度仍低于年龄标准

D. TSH 和 FT_4 均正常,而总 T_4 降低：生后 2 周复查；如复查总 T_4 浓度仍低于年龄标准，建议开始补充生理需要量的治疗,初始剂量治疗后 2 周随访检测,调整 L-T_4 剂量

E. ABCD

5. 足月新生儿期每天 1 次口服 L-T_4 恰当的起始剂量是(　　)。

A. 5~10μg/(kg·d)

B. 5~12μg/(kg·d)

C. 10~12μg/(kg·d)

D. 10~15μg/(kg·d)

E. 10~20μg/(kg·d)

6. 以下为 2011 中国共识新生儿甲减的用药随访各年龄随访计划,其中不正确的是(　　)。

A. 初次治疗后 2 周

B. 1 岁内 1~2 个月 1 次

C. 1~3 岁 3~4 个月 1 次

D. 3 岁至成年 6 个月 1 次

E. 剂量或制剂改变 1 个月后复查

(郑章乾　石应珊)

参考文献

1. 中华医学会儿科学分会内分泌遗传代谢学组，中华预防医学会儿童保健分会新生儿疾病筛查学组. 先天性甲状腺功能减低症诊疗共识. 中华儿科杂志, 2011, 49 (6): 421-425.

2. FORD G, LAFRANCHI SH. Screening for congenital hypothyroidism: a worldwide view of strategies. Best Pract Res Clin Endocrinol Metab, 2014, 28: 175.

3. LEGER J, OLIVIERI A, DONALDSON M, et al. Endocrinology consensus guidelines on screening, diagnosis, and management of congenital hypothyroidism. J Clin Endocrinol Metab, 2014, 99 (2): 363-384.

4. PVAN TROTSENBURG, A STOUPA, J LÉGER, et al. Congenital Hypothyroidism: A 2020-2021 Consensus Guidelines Update—An ENDO-European Reference Network Initiative Endorsed by the European Society for Pediatric Endocrinology and the European Society for Endocrinology. Thyroid, 2021, 31 (3): 387-419.

第三节　遗传代谢病筛查

【基层临床实践要点】

1. 新生儿遗传代谢病筛查目的和意义。
2. 新生儿遗传代谢病筛查的时间及规范。
3. 高度怀疑遗传代谢疾病的临床表现。
4. 新生儿遗传代谢病筛查的4种疾病的病因、临床表现和筛查指标。
5. 先天性甲状腺功能减退症（CH）实验检测的确诊方法及基层应对。
6. 苯丙酮尿症（PKU）实验检测的确诊方法及基层应对。
7. 先天性肾上腺皮质增生症（CAH）实验检测的确诊方法及基层应对。
8. 葡萄糖 -6- 磷酸脱氢酶缺乏症（G6PD）实验检测的确诊方法及基层应对。

【概述】

1. 定义　新生儿遗传代谢病筛查（新生儿筛查）是在临床症状出现前发现可危及新生儿生命或长期健康的疾病。新生儿筛查最早始于 Robert Guthrie 教授于 20 世纪 60 年代初开展苯丙酮尿症（phenylketonuria，PKU）的筛查。

2. 流行病学

（1）美国新生儿筛查及检出率：在美国每年接受筛查的 400 万婴儿中，大约 12 500 例婴儿被检出 29 种核心遗传代谢病之一，检出率为 1/4 000 例活产婴儿。

（2）中国新生儿筛查及检出率：2017 年全国有 243 家新生儿筛查中心，其中 237 家通过审批。中国新生儿 CH、PKU 筛查 1 700 余万，筛查率达 97.5%。

（3）中国遗传代谢病发病率：中国遗传代谢病发病率受地区因素影响较大。2017 年国家卫生健康委员会妇幼健康服务司全国妇幼卫生监测办公室《中国新生儿遗传代谢病筛查信息报告》如下。

1）全国先天甲状腺功能减退症（congenital hypothyroidism，CH）确诊患儿 7 556 例，发病率 6.37/10 000。

2）全国苯丙酮酸尿症（phenylketonuria，PKU）确诊患儿 780 例，发病率 0.66/10 000。

3）全国 BH4D 确诊患儿 60 例，发病率 0.05/ 万，在高苯丙氨酸血症中占 4.5%。

4）先天性肾上腺皮质增生症（congenital adrenal hyperplasia CAH）在宁夏、新疆等发病率高，分别达 3.3/10 000 和 1.4/10 000。

5）葡萄糖 -6- 磷酸脱氢酶缺乏症（glucose-6-phosphate dehydrogenase deficiency G6PD）发病率在广西、福建、广东、贵州、湖南较高。

6）甲基丙二酸在我国山东和河南等北方地区发病率达 1/5 000 左右。

7)原发性肉碱缺乏症全国发病率为 1/20 000。

尽管早期发现异常通常可以及早进行干预,减少并发症与死亡,但对患儿特定的慢性疾病的长期随访和管理仍然是一种挑战。

3. 目的和意义　新生儿筛查用于检测健康人群,以发现可能存在严重疾病并需要进一步确认性检查的婴儿。这些疾病包括遗传性代谢缺陷、先天性内分泌异常、严重的遗传性疾病、异常血红蛋白病及严重联合免疫缺陷病等。尽早治疗这些罕见疾病可显著降低受累患儿的发病率、并发症及死亡率,减少出生缺陷、降低智力和体格发育障碍、提高人口素质。新生儿筛查是全世界最成功的公共卫生政策之一。但新生儿筛查并没有包含所有的遗传代谢病。如目前的新生儿筛查方法尚不能检测尿素循环障碍中的鸟氨酸氨甲酰转移酶缺乏和氨甲酰磷酸合成酶缺乏。

【筛查技术与原则】

1. 筛查技术　技术的发展使新生儿筛查的疾病范围扩大。

(1)放射免疫测定使筛查先天性甲状腺功能减退症成为可能。

(2)等电聚焦和液相色谱法普及了异常血红蛋白病的筛查。

(3)聚合酶链反应(PCR)促进对 DNA 中血红蛋白基因突变的筛查。

(4)串联质谱法(MS-MS)适用于筛查有机酸、脂肪酸和氨基酸三大代谢病。是目前新生儿筛查大多疾病的主要方法。

(5)基因检测技术可用于囊性纤维化的二级筛查和严重联合免疫缺陷病筛查。

2. 筛查病种的选择　根据目标人群的发病率,技术可靠、符合成本效果的筛查决定筛查的种类(表 5-11)。

表 5-11　筛查病种及检测技术的选择

疾病选择	检测技术
疾病危害严重	方法可靠有效
早期症状不明显	假阴性率较低
疾病在目标人群中有一定发病率	简便易行且价廉
筛查疾病可以有效诊治及预防	能及时获得试验结果以便进行干预
有效的治疗可以改善患儿结局	有确定性的后续试验,以确定真阳性和排除假阳性结果

3. 确定筛查病种需考虑的其他因素

(1)筛查试验的变异。

(2)再次筛查的需求。

(3)异常结果的临界值。

(4)报告结果的过程及时间。

(5)预期负责获取筛查样本及随访的人选。

(6)提供筛查后随访服务的方法。

4. 中美新生儿筛查项目的比较

(1)中国常见筛查疾病组的疾病

1）先天性甲状腺功能减退症：必查。

2）苯丙酮尿症：必查。

3）先天性肾上腺皮质增生症：部分地区查。

4）G6PD：部分地区查。

5）地中海贫血：在发病率较高地区开展，如广东、广西、福建、江西、湖南、海南等地区。

6）串联质谱多种遗传代谢病筛查：部分地区查。

（2）美国常见筛查疾病组的疾病

1）先天性甲状腺功能减退症。

2）苯丙酮尿症。

3）先天性肾上腺皮质增生症。

4）异常血红蛋白病。

5）囊性纤维化。

6）典型半乳糖血症。

7）严重联合免疫缺陷病。

8）Ⅱ型糖原贮积病。

【筛查流程与要求】

1. 新生儿遗传代谢性疾病筛查的流程

（1）告知父母筛查的意义和检测方法，得到父母知情同意书。

（2）血标本采集、验收及登记。

（3）血标本转送到指定的筛查中心。

（4）筛查中心实验检测。

（5）可疑病例召回，进一步检测确诊。

（6）治疗和追踪随访。

2. 采血时间
健康新生儿的血斑标本应尽可能在接近出院时采集，可使婴儿血中的异常代谢物得到最大程度的蓄积。如果疾病存在，才最有可能获得阳性结果。

3. 标本的收集与转运
通常穿刺新生儿温暖的足跟获取血液样本。收集血液的材料为专用的筛查滤纸，血液应完全填充指定的圆圈。制成的滤纸干血片样本随后送往中心实验室进行分析。

4. 中国技术规范
要求正常采血时间为新生儿出生 72 小时后的 7 天内，并充分哺乳。对于各种原因，如早产儿、低体重儿、提前出院者、正在治疗疾病的新生儿等特殊情况，采血时间一般不宜超过出生后 20 天。这些时间点的设置主要是希望新生儿能尽早诊断，尽早治疗，一般能在出生后 30 天内就得到治疗，把疾病的影响降到最低。采血时间过晚对实验结果影响不大，但对治疗效果有影响。

5. 新生儿筛查假阳性和假阴性原因

（1）假阴性结果的判断：

1）采血时间过早，出生后不足 24~48 小时，早于被蛋白质或碳水化合物充分"激发"的时间。

2)早产儿、低体重儿。

3)使用药物,输血或透析治疗的婴儿。

4)特殊情况:如 TSH 延迟升高的先天甲状腺功能减退症患儿。

(2)假阳性结果的判断

1)早产儿:胎龄<32 周的早产儿在出生后 48 小时内筛查肾上腺皮质增生症,出现假阳性结果的风险增高。

2)样本收集时间:采血时间过早,需排除生理性增高。

【临床特点】

1. 新生儿期

(1)神经系统:少动、嗜睡、肌无力或肌张力增高、不明原因的惊厥和脑病症状。

(2)消化系统:喂养困难、食奶少、体重不增、呕吐、脱水。

(3)皮肤:黄疸延迟消退、皮肤大片状皮疹。

(4)不明原因的心脏功能异常和肝功能异常。

2. 婴幼儿和儿童期

(1)神经系统:大头或小头畸形、面容异常、发育落后(智力,运动,语言)、抽搐、肌无力或张力高、肌病。

(2)消化系统:喂养困难、进食少、反复呕吐、腹泻、黄疸、肝脾肿大、体能消耗。

(3)心脏:心肌肥大。

(4)皮肤:大片状皮疹。

【中国筛查的疾病】

1. 先天性甲状腺功能减退症(CH)　儿科最常见的内分泌疾病之一。甲减发病率在全球各国随地理位置和种族而各不相同,约 1/4 000~1/2 000；中国发病率约为 1/2 500。

(1)病因及分类:先天性甲状腺功能减退症按病变部位被分为原发性甲减和继发性甲减(中枢性甲减);按疾病转归又可分为永久性甲减及暂时性甲减。

(2)临床症状:新生儿期缺乏特殊症状,此后主要表现为智力低下与身材矮小,参阅本章第二节。

(3)筛查

1)筛查指标:TSH 能检出原发性甲减和高 TSH 血症；但无法检出中枢性甲减和 TSH 延迟升高。

2)诊断性生化指标:血清游离 T_4(FT_4)降低或正常,TSH 升高。

(4)基层应对原则

1)确保新生儿已完成筛查且收到筛查结果。筛查结果阳性或不确定迅速送往筛查中心复查。

2)筛查结果明显阳性或复查结果阳性转诊遗传代谢内分泌疾病专家。

3)尽早治疗:避免不可逆的神经、精神发育迟缓。确诊即治疗,不能因辅助检查而耽误治疗。

4)维持剂量:个体化,需及时调整,谨防剂量不足或过量。

5）长期正规随访非常重要。

6）终身药物替代治疗：如 CH。

（5）先天性甲减的治疗原则

1）新生儿初始剂量：口服左甲状腺素（L-T$_4$）10~15μg/（kg·d），1 次 /d 口服。

2）严重甲减：使用上限剂量。

3）体重正常的足月儿：通常使用 25~50μg/d。

4）治疗后 2 周抽血复查，根据血 FT$_4$、TSH 浓度调整治疗剂量。

5）小婴儿口服 L-T$_4$ 片剂应研碎后在勺内加少许水或奶服用，不宜置于奶瓶内喂药。

6）避免与豆奶、铁剂、钙剂、考来烯胺、纤维素和硫糖铝等可能减少 L-T$_4$ 吸收的食物或药物同时服用。

（6）定期随访

1）调整确保最佳 L-T$_4$ 剂量，预防儿童智力障碍，其他神经功能障碍及体格发育落后等疾病。

2）甲状腺激素维持剂量需个体化。维持血清 T$_4$ 或 FT$_4$ 在儿科正常上限范围，TSH 维持在正常范围内。

3）L-T$_4$ 治疗剂量随静脉血 FT$_4$、TSH 值调整：婴儿期一般在 5~10μg/（kg·d）；1~5 岁 5~6μg/（kg·d）；5~12 岁 4~5μg/（kg·d）。

4）药物过量患儿可有颅缝早闭和甲状腺功能亢进临床表现，如烦躁、多汗等，需及时减量，4 周后再次复查血 FT$_4$ 和 TSH 浓度。

2. 苯丙酮尿症（PKU）- 高苯丙氨酸血症（HPA）　最常见的氨基酸代谢障碍；为常染色体隐性遗传病，发病率约 1/13 000。

（1）病因：氨基酸代谢紊乱，苯丙氨酸羟化酶（PAH）缺乏或辅酶四氢生物蝶呤（BH$_4$）缺乏。血苯丙氨酸增高，具神经毒性。筛查指标为血苯丙氨酸（Phe）及 Phe/ 酪氨酸（Tyr）比值。

（2）临床症状

1）新生儿期多无临床症状，延迟出现症状。

2）脑萎缩、小头畸形、智力低下、精神发育迟滞、癫痫发作、婴儿痉挛症或点头样抽搐。

3）行为、性格、神经认知等异常，如多动、自残、攻击、自闭症、自卑、忧郁等。

4）皮肤和毛发变浅。

5）尿及汗液鼠尿味。

（3）诊断与鉴别诊断

1）筛查指标：血苯丙氨酸（Phe）及 Phe/ 酪氨酸（Tyr）比值。

2）HPA 诊断：Phe 浓度持续＞120μmol/L（＞2mg/dl）；Phe/Tyr 比值＞2.0。

3）所有高苯丙氨酸血症者均应当进行尿蝶呤谱分析、血二氢蝶啶还原酶（DHPR）活性测定，以鉴别 PKU 和四氢生物蝶呤缺乏症。

（4）基层应对原则

1）确保新生儿已完成筛查且收到筛查结果。筛查结果阳性或不确定迅速送往筛查中心复查。

2）复查结果阳性转诊遗传代谢内分泌疾病专家。

3）苯丙酮尿症特殊配方奶奶粉的供给。

（5）基层应对：重点筛查。筛查阳性转诊遗传代谢病专家；膳食管理；低苯丙氨酸饮食（治疗专科负责）。

PKU低苯丙氨酸饮食不同年龄段的营养管理：根据相应年龄段儿童每日蛋白质需要量、血Phe浓度和耐受量及饮食嗜好调整饮食。

1）新生儿及婴儿期：治疗依从性较好，以乳类饮食为主，低苯丙氨酸奶粉或同时添加人乳喂养。典型PKU患儿需暂停人乳或普通婴儿奶粉，给予无Phe特殊奶粉，治疗3~7天后血Phe浓度下降接近正常后，逐步添加少量天然乳品。

2）幼儿及儿童期：治疗依从性会下降，满足蛋白质需要及血Phe浓度控制，可选用无Phe蛋白粉和/或奶粉，减少天然蛋白质。日常饮食中应避免Phe含量较高食物（如肉、乳酪、鱼、蛋、面粉、坚果、豆制品）；可适当食用Phe含量中等的食物（包括大米、牛奶、早餐麦、土豆、奶油）或Phe含量较低的淀粉类食物、水果、蔬菜等。

3）青少年及成年期：仍要饮食控制，中断治疗可能导致一系列精神、行为等异常；女性PKU孕前6个月至整个孕期需要饮食治疗。

（6）不同年龄血苯丙氨酸的控制范围（表5-12）

表5-12　不同年龄血苯丙氨酸的控制范围[*]

年龄	血苯丙氨酸浓度/（μmol·L⁻¹）
0~1岁	120~240
1~12岁	120~360
>12岁	120~600
孕前、孕妇	120~360

[*] 高苯丙氨酸血症的诊疗共识.中华儿科杂志.2014

（7）苯丙酮尿症特殊配方的供给：目前具体由各省市城镇居民医疗保险政策决定，资助年龄至3~18岁不等。有以下配给方式。

1）医院药房直接提供特食。

2）家长直接去厂家或代理商购买，凭发票报销医疗费用。

3）到指定医院购买，同时享受医疗保险。

以上海为例，从2018年3月开始，苯丙酮尿症（PKU）终身享受医疗保险，每年可以从医保得到不同比例的治疗费。中国出生缺陷干预救助基金会也不定期给予贫困患儿治疗补助。

3. 先天性肾上腺皮质增生症（CAH）　是皮质类固醇合成障碍，常染色体隐性遗传疾病，发病率约1/20 000，筛查指标为17-OHP。

（1）病因：由于类固醇激素合成过程中某种酶的先天性缺陷，导致肾上腺皮质功能减退的一组疾病，肾上腺皮质大多呈代偿性增生。

（2）常见类型及临床症状（表5-13）：21-羟化酶缺乏症（21-OHD）占90%~95%；11β-羟化酶缺乏（11β-OHD）占5%。

表 5-13　先天性肾上腺皮质增生症的类型及临床症状

失盐型 酶完全缺乏,占 75%	单纯男性化型 酶活性 1%~11%,占 25%	非典型 / 迟发 / 轻型 酶活性 20%~50%
皮质醇和醛固酮(盐代谢必需)缺乏 肾上腺皮质功能危象:出生 1~4 周呕吐、腹泻、脱水、皮色素沉着、电解质失衡(低钠血症、高钾血症、代谢性酸中毒),未确诊可在生命的最初几周死亡 过量的雄激素生成,雄激素增高及男性化程度严重 女婴:外生殖器男性化 男婴:阴茎增大、阴囊色黑、性早熟	皮质醇缺乏 失盐倾向 过量的雄激素生成 雄激素增高 男婴出生时多正常,此后 阴茎增大,性早熟 女婴多伴外生殖器男性化	少见,儿童后期或青春期出现雄激素增多体征

（3）筛查

1）筛查指标:17-OHP(17-OH 孕酮水平)筛查 21 羟化酶缺乏症。

2）筛查目的:检出约 70% 的经典型 21-OHD,防新生儿肾上腺皮质危象,预防男婴性早熟和女婴性别发育异常。

3）筛查阳性速做诊断性检测:血清电解质及血清 17-OH、孕酮、雄烯二酮(AND)、促肾上腺皮质激素(ACTH)水平荧光测定。

4）免疫法测定 17OHP 的影响因素(表 5-14)

表 5-14　免疫法测定 17OHP 的影响因素

假阳性	假阴性
出生应激反应 出生 24~48 小时内采血 早产儿、低体重儿(肾上腺功能不成熟、酶活性较低) 危重疾病(如呼吸衰竭、败血症等)、黄疸、脱水 试剂原因造成 17-OHP 抗体与其他类固醇代谢物交叉反应 17-OHP 阳性值设定偏低等	孕母或新生儿糖皮质激素治疗 约 30% 漏筛率(17-OHP 延迟升高或方法敏感性偏低) 筛查阴性、临床高度疑似者仍需进行 CAH 排查

（4）基层应对原则

1）确保新生儿已完成筛查且收到筛查结果。筛查结果阳性或不确定迅速送往筛查中心复查。

2）复查结果阳性转诊遗传代谢内分泌疾病专家,多学科合作治疗。

3）临床疑诊新生儿肾上腺皮质功能危象,速转诊上级医院。不能因等待筛查或复查结果而耽误治疗。

4）终身药物替代治疗:儿童口服氢化可的松和氟氢可的松;成人泼尼松、地塞米松和氟氢可的松(用于醛固酮缺乏)及盐片。

5）女婴外生殖器男性化,及时转诊,有可能需要生殖器重建手术。

4. 葡萄糖 -6- 磷酸脱氢酶缺乏症（G6PD） 红细胞酶的缺陷病,X 连锁不完全显性遗传,男女酶活性有差异,男性多见。筛查指标为 G6PD 酶活性。

（1）发生率

1）呈世界性分布,2 亿~4 亿人,每个民族都存在。

2）东南亚各国、中东、南亚、地中海沿岸国家、非洲。

3）中国华南和西南各省市等地为高发区，男性 4.48%。

4）广西：5.2%~9.2%，广东 3.7%~6.3%，海南 3.73%。

（2）病因：G6PD 是磷酸戊糖途径中 G6P 转变为 6PD 反应中必需的脱氢酶。此反应脱出 H^+，使氧化型辅酶Ⅱ转为还原型辅酶Ⅱ；此酶又参与红细胞氧化型谷胱甘肽转变为还原型谷胱甘肽（GSH）。GSH 维持红细胞完整，稳定血红蛋白，具有降解过氧化物作用，保护红细胞免受氧化变性。当 G6PD 缺乏，GSH 生成少，血红蛋白变性，聚集成 Heinz 小体，细胞膜变硬，发生溶血。

（3）临床症状：在某些诱因（药物或食入蚕豆）下发病，临床表现急性溶血性贫血和高胆红素脑病。

（4）筛查

1）筛查指标：G6PD 酶活性，非代谢产物。

2）筛查目的：预防和降低新生儿严重高胆红素血症，尤其是胆红素脑病的发生。

3）筛查标本：标本易受温度及湿度影响，造成假阳性。采血后，在血斑未完全干透前不能过久放在 25℃以上高温环境中；血片应放在阴凉通风处自然晾干后即放 4℃保存；尽量缩短标本转运时间，避免标本过热过潮。

（5）基层应对：预防为主，避免诱因，确诊者发 G6PD 缺乏携带卡。G6PD 缺乏症禁用及慎用药（表 5-15，表 5-16）。

表 5-15　中国 G6PD 缺乏症禁用及慎用药 *

药物分类	禁用	慎用
抗疟药	伯氨喹、氯喹、帕马喹、戊胺喹、米帕林	奎宁、乙胺嘧啶
砜类	噻唑砜，氨苯砜	-
磺胺类	磺胺甲噁唑、磺胺二甲嘧啶、磺胺吡啶、柳氮磺吡啶	磺胺嘧啶，磺胺甲嘧啶
解热镇痛药	乙酰苯肼、乙酰苯胺	氨基比林、安替比林、保泰松、对乙酰氨基酚、阿司匹林、非那西丁
其他	呋喃妥因、呋喃唑酮、呋喃西林、呋喃妥英、小檗碱、尼立达唑、硝酸异山梨醇、二巯丙醇、亚甲蓝、三氢化砷、维生素 K_3、K_4	氯霉素、链霉素、异烟肼、环丙沙星、氧氟沙星、左氧氟沙星、诺氟沙星、萘啶酸、布林佐胺、多佐胺、甲氧苄啶、普鲁卡因胺、奎尼丁、格列本脲、苯海拉明、氯苯那敏、秋水仙碱、左旋多巴、苯妥英钠、苯海索、丙磺舒、对氨基苯甲酸、维生素 C、维生素 K_1
中药	川莲、珍珠粉、金银花、蜡梅花、牛黄、茵栀黄（含金银花提取物）、保婴丹	-

* 葡萄糖 -6- 磷酸脱氢酶缺乏症新生儿筛查、诊断和治疗专家共识 . 中华儿科杂志，2017。

禁用：常规剂量可导致溶血；慎用：大剂量或特殊情况可导致溶血。参考：中华人民共和国药典临床用药须知 2010 年版、化学药和生物制品卷，中国医药科技出版社。

表 5-16 美国 G6PD 缺乏症禁用及慎用药

中度至重度 G6PD 缺乏症可能不安全的药物和其他物质
食品：蚕豆
化学品：萘（樟脑丸、实验室除臭剂）、指甲花化合物、苯肼、硝酸异丁酯、硝酸戊酯
药物：氨苯砜（氨苯砜）、呋喃妥因、硝呋太尔、呋喃西林、那吡啶、伯氨喹

在 G6PD 缺乏症的常规治疗剂量下可能安全的药物，其中一些以前被认为是不安全的。
需使用临床判断
常用药：对乙酰氨基酚、苯海拉明、维生素 C
含磺胺类药物：磺胺醋酰、磺胺嘧啶、磺胺甲噁唑、甲氧苄啶 - 磺胺甲噁唑、磺胺甲氧基哒嗪、磺胺酰胺、磺胺异噁唑
其他药：阿司匹林、氨基比林、安替比林（phenazone）、苯甲醇（artane）、氯霉素、秋水仙碱、格列本脲、异烟肼、左旋多巴、对氨基苯甲酸、苯妥英钠、丙磺舒、普鲁卡因胺、乙胺嘧啶、奎宁、奎尼丁、链霉素、甲氧苄啶、维生素 K

【遗传代谢病的基层随访】

1. 基层随访原则 为儿科医生或初级保健医护人员。

（1）确保新生儿已完成新生儿筛查且收到筛查结果。

（2）对筛查结果阳性或不确定的婴儿迅速送往筛查中心，尽快进行确认性检测直至证实或排除诊断。

（3）必须对疾病的出现保持警觉，即使有恰当的筛查，阴性结果也不能排除某种疾病（假阴性）。

（4）熟知所在省市的筛查项目，收集所在地区专科医师的联系信息，当孩子诊断为某种特定疾病时，及时转诊。

（5）督促 PKU、先天性甲状腺功能减退症、先天性肾上腺增生症及其他疾病儿童的长期随访。

2. 各疾病筛查发现异常，复查时间及证实诊断测定 筛查阳性的新生儿，需要立即召回进行生化检测确诊，基因诊断可进一步明确。不同疾病，确诊实验不同，确诊主要用静脉血。串联质谱筛查遗传代谢病：血氨、血气、血乳酸、血氨基酸、血酰基肉碱、尿有机酸、基因等。

3. 遗传代谢病的确诊实验检测

（1）PKU：测定 Phe、Tyr 结果，尿蝶呤谱分析、红细胞 DHPR 活性测定。

（2）CH：血清 FT_4 和 TSH。

（3）CAH：17-OHP、电解质、ACTH、皮质醇、染色体核型分析等。

（4）G-6-PD：酶活性检测、基因诊断。

【中国基层儿科带教复习题】

单选题

1. 中国技术规范推荐足月新生儿筛查采血的时间是（　　）。

A. 出生 24 小时后的 7 天内

B. 出生 48 小时后的 7 天内

C. 出生 72 小时后的 7 天内

D. 出生 48 小时后的 3 天内

E. 出生 48 小时后的 10 天内

2. 遗传代谢病的临床表现是(　　　)。

A. 嗜睡、肌无力或肌张力增高、不明原因的惊厥和脑病症状

B. 反复呕吐和 / 或腹泻,伴黄疸或肝脾肿大

C. 新生儿持续黄疸,儿童急性溶血性贫血和高胆红素脑病

D. 不明原因的心脏功能异常,心肌肥大和肝功能异常

E. ABCD

3. 关于中国新生儿甲减的筛查指标 TSH 的叙述,不正确的是(　　　)。

A. 能检出原发性甲减

B. 无法检出 TSH 延迟升高

C. 无法检出中枢性甲减

D. 能检出高 TSH 血症

E. 能检出 TSH 延迟升高

4. 苯丙酮尿症(PKU)- 高苯丙氨酸血症(HPA)的基层应对原则不包括(　　　)。

A. 确保新生儿已完成筛查且收到筛查结果

B. 筛查结果阳性或不确定迅速送往筛查中心复查

C. 复查结果阳性转诊遗传代谢内分泌疾病专家

D. 婴儿供给苯丙酮尿症特殊配方奶奶粉

E. 儿童供给恒定的低苯丙氨酸饮食

5. 提示新生儿肾上腺皮质功能危象,需速转诊上级医院的临床表现是(　　　)。

A. 呕吐、腹泻、脱水、电解质失衡 - 低钠血症、高钾血症、代谢性酸中毒

B. 呕吐、腹泻、脱水、电解质失衡 - 高钠血症、高钾血症、代谢性酸中毒

C. 呕吐、腹泻、脱水、电解质失衡 - 低钠血症、低钾血症、代谢性酸中毒

D. 呕吐、腹泻、脱水、电解质失衡 - 高钠血症、低钾血症、代谢性酸中毒

E. 呕吐、腹泻、脱水、电解质失衡 - 低钠血症、高钾血症、代谢性碱中毒

6. 葡萄糖 -6- 磷酸脱氢酶缺乏症儿童不需禁用及 / 或慎用的药物是(　　　)。

A. 抗疟药:氯喹

B. 砜类:噻唑砜

C. 解热镇痛药:乙酰苯胺

D. 抗生素:林可霉素

E. 中药:金银花

(田国力　石应珊)

【参考文献】

1. 中华人民共和国卫生部 . 新生儿疾病筛查管理办法 . 中华儿科杂志 , 2009, 47 (9): 672-673.

2. 中华医学会儿科学分会内分泌遗传代谢学组 , 中华预防医学会儿童保健分会新生儿疾病筛查学组 . 先

天性甲状腺功能减退症诊疗共识 . 中华儿科杂志 . 2011, 49 (6) 421-425.

3. 中华预防医学会出生缺陷预防与控制专业委员会新生儿筛查学组 , 中国医师协会医学遗传医师分会临床生化遗传专业委员会 , 中国医师协会青春期医学专业委员会临床遗传学组 . 高苯丙氨酸血症的诊疗共识 . 中华儿科杂志 , 2014, 52 (6): 420-244.

4. 中华预防医学会出生缺陷预防与控制专业委员会新生儿筛查学组 , 中国医师协会青春期医学专业委员会临床遗传学组 , 中华医学会儿科学分会内分泌遗传代谢学组 . 先天性肾上腺皮质增生症新生儿筛查共识 , 中华儿科杂志 , 2016, 54 (6): 404-409.

5. 中华预防医学会出生缺陷预防与控制专业委员会新生儿筛查学组 , 中国医师协会医学遗传医师分会临床生化遗传专业委员会 , 中国医师协会青春期医学专业委员会临床遗传学组 . 葡萄糖 -6- 磷酸脱氢酶缺乏症新生儿筛查、诊断和治疗专家共识 . 中华儿科杂志 , 2017, 55 (6): 411-414.

第四节　先天性心脏病筛查

【基层临床实践要点】

1. 危重型先天性心脏病的定义。
2. 筛查新生儿危重型先天性心脏病的方法。
3. 新生儿经皮血氧饱和度的筛查方法 , 结果评定及筛查异常的应对措施。
4. 基层新生儿出院后随访的步骤。

【概述】

1. 定义　先天性心脏病（congenital heart diseases CHD）是新生儿最常见的先天性疾病。危重 CHD 是指在出生后第 1 年需要外科手术或导管介入治疗的 CHD , 约占新生儿 CHD 的 25% , 是婴儿死亡的主要原因之一。

2. 流行病学　先天性心脏病是美国最常见的出生缺陷类型 , 每年接近 1% 左右 , 约 4 万例。根据 2010 年中国妇幼卫生监测网公布的数据 , 中国 CHD 发生率约为 3.2‰。近年来中国各地区调查发现 , CHD 发病率约为 5‰~10‰。CHD 是城市 0~5 岁婴幼儿死亡的首要原因 , 尽早发现及干预 CHD 意义重大。

3. 目的和意义　有危重心脏病变的婴儿 , 如果延迟诊断且未能及时转诊至有专业技术的三级医疗中心治疗 , 会增加并发症和死亡的风险。几项研究表明 , 单纯新生儿体格检查会漏诊一半以上的心脏病患儿。美国儿科学会在 2012 年及 2015 年发表的声明及复旦大学附属儿科医院黄国英教授团队的研究均指出新生儿经皮血氧饱和度筛查所有新生儿可提高 CHD 的检出率。

【分类】

1. **先天性心脏病的分类**
（1）左向右分流型（潜在发绀型）: VSD、ASD、PDA。

（2）无分流型（梗阻型，无发绀型）：肺动脉瓣狭窄（PS）、主动脉瓣狭窄（AS）、主动脉弓缩窄（COA）。

（3）右向左分流型（发绀型，复杂型）：法洛四联症（TOF）、大动脉转位（TGA）、肺动脉闭锁、单心室、完全性肺带脉异位引流、动脉单干，左心发育不良等。

2. 危重 CHD 分型　发绀型 CHD，导管依赖型 CHD，和非发绀型 CHD。常见危重 CHD 有以下几种。

（1）主动脉缩窄（coarctation of the aorta，COA）。

（2）大动脉换位（transposition of the great arteries，TGA）。

（3）右心室双出口（double outlet right ventricle，DORV）。

（4）左心发育不良综合征（hypoplastic left heart syndrome，HLHS）。

（5）肺动脉闭锁（pulmonary atresia，PA）。

（6）法洛四联症（tetralogy of Fallot，TOF）。

（7）埃布斯坦畸形（Ebsteina anomaly）。

（8）完全性肺静脉异位连接（total anomalous pulmonary venous connection，TAPVC）。

（9）三尖瓣闭锁（tricuspid atresia，TA）。

（10）主动脉弓离断（interrupted aortic arch，IAA）和单心室（single ventricle SV）。

3. 导管依赖型 CHD　指依靠未闭的动脉导管（patent ductal arteriosus，PDA）供应肺或体循环血流或使体肺循环血流混合才能生存的 CHD。

（1）PDA 为危重右心梗阻性病变提供必需的肺部供血。

（2）对于危重左心病变，PDA 为体循环供血。

（3）很多发绀型 CHD 都是导管依赖型，但并非全部都是。给予前列腺素 E_1 维持动脉导管开放或使已经闭合的动脉导管重新开放，可以挽救这些患儿的生命。

4. 发绀型 CHD　指未经氧合的血液经心内或心外分流进入体循环的 CHD。

5. 危重 CHD 新生儿出生后的几种表现

（1）在出生住院期间病情较重，甚至危及生命。

（2）可能症状和体征非常轻微或不明显。

（3）导管依赖型 CHD：动脉导管在出生后几日内关闭，临床情况迅速恶化，可危及生命。

【CHD 的筛查方法】

新生儿危重先天性心脏病筛查的目的是通过简单低廉的方法及时发现危重 CHD 婴儿，从而降低与延迟诊断导致的相关并发症和死亡率。有证据表明与单纯体格检查相比，采用经皮氧饱和度测定的方法对所有出生的新生儿进行筛查能显著提高危重 CHD 患儿的识别率。中美两国新生儿均在出生 24~72 小时执行危重先天性心脏病筛查，方法如下。

（1）中国：心脏听诊及经皮氧饱和度检测双指标筛查法。

（2）美国：经皮氧饱和度检测及从病史、症状和体征筛查 CHD 风险因素。

1. 经皮氧饱和度筛查新生儿 CHD　在没有采用指脉氧仪进行常规经皮血氧饱和度筛查之前，出生后住院期间最常遗漏的 CHD 是左心发育不良综合征（hypoplastic left heart syndrome，HLHS），主动脉缩窄（coarctation of the aorta，COA），主动脉弓离断，主动脉瓣狭窄，大动脉转位（transposition of the great arteries，TGA），肺动脉瓣狭窄，法洛四联症（tetralogy of

Fallot，TOF）。常规开展经皮血氧饱和度筛查可显著降低上述几种病变（TGA、TOF、HLHS）的漏诊率。但非发绀型心脏缺陷，包括轻度肺动脉狭窄及某些左心梗阻性病变，无法通过经皮血氧饱和度筛查检出。建议对所有新生儿在出生24小时后采用经皮血氧饱和度测定进行危重先天性心脏病（CHD）的筛查，如果计划早期出院则尽可能在出院前进行筛查，过早筛查可导致筛查结果假阴性。

（1）经皮血氧饱和度的测定：采用脉搏血氧仪测定导管前和导管后经皮血氧饱和度，以评估发绀程度和上下肢发绀（氧饱和度）的差异性。临床应用的指脉氧仪可分为分光光度测定法以及容积记录测定法。

（2）经皮血氧饱和度的测定方法和注意事项（图5-2）

1）注意保暖，体位舒适，避免皮肤破损，使用可重复使用的探头需压疮和灼伤。

2）传感器连接好后需要等待，待波形和数字稳定后读取并记录，一般需要2分钟左右。

3）选择监测部位：右手手掌（导管前）/脚掌（导管后）；局部皮肤完整。

4）固定方法：皮肤与探头贴合紧密，双固定减少探头受肢体运动的影响，当搭扣黏性消失时可以使用绑带外固定以减少干扰。

5）发光电极与接收电极需对应完好。

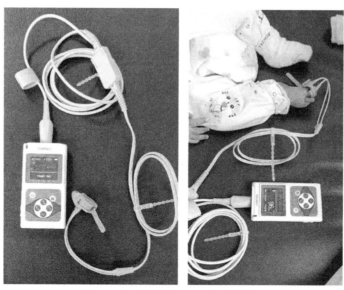

图 5-2 经皮血氧饱和度的测定方法

（3）经皮血氧饱和度测定的影响因素

1）血红蛋白异常。

2）探头大小不合适。

3）脉搏异常。

4）肢体抖动和低血流灌注：显示延迟和出错，频繁报警。

5）低体温：读数不准或测不出。

（4）经皮血氧饱和度筛查结果的评定：测量右手（导管前）和任意一只脚（导管后）的氧饱和度（SpO$_2$），结果评定如下。

1）通过筛查（阴性）：右手和／或脚的氧饱和度>95%,其差值<3%。

2）阳性筛查结果标准包括下列任一结果：

A. 右手和／或脚的经皮血氧饱和度<90%。

B. 在 3 次测量中（测量间隔 1 小时）,上下肢经皮血氧饱和度测定值均>90%,但是<95%。

C. 在 3 次测量中（测量间隔 1 小时）,上下肢经皮血氧饱和度测定值相差>3%。

（5）经皮血氧饱和度测定筛查结果阳性,新生儿暂时不建议出院回家,需明确低血氧饱和度的原因。

1）确保婴儿的血流动力学稳定。

2）评估以查明低经皮血氧饱和度的原因。

3）心电图、超声心动图检查。

4）咨询心脏科医师和新生儿专家。

5）如发现危重 CHD,尽快请儿科心脏科医生会诊和／或转诊至具备儿科心脏病专业技术的医疗机构。

（6）筛查结果阴性的婴儿：不能完全排除危重 CHD,因为某些 CHD 病变并非任何时间均存在低经皮血氧饱和度,特别是非发绀型病变和某些左心梗阻性病变。如果临床高度怀疑危重 CHD,即便经皮血氧饱和度测定结果正常,仍应进行其他评估。

2. 心脏听诊

（1）筛查建议的听诊器

1）采用婴儿专用双面听诊器

2）膜式胸件：适于听取高频率杂音、S_1、S_2 收缩期喀喇音和瓣膜反流的杂音。

3）钟式胸件：适于听取低频率杂音、低调的 S_3、S_4 杂音,二、三尖瓣狭窄的舒张期杂音。

（2）正常心音

1）第一心音：房室瓣关闭—收缩期（二尖瓣和三尖瓣）。

2）第二心音：半月瓣关闭—舒张期（主动脉瓣和肺动脉瓣）。

（3）心律：正常新生儿心搏规则,部分可出现随呼吸改变的心律,一般无临床意义。中美儿童各年龄安静状态下心率及呼吸频率的正常范围比较参照第一章表 1-3。

（4）心音异常的临床意义

1）第一心音：房室瓣关闭产生,在心尖部较响,心底部较轻。

A. 增强：甲亢、贫血等。

B. 减弱：心衰。

2）第二心音：半月瓣关闭产生,在心底部较响,心尖部较轻。

A. 增强或亢进：肺动脉高压。

B. 减弱或消失：肺动脉闭锁。

C. P_2 分裂：正常心音分裂,音域宽而固定分裂提示 P_2 关闭延迟;可以听到单一的第二心音（S_2）。

3）额外心音

A. 收缩早期喀喇音提示存在主、肺动脉扩张或高血压。

B. 舒张期额外心音：即第三心音。

C. 心包摩擦音。

D. 医源性额外音：人工瓣膜置换术后、起搏器植入术后。

（5）心脏杂音

1）正常血流在血管内为层流状态，不产生杂音。

2）心脏杂音产生的机制：血液在心脏和大血管中流动过程中发生激流和旋涡冲击附近组织结构引起振动而产生。

3）杂音产生的原因：血流加速、管径改变、血液性质改变、导致血流成湍流产生杂音。

（6）心脏瓣膜的听诊部位（图 3-3）：四个瓣膜听诊。

心脏各瓣膜开放与关闭时所产生的声音传导至体表最易听清的部位称心脏瓣膜听诊区。通常有 5 个听诊区。

1）二尖瓣区：心尖搏动最强点，又称心尖区；

2）肺动脉瓣区：胸骨左缘第 2 肋间；

3）主动脉瓣区：胸骨右缘第 2 肋间；

4）主动脉瓣第二听诊区：胸骨左缘第 3 肋间；

5）三尖瓣区：胸骨下端左缘，即胸骨左缘第 4、5 肋间。

（7）心脏杂音的描述

1）杂音时限（timing）：收缩期、舒张期、连续、全程（收缩期 + 舒张期）。

2）杂音响度分级（intensity）：1~6 级。

3）杂音性质（quality）：柔和、粗糙、吹风、喷射、机器。

4）杂音传导（transmission）：颈部、心前区、背部。

5）第二心音（second heart sound）：正常、亢进、减弱、分裂。

（8）杂音的鉴别诊断

1）功能性 / 无害性杂音：不伴震颤（表 5-17）

表 5-17　功能性 / 无害性杂音

类型	杂音音质	发生时间	最清楚位置	常见于新生儿
肺动脉分支狭窄	Ⅰ~Ⅱ级低调	早期 - 中期 收缩期射血	腋窝或背部	是
Still 杂音	Ⅰ~Ⅲ级低至中音 具振动或音乐音质	早期收缩期	左下胸骨边缘	非
肺血流杂音	Ⅱ~Ⅲ级 渐强渐弱	早中收缩期	左上胸骨边缘	非

2）生理性杂音（非原发心脏解剖畸形导致）

A. 高心输出量状态：甲亢、贫血、发热等。

B. 正常和生理性杂音，都是收缩期，小于Ⅲ级。

3）杂音的鉴别诊断

A. 收缩期杂音：室间隔缺损（VSD）、房间隔缺损（ASD）、动脉导管未闭（PDA）、肺动脉瓣狭窄（PS）、二尖瓣反流（MR）、三尖瓣反流（TR）。

B. 舒张期杂音：二尖瓣狭窄（MS）、三尖瓣狭窄（TS）。

C. 舒张早期的杂音 - 主动脉瓣反流（AR）、肺动脉反流（PR）。

D. 连续性杂音：动脉导管未闭、主 - 肺动脉隔缺损、肺动静脉瘤、主动脉窦动脉瘤破入右心室（房）、先天性冠状动静脉瘤、完全性肺静脉畸形引流三尖瓣闭锁、胸腔内动脉吻合术后室间隔缺损合并主动脉瓣关闭不全、二尖瓣关闭不全合并主动脉瓣关闭不全、主动脉瓣关闭不全合并狭窄等。

【从病史和体征筛查 CHD 风险因素】

1. **病史**　母亲病史、产前疾病史或家族史、家庭成员有无 CHD、家人在婴儿或儿童期是否发生过心肌病、猝死或意外死亡。患儿是否存在对液体复苏无反应的休克、心脏扩大、发绀、肺水肿、不明原因的呼吸症状。

2. **体格检查**

（1）异常心率及心律：超出或低于新生儿的正常范围，先行心电图判断有无心律失常并指导后续评估和处理。

（2）异常心前区搏动：右位心常提示复杂 CHD。有呼吸症状的新生儿心脏增大提示心脏病而非肺部疾病。震颤提示流出道梗阻或限制性 VSD。

（3）异常心音：第三心音（S_3）奔马律、喀喇音或第二心音（S_2）单心音。病理性杂音：响亮粗糙、全收缩期、舒张期、或杂音在胸骨左 / 右缘上段或心尖处最响亮。

（4）病理性杂音。

（5）肝触诊：正常新生儿肝缘位于右肋缘以下 1~3cm，肝大是非特异性体征，见于心力衰竭和中心静脉压升高的婴儿。

（6）上下肢脉搏和上下肢血压测量：上下肢血压要确保袖带大小合适，且每次测量时婴儿都处于安静状态。婴儿上肢脉搏有力而下肢脉搏减弱或消失，或手臂血压比下肢血压高出至少 10mmHg，强烈提示主动脉缩窄或其他主动脉弓梗阻。

（7）与心脏畸形有关的遗传病或心脏外异常。12.3% 的 CHD 婴儿有染色体异常。

【CHD 筛查阳性的进一步临床检测】

1. **经皮血氧饱和度监测**

2. **胸片**

1）鉴别心脏病与肺病，有发绀和 / 或呼吸症状应行该检查。

2）评估非心源性发绀病因：气胸、肺发育不全、膈疝、胸腔积液或气道疾病。

3）可观察是否有心脏扩大、右位心。

4）心影异常：TOF 呈靴形心；大动脉转位；肺血管纹理异常或主动脉弓位置异常。

3. **心电图**

4. **超声心动图**　与心血管畸形有关的遗传性疾病或心脏外畸形均应进行超声心动图检查。

5. **高氧试验**　有助鉴别心源性与非心源性发绀，特别是肺源性疾病引起的发绀，用于病因不明的病例。

【基层新生儿出院后随访】

1. 先天性心脏病的评估

(1)经皮血氧饱和度筛查是否阴性:新生儿首次随访最重要的是确定婴儿在出生住院期间经皮血氧饱和度筛查阴性,如果没有做过或不明确筛查结果,则应在诊室内进行经皮血氧饱和度的筛查。

(2)先天性心脏病的临床表现:出生后 3~5 日的首次出院随访及此后正常体检注重 CHD 的临床症状及体检。

2. 先天性心脏病症状非特异性

(1)父母最常发现的异常是喂养困难,喂奶时间过长或喂奶常因歇息、窒息、恶心和 / 或呕吐而中断,摄奶量有限、体重增长缓慢,体格发育延迟。

(2)呼吸窘迫,呼吸急促或用力呼吸且喂养时加重,或持续咳嗽或喘鸣。

(3)肤色改变,如中心性发绀或持续苍白。

(4)易激惹和多汗。

(5)活动减少或睡眠过多。

3. 常规检查

(1)体重。

(2)生命体征:呼吸、心率、心律、上下肢血压。

(3)心脏检查:心脏扩大、心前区搏动、异常心音和 / 或病理性杂音。一部分 CHD 婴儿生后早期杂音可不明显,建议出生 6 周或以后复查。

(4)肝脏触诊:有无肿大。

(5)外周脉搏评估。

4. 转诊儿童心脏专科医生

(1)提示 CHD 的症状或体征,包括发绀、呼吸症状、喂养困难或体重增长缓慢。

(2)体格检查:异常心前区搏动、异常心音如奔马律、喀喇音或单心音、病理性杂音、上肢血压比下肢高出至少 10mmHg,或下肢脉搏减弱或消失。

(3)经皮血氧饱和度筛查阳性。

(4)与心脏畸形有关的遗传病或心脏外异常。

(5)胸片或心电图检查异常。

【基层儿科带教复习题】

单选题

1. 关于危重型先天性心脏病(CHD),以下叙述正确的是(　　　)。

A. 新生儿出生后有异常心音的 CHD

B. 新生儿出生后有病理性杂音,出生后 5 年需要外科手术或导管介入治疗的 CHD

C. 新生儿出生后有青紫和呼吸困难(青紫型先天性心脏病合并心功能不全)

D. 新生儿出生后有异常心前区搏动的 CHD

E. 新生儿出生后有喂养困难,体格发育延迟

2. 新生儿经皮血氧饱和度的正确测量是(　　　)。

A. 测量左手和任意一只脚的氧饱和度

B. 测量左手和右脚的氧饱和度

C. 测量右手和任意一只脚的氧饱和度

D. 测量左手和左脚的氧饱和度

E. 测量右手和左手的氧饱和度

3. 下列显示经皮血氧饱和度筛查阴性的选项是（   ）。

A. 右手和/或脚的氧饱和度 90%,其差值 <3%

B. 右手和/或脚的氧饱和度 >90%,其差值 3%

C. 右手和/或脚的氧饱和度 >95%,其差值 <3%

D. 右手和/或脚的氧饱和度 >95%,其差值 >3%

E. 右手和/或脚的经皮血氧饱和度 <90%,其差值 >3%

4. 以下不属于经皮血氧饱和度测定筛查阳性时最初应对的选项是（   ）。

A. 确保婴儿的血流动力学稳定

B. 评估以查明低经皮血氧饱和度的原因

C. 超声心动图

D. 心电图

E. 咨询心脏科医师和新生儿专家；如发现危重 CHD,尽快请小儿心脏科医生会诊和/或转诊至具备小儿心脏病专业技术的医疗机构

5. 新生儿先天性心脏病父母最常发现的问题是（   ）。

A. 呼吸窘迫,呼吸急促

B. 肤色改变:发绀或苍白

C. 易激惹和多汗

D. 活动减少或睡眠过多

E. 喂养困难,摄奶量有限、体重增长缓慢

6. 初级保健医护人员新生儿出院后随访最重要的先天性心脏病的评估原则是（   ）。

A. 注重新生儿的喂养是否困难及体重增长

B. 注重新生儿活动减少或睡眠过多

C. 异常心率及心律

D. 确定婴儿在出生住院期间经皮血氧饱和度筛查阴性

E. 病理性杂音

（黄 敏 石应珊）

【参考文献】

1. 张婧,黄国英.先天性心脏病病因及流行病学研究进展.中国循证儿科杂志,2012,7 (3): 231-238.

2. ZHAO QM, MA XJ, GE XL, et al. Pulse oximetry with clinical assessment to screen for congenital heart disease in neonates in China: a prospective study. Lancet, 2014, 384 (9945): 747-754.

3. 张琳,王金秀,李晓英,等.心脏杂音及经皮脉搏血氧饱和度在新生儿先天性心脏病筛查中的应用.中华实用儿科临床杂志,2015,30 (19): 1490-1492.

4. FOUZAS S, PRIFTIS KN, ANTHRACOPOULOS MB, Pulse oximetry in pediatric practice. Pediatrics,

2011, 128: 740.

5. MURPHY D, PARK Y, CLEARY JP. Pulse oximetry overestimates oxyhemoglobin in neonates with critical congenital heart disease. Neonatology, 2016, 109: 213.

6. 王卫平，孙锟，常立文．儿科学．9版．北京：人民卫生出版社，2019: 34-38.

7. CHRISTOPHER P, BONAFIDE PW, BRADY RK, et al. Development of Heart and Respiratory Rate Percentile Curves for Hospitalized Children. Pediatrics, 2013, 131 (4): 2012-2443.

第五节　髋关节发育不良的早期筛查诊治

【基层临床实践要点】

1. 髋关节发育不良的危险因素。
2. 髋关节发育不良的类型。
3. 各年龄段髋关节的临床体检筛查的方法及髋关节发育不良征象。
4. 髋关节超声及骨盆 X 线平片指征及检查时机。
5. Pavlik 挽具适应证，禁忌证，并发症及适当的佩戴方法。
6. 基层筛查、应对、转诊和随访原则。

【概述】

髋关节发育不良（developmental dysplasia of the hip，DDH）是婴幼儿与髋关节发育相关的一系列疾病，包括髋臼及股骨近端的发育异常和不稳定的髋关节。筛查是早期诊断 DDH 的重要手段。目前公认的 DDH 的筛查和治疗原则是通过评估高危因素，反复检查新生儿及婴儿的髋关节，对存在高危因素和体格检查者异常行超声检查，早期发现、早期治疗。治疗越早，促进髋关节髋臼与股骨头匹配，生长和发育，髋关节的结构及功能越可能达到正常或接近正常，避免产生长期后遗症。

1. 术语　描述髋关节位置、稳定性及形状。髋关节发育不良为当前的首选术语。1992 年北美骨科年会将先天性髋脱位（congenital dislocation of the hip，CDH）更名为 DDH，更准确地描绘该病的特点。因为在出生时 DDH 不一定有表现，而是在儿童早期逐渐形成。

2. 流行病学

（1）DDH 发病率为新生儿的 1‰~2‰，有阳性家族史的发病率为 20%，臀位产的 30~50% 可能继发髋关节囊的牵拉及不稳定。20% 的 DDH 为双侧髋关节受累。单侧 DDH 病例中，左侧髋关节受累比右侧更常见，其相对危险度为 1.54。

（2）DDH 的发病率取决于患儿年龄、检测方法及诊断标准。新生儿出生后最初几周，高达 40% 的新生儿出现轻度生理性髋关节松弛及髋臼发育不成熟，其中有 90% 在几周内逐渐缓解。因此,新生儿期韧带松弛不包括在 DDH 的发病率中。出生时及以后脱臼髋关节的转归如下。

1)1 周龄:58% 稳定。

2)2 月龄:>80% 稳定。

3)3 月龄:90% 稳定。

(3)髋关节脱位出生时未发现者为 0.07%~2%。

【病因与发病机制】

1. **病因** 先天性髋关节脱位的发生原因还不明确,可能是和遗传和环境等因素有关,发病有其内在和外在危险因素。典型的 DDH(髋关节发育不良和不稳定)出现在健康的婴儿。也可伴随其他疾病,如髋关节发育畸形可出现在多种综合征(如艾勒斯-当洛斯综合征或唐氏综合征),髋关节神经肌肉发育不良,或脊柱裂。脑性瘫痪患儿其臀部肌肉群无力和/或痉挛可致 DDH。

2. **危险因素** 大多数 DDH 患儿不存在危险因素。DDH 的最重要的危险因素是 DDH 家族史和臀位产。

(1)内在危险因素

1)家族倾向性:阳性家族史的女婴发生 DDH 的绝对危险度为 4.4%,男婴为 0.9%。

2)女性:女婴的 DDH 发病率为男婴的 5~6 倍。

(2)外在危险因素:宫内胎儿及产后髋关节活动度受限。

1)臀先露:是胎儿活动度受限状况中最严重的危险因素。DDH 的绝对危险度在臀先露女婴中为 12%,在臀先露男婴中为 2.6%。臀先露的相对危险度为 3.75。单臀先露风险高于足式臀先露婴儿。早产和足月臀先露婴儿发生 DDH 的风险相似。

2)第一胎:婴儿因子宫相对狭小,相对危险度为 1.44。

3)羊水过少,先天性肌性斜颈,跖骨内收和足畸形:婴儿 DDH 的发病率升高。

3. **诱因** 婴幼儿绑腿或强迫伸髋并腿的襁褓方式限制了髋关节的活动度并使其处于内收及伸展位置。美国儿科学会、北美小儿骨科学会及国际髋关节发育不良协会推荐髋关节健康式婴儿包裹法,为髋关节和膝关节屈曲,髋关节和下肢自由活动提供了足够的空间。

4. **发病机制** 正常的髋关节发育有赖于髋臼与股骨头的正常接触,以促进相互的生长发育。髋臼与股骨头偏心接触致髋臼和股骨头发育异常,原因可能与多种遗传因素及子宫内和出生后的环境有关。

(1)妊娠期:妊娠 11 周时髋关节已完全形成,由于股骨头的生长速度快于髋臼,妊娠结束时髋臼顶覆盖<50% 的股骨头。妊娠最后 4 周髋关节易受内收等机械力的影响,使股骨头偏离髋臼的中心位置。限制胎儿活动性的因素加强这类机械力,导致股骨头与髋臼偏心接触。

(2)新生儿期:新生儿韧带松弛使正在发育的髋关节易受机械力影响,导致髋关节偏心接触,股骨头在髋臼内滑行或移动到髋臼外。股骨头与髋臼接触不良进一步影响髋关节的正常发育。

【病理与分类】

1. 类型（图5-3）

（1）髋关节完全脱位：股骨头与髋臼完全无接触。

（2）髋关节半脱位：股骨头部分脱出髋臼，股骨头与髋臼仅有部分接触。

（3）髋关节可脱位：静息时股骨头复位于髋臼内，在体位改变或检查时脱位，为不稳定髋关节。

（4）髋关节可半脱位：静息时股骨头复位，检查时部分脱位或半脱位，为髋关节轻度不稳定或松弛。

（5）髋关节可复位：静息时髋关节在脱位状态，适当牵引（常为屈曲和外展）使股骨头复位进入髋臼。

（6）髋关节发育不良（不稳定髋关节）：股骨头覆盖不良，不伴股骨向上移位，髋关节形状异常，常为髋臼变浅。

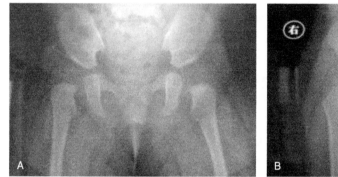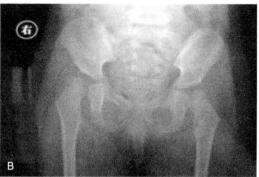
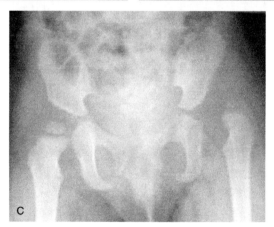

图5-3 髋关节脱位的分类

A. 髋关节发育不良（双侧）；B. 髋关节半脱位（右）；C. 髋关节完全脱位（左）。

2. 病理变化 持续髋关节异常接触将导致解剖结构的改变。

（1）骨质变化：浅髋臼，股骨头前侧及外侧的髋臼覆盖度减少，股骨头变为非球形、股骨颈干角外翻及持续性股骨过度前倾。

（2）软组织变化：包括关节囊、圆韧带、肌肉的变化。

【临床特点】

髋关节的临床检查及 DDH 征象：规范的体格检查是早期发现 DDH 的重要手段。体格检查为筛查方法，即非特异性的。随着患儿年龄增长，其临床病理改变不断变化，因而各年龄段的体格检查方法不同。

1. 各年龄段髋关节的临床检查及 DDH 的征象（表 5-18）

表 5-18　各年龄段髋关节的临床检查及 DDH 征象

<3 月龄	Ortolani 或 Barlow 测试阳性 两侧大腿、腘窝纹和臀纹明显不对称（双侧 DDH 无此征） 正面 Galeazzi 征阳性：一侧股骨明显缩短（双侧 DDH 无此征） 髋部 90° 屈曲时外展受限（外展试验阳性）
3~12 月龄	两侧大腿、腘窝纹和臀皮肤纹明显不对称（双侧 DDH 无此征） 两侧下肢不等长：正面 Galeazzi 征显示 - 股骨明显缩短（双侧无此征） 髋部 90° 屈曲时外展受限 俯卧位的侧向旋转姿势，即股骨前倾增加
婴幼儿	跛行步态（单侧脱位） 摇摆步态呈鸭步（双侧脱位） 两侧下肢不等长 套叠试验阳性 脊柱腰前过度前凸（双侧脱位） 单腿直立试验（Trendelenburg 征）阳性 增加髋关节内收挛缩，伴有代偿性膝外翻

2. 测试髋关节不稳定的体检方法（表 5-19，表 5-20）

表 5-19　各年龄段髋关节的临床检查及 DDH 征象

Ortolani 和 Barlow 试验 （表 3-23，图 5-4）	适用<3 月龄婴儿。1935 年 Ortolani 首先提出，Barlow 后加以改良。检查体位：屈髋外展，通过屈髋外展可以初步筛查出脱位并可复位（Ortolani 阳性）和怀疑脱位不可复位（外展受限、Ortolani 阴性）的患儿，并提示进一步超声检查。Ortolani 和 Barlow 试验不能发现双侧脱位且无法复位的病例，和髋关节尚稳定但髋臼发育不良的病例
髋膝屈曲外展试验（图 5-5）	检查体位：婴儿平卧，髋膝关节屈曲，检查者双手握住其膝部，拇指在膝内侧，其余的四指在膝外侧。正常新生儿外展 80°~90°，正常的婴儿 2~9 月龄 70°~80°；髋脱位患儿外展 50°~60° 为阳性，外展 40°~50° 为强阳性
髋关节套叠试验（图 5-6）	检查体位：婴儿平卧，患侧髋膝关节各屈曲 90°，检查者一手握住股骨远端和膝关节，另一手压住腹股沟，提推患肢膝部时感到大转子随之上下活动，为套叠试验阳性
Trendelenburg 试验（图 5-7）	幼儿出现跛行（单侧脱位）或摇摆步态（双侧脱位）检查时，检查体位：单腿站立，另一腿尽量屈髋屈膝，使足离地。正常站立时足离地对侧骨盆上升；髋关节脱位股骨头不能托住髋臼，臀中肌无力，使对侧骨盆下降，从背后观察尤为清楚，为 Trendelenburg 试验阳性，是髋关节不稳定的体征

表 5-20 Ortolani 和 Barlow 试验

Ortolani 试验（复位试验）	Barlow 试验（应力 - 外展脱位试验）
外展、外旋和抬高髋关节，感受是否可复位，以证实已经脱位并可复位的髋关节	内收、内旋、向后和向外的应力感受髋关节是否可脱位，以证实可以脱位的髋关节
婴儿平卧，双髋和膝屈曲至 90°，检查者的示指和中指置大转子外侧，拇指置于大腿内侧。轻柔地外展及外旋髋关节，同时示和中指往上抬起大转子，如拇指可感到股骨头滑入髋臼内时的弹动，即为试验阳性	与 Ortolani 试验操作相反，婴儿平卧，双髋和膝屈曲至 90°。检查者使婴儿大腿被动内收、内旋、并将拇指向外上方推压股骨大转子，如果感受到股骨头从髋臼后缘弹出的弹响即为阳性，说明髋关节不稳定

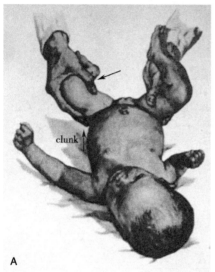
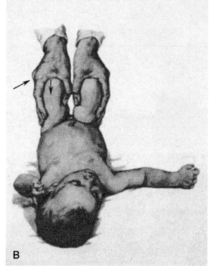

图 5-4 Ortolani 和 Barlow 测试手法

A. Ortolani 试验；B. Barlow 试验。

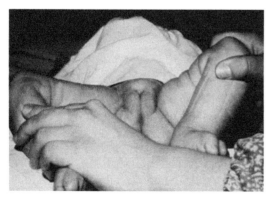

图 5-5 外展实验：左侧髋外展受限

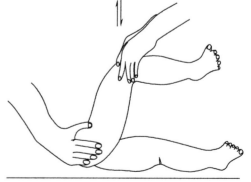

图 5-6 髋关节套叠试验

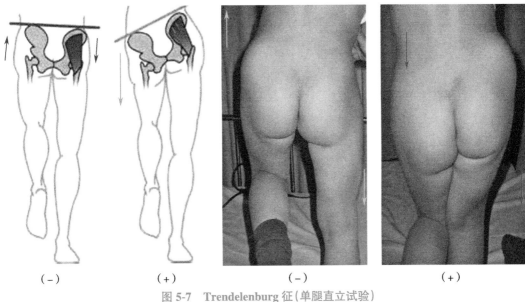

| (-) | (+) | (-) | (+) |

图 5-7　Trendelenburg 征(单腿直立试验)

3. 髋关节不对称的体检方法(表 5-21)

表 5-21　测试髋关节不对称的体检方法

双腿长度(图 5-8)	婴儿平卧,两腿并拢,两膝和两髋伸展,双足跟不等齐,说明双腿长度不一。如为双腿长度不等,是患侧股骨上移所致
Galeazzi(Allis)征 (图 5-9)	平卧屈膝 90°,两腿并拢,双足跟对齐,DDH 可见两膝高低不等,是患侧股骨上移所致
皮肤皱襞纹 (图 5-10)	下肢不等长时两侧大腿、腘窝纹、臀纹明显不对称(单侧脱位)有提示意义;为患侧股骨上移所致。下肢等长时皮纹无临床意义;且 20% 正常人有轻度不对称,多在两侧大腿,而非腘窝纹
髋关节 Nelaton 线 (图 5-11)	髂前上棘与坐骨结节连线正常时通过大转子顶点,称为 Nelaton 线,髋关节脱位时大转子在此线之上
步态	跛行步态(单侧脱位);摇摆步态呈鸭步(双侧脱位)

4. DDH 筛查是基层医生与小儿骨科医生的协调工作

(1)了解 DDH 的严重程度随年龄而异,需根据婴幼儿的年龄采用适宜的髋关节检查方法。

(2)对所有婴幼儿进行多次 DDH 临床筛查(DDH 的危险因素和髋关节检查),包括出生当天、出院时、出生后 42 天内、4~6 月龄、9~10 月龄,及此后每次婴幼儿的健康体检筛查,直至儿童正常站立和行走之后。

(3)对临床体检阳性或存在 DDH 高危因素者(臀位产、阳性家族史和怀疑髋关节不稳定)进行选择性影像学检查。

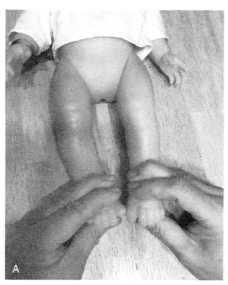
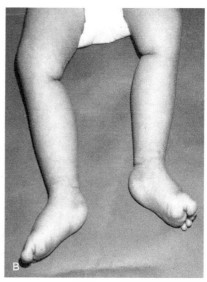

图 5-8 测试下肢长度差异

A. 双腿长度体检方法;B. 左 DDH:左下肢短,外旋,
侧向轮廓代偿性膝外翻,腘窝纹上抬,左侧股骨上移。

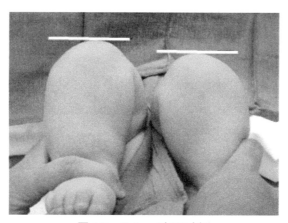

图 5-9 Galeazzi(Allis)征

左膝降低,左侧股骨上移所致

【诊断】

早期发现、早期诊断、早期治疗、以避免长期的后遗症。

1. 体检筛查发现阳性结果,临床疑诊 DDH。

2. **诊断性影像学检查**

(1)意义:髋关节超声检查是确认体格检查阳性结果,评估有危险因素的婴儿,帮助决定治疗方案的有效方法。

(2)指征:体检疑诊髋关节不稳定,如外展受限;臀纹不对称或双下肢不等长;DDH 有危险因素(阳性家族史)而体格检查正常;晚期妊娠时臀先露病史(无论分娩方式如何)。

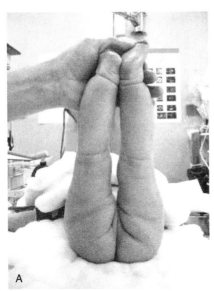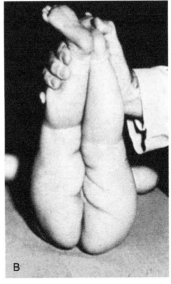

图 5-10　皮肤皱襞两侧大腿,腘窝纹和臀纹明显不对称(单侧脱位)

A. 两侧大腿皮肤皱襞,腘窝纹和臀纹不对称,左侧腘窝和臀纹水平低于右侧 - 单侧脱位;B. 左侧腘窝水平低于右侧,是左侧股骨上移所致,腘窝纹和臀纹不对称。

(3)髋关节超声检查诊断

1)时机:6 周龄到出生后最初 6 个月内的婴儿。6 周龄前超声诊断结果正常不能排除 DDH。

2)髋关节超声检查包括静态超声、动态超声和静动态联合超声。超声检查重点评估髋关节形态、股骨头位置和髋关节稳定性。超声诊断按照 GRAF 系统对 DDH 进行分类,评估测量结果、指导治疗方案,如表 5-22。

表 5-22　GRAF 检查法测量结果、评估及治疗方案

类型	Alpha-α 角 / 度	Beta-β 角 / 度	评估	治疗方案
Ⅰ	> 60	<55	正常	不需
Ⅱ	43~60*	55~77	发育不良	Pavlik Harness
Ⅲ	<43	>77	半脱位	Pavlik Harness
Ⅳ	Imm	Imm	脱位	Pavlik Harness/ 其他

* Ⅱa:< 3 月龄 α 角 50°~60°,可以观察并重新评估

(4)髋关节和骨盆 X 线片(图 5-11)

1)≥4 月龄,因股骨头骨骺仅在 3-4 月龄后出现。

2)髋臼指数测量全脱位和半脱位的程度:正常 20°~25°;半脱位 25°~30°;全脱位 > 30°。

3)Shenton's 线中断。

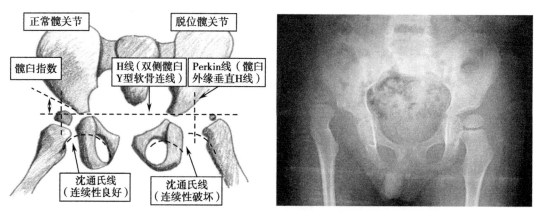

图 5-11　髋关节脱位骨盆 X 片

【**治疗**】

1. **治疗原则**

(1)稳定同心圆,获得中心复位。

(2)维持和稳定复位。

(3)促进髋关节正常生长和发育。

(4)减少并发症。

(5)生长塑形期的长期随访。

2. **各年龄的治疗方法**

(1)手法复位挽具或支具固定:新生儿和 6 个月以内的婴儿。

(2)闭合复位 - 人位石膏固定:2 岁以下患儿、切断内收肌、皮肤牵引;髋关节石膏固定、外展支架固定。

(3)切开复位:2 岁以上或非手术治疗失败的病例,单纯切开复位或骨盆 - 髋臼 - 股骨截骨切开复位。

(4)姑息性手术:髋臼造盖术,Chiari 骨盆内移手术。

3. **髋关节屈曲外展挽具或支具是治疗的主要方式**　最常用挽具或支具是可活动的 Pavlik 挽具(连衣挽具),曾有其他各种固定或半固定的外展支具,如 Von Roson 外展支具、Ottobock 外展支具或 Ilfeld 外展支具等。

4. **Pavlik Harness 挽具(PH)**

(1)Pavlik 挽具适当的佩戴方法(图 5-12):Pavlik 挽具佩戴平均 3 个月,定期临床检查。适当的佩戴方法包括以下要点。

1)婴儿舒适。

2)胸带固定在下胸部。

3)前带使髋部固定弯曲。

4)后带松动。

5)小腿带固定刚好在膝盖下。

6)髋膝屈曲至 90°。

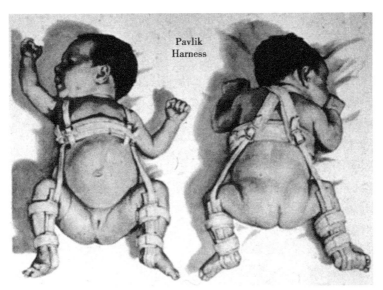

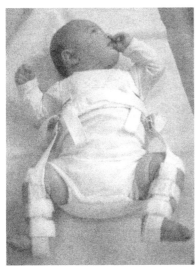
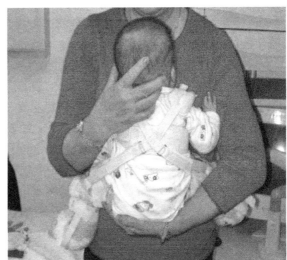

图 5-12　**Pavlik 挽具的佩戴方法**

（2）PH 的作用

1）允许髋关节屈曲外展，前带防止伸展；后带限制内收，使髋关节复位并维持复位。

2）减少自发性髋关节脱位和不稳定。

3）同时允许髋关节有适当的活动，保证关节软骨的营养和头臼间的力学刺激，促进髋臼发育。

（3）PH 的治愈率

1）3 月龄内开始应用：> 90%。

2）3~6 个月：75%~80%。

3）≥6 个月：不适合应用 PH。

（4）PH 的适应证、禁忌证和并发症

1）适应证：可复位的 DDH。3 月龄内开始应用成功率很高，4 月龄后开始应用或

Graf Ⅳ型患儿成功率明显降低。

2)禁忌证:畸型(先天性)髋脱位;伴明显肌力不平衡,如脑脊膜膨出;伴病理性韧带松弛或关节僵硬,如艾当综合征或多发关节挛缩症。

3)并发症:① Pavlik 病,长期佩戴无法复位,持续后脱位的股骨头挤压髋臼,致髋臼后壁损伤;②股骨头坏死,文献报道发生率为 2.4%;③过度屈曲致向下脱位或股神经麻痹;④皮肤损伤、臂丛神经损伤、膝关节脱位。

5. 0~6 月龄 DDH 治疗方案

(1)髋关节发育不良伴或不伴髋关节不稳定(Graf Ⅱa,Ⅱb,Ⅱc 型):第 6 周开始佩戴 Pavlik 挽具 23h/d,允许洗澡。6 周复查,超声恢复正常则终止治疗;有髋臼表浅需继续佩戴 6 周。

1)<3 月龄开始佩戴,一般 12 周内完成治疗。

2)>3 月龄开始佩戴,治疗时间约为月龄 ×2,至体检、超声和 X 线片正常。

3)5~6 月龄开始治疗,可佩戴至 8~9 个月。

4)>9 月龄仍残留发育不良,改用固定外展支具治疗。

(2)髋关节半脱位及完全脱位(Graf D,Ⅲ,Ⅳ型):生后 2 周开始 Pavlik 挽具 24h/d。每周临床及超声检查,关注皮肤和神经方面的并发症,如有需要调整角度。佩戴第 3 周评估复位情况,确定后续治疗。

1)髋关节复位且稳定:继续每天 24 小时佩戴 3 周;使用 6 周后改为每天 23 小时佩戴,每 3 周复查。

A. <3 月龄开始佩戴,一般 12 周内可恢复正常,完成治疗。

B. >3 月龄开始佩戴,治疗时间约为月龄 ×2,至体检、超声和 X 线片正常。

C. 5~6 月龄开始治疗,可佩戴至 8~9 个月。

D. >9 月龄仍残留发育不良,改用固定外展支具治疗。

2)髋关节复位且不稳定:挽具脱掉后仍然脱位,更换为固定外展支具,每 3 周复查。复查时若稳定,更换为 Pavlik 挽具;若仍不稳定,则继续使用外展支具。治疗至体检、超声和 x 线片完全正常。

3)复位失败:弃用 Pavlik 挽具治疗,闭合或切开复位,人类位石膏固定。

6. 6~18 月龄 DDH 的治疗方法 中心复位并维持复位,促进髋关节正常生长发育,防止股骨头坏死。

(1)单纯髋臼发育不良:定期随访观察,严重者可夜间佩戴外展支具。

(2)髋关节半脱位:佩戴外展支具,每 3 个月复查。外展不能超过 55°~60°,防止股骨头坏死。

(3)髋关节脱位:首选闭合复位;可选择切开复位,人类位石膏固定,复位前牵引仍有争议。

7. 18~24 月龄 DDH 的治疗方法 DDH 患儿开始学步行走,髋关节脱位的程度增大,治疗更复杂。

(1)闭合复位,闭合复位即使成功,其残余发育不良的概率增加。

(2)切开复位同时行股骨截骨,骨盆截骨。

【基层体检与应对原则】

1. 基层新生儿和婴儿 DDH 的体格检查步骤 通常按下面顺序进行。

(1)一长:两腿并拢,测试下肢长度差异(用于婴幼儿)。

(2)二膝:两腿并拢,屈膝90°,两膝高低不等,Galeazzi(Allis)征(用于婴幼儿)。

(3)三皱:平卧,两腿并齐上提,两侧大腿皮肤皱襞、腘窝纹和臀纹不对称(用于新生儿和婴幼儿)。

(4)四展:外展、外旋和抬高髋关节,Ortolani试验(≤3月龄);髋和膝屈曲及外展试验(>3月龄)。

(5)五收:内收、内旋、向后和向外推压股骨大转子Barlow试验(≤3月龄)。

2. 基层应对,转诊和随访原则

(1)Ortolani阳性或外展受限及髋关节不稳定的婴儿,建议转诊DDH诊治有经验的骨外科医生。

(2)Barlow阳性的婴儿,建议由初级保健医生或骨外科医生进行连续随访检查,确保髋关节稳定。

(3)检查欠佳或不确定的新生儿,建议在下次健康保健就诊时再次进行检查。

(4)复查不确定的2~4周龄的婴儿,建议转诊至对DDH诊治有经验的骨外科医生。

(5)检查不确定的4周龄以上的婴儿,建议进行超声检查。

(6)检查正常但有以下任一危险因素的婴儿,在4~6周龄(对早产进行校正年龄后)时进行超声检查。

1)胎龄≥34周时呈臀位。

2)有DDH家族史。

3)检查发现临床髋关节不稳定的病史。

3. 基层实践经验分享

(1)基层医生必须熟悉不同年龄的孩子DDH筛查的临床体检方法,特别要熟悉和掌握出生至3~4月龄DDH的征象及临床检查方法。

(2)出生至3~4月龄基层保健医疗人员如果高度怀疑髋关节发育不良,髋关节不稳定,和/或髋关节脱位,如有条件建议尽快转诊到有DDH诊治经验的骨外科或小儿外科医生。在没有超声检查条件确定诊断及父母经济状况难以到上级城市求医的情况下,可以根据中国小儿外科学会骨科分会2017临床诊疗指南中0~6月龄DDH治疗的原则,应用Pavlik挽具到4月龄,做髋关节和骨盆的X线平片诊断和随访。

【基层儿科带教复习题】

单选题

1. 髋关节发育不良的危险因素不包括( )。

A. 有阳性家族史   B. 臀位产

C. 女婴   D. 羊水过多

E. 羊水过少

2. 出生至3月龄髋关节发育不良的临床体检筛查方法不包括( )。

A. 髋部90°屈曲时外展受限

B. 两侧大腿,腘窝纹和臀纹

C. 正面Galeazzi征

D. Ortolani 或 Barlow 测试

E. 跛行步态

3. 基层新生儿和婴儿 DDH 筛查的体检步骤是（　　　）。

A. 一收、二长、三皱、四展、五膝

B. 一长、二膝、三皱、四展、五收

C. 测试下肢长度差异、Barlow 试验、两侧大腿皮肤皱襞、腘窝纹和臀纹

D. Barlow 试验、Ortolani 试验、两侧大腿皮肤皱襞、腘窝纹和臀纹

E. 两侧大腿皮肤皱襞、腘窝纹和臀纹、Barlow 试验、Ortolani 试验

4. 髋关节检查筛查发现阳性结果,临床疑诊 DDH,髋关节超声和髋关节 / 骨盆 X 线平片检查的适宜年龄是（　　　）。

A. 髋关节超声 2 周龄 ~6 月龄内的婴儿;髋关节 / 骨盆 X 线平片检查的适宜年龄 ≥4 月龄

B. 髋关节超声 4 周龄 ~6 月龄内的婴儿;髋关节 / 骨盆 X 线平片检查的适宜年龄 ≥6 月龄

C. 髋关节超声 6 周龄 ~3 月龄内的婴儿;髋关节 / 骨盆 X 线平片检查的适宜年龄 ≥6 月龄

D. 髋关节超声 6 周龄 ~6 月龄内的婴儿;髋关节 / 骨盆 X 线平片检查的适宜年龄 ≥4 月龄

E. 髋关节超声 6 周龄 ~9 月龄内的婴儿;髋关节 / 骨盆 X 线平片检查的适宜年龄 ≥2 月龄

5. 0~6 月龄髋关节发育不良伴或不伴髋关节不稳定的治疗方案正确的是（　　　）。

A. 生后第 2 周开始佩戴 Pavlik 挽具 6h/d

B. 生后第 2 周开始佩戴 Pavlik 挽具 12h/d

C. 生后第 3 周开始佩戴 Pavlik 挽具 23h/d

D. 生后第 6 周开始佩戴 Pavlik 挽具 23h/d

E. 生后第 2 周开始佩戴 Pavlik 挽具 24h/d

6. 基层应对,转诊和随访原则有（　　　）。

A. Ortolani 阳性或外展受限婴儿,建议转诊骨外科医生;Barlow 阳性婴儿,建议由初级保健医生或骨外科医生进行连续随访检查,确保髋关节稳定。

B. 复查不确定的 2~4 周龄的婴儿,建议转诊至对 DDH 诊治有经验的骨外科医生。

C. 检查不确定的 4 周龄以上的婴儿,建议进行超声检查。

D. 检查正常但胎龄 ≥34 周时呈臀位,和 / 或有 DDH 家族史的婴儿,在 4~6 周龄(对早产进行校正年龄后)时进行超声检查。

E. ABCD

（王达辉　石应珊）

【参考文献】

1. 中华医学会小儿外科分会骨科学组, 中华医学会骨科学分会小儿创伤矫形学组. 发育性髋关节发育不良临床诊疗指南 (0-2 岁)》. 中华骨科杂志 , 2017, 30 (11) 641-650.

2. HAGAN JF, SHAW JS, DUNCAN PM. Bright Future Guidelines for Health Supervision of Infants, Children, and Adolescents. USA: American Acadyme of Pediatrics, 4th ed, 2017.

3. SHAW BA, SEGAL LS. Section on Orthopaedics. Evaluation and Referral for Developmental Dysplasia of the Hip in Infants. Pediatrics, 2016: 138.

第六节　高胆红素血症筛查及诊治

【基层临床实践要点】

1. 重度高胆红素血症定义。
2. 高胆红素血症的高危因素。
3. 急性胆红素脑病（ABE）及慢性胆红素脑病（核黄疸）的高危因素。
4. 新生儿皮肤黄染程度临床评估。
5. 胆红素监测方法，经皮胆红素（TcB）及血清或血浆总胆红素（TSB）。
6. 胎龄≥35 周的晚期早产儿和足月儿的光疗参考曲线及指征。
7. 胎龄≥35 周晚期早产儿和足月儿的换血参考曲线及指征。
8. 光疗的技术及监测。
9. 新生儿高胆红素血症的治疗原则。
10. 新生儿出院时和出院后的随访计划。

【概述】

1. 定义　新生儿黄疸为体内血清胆红素（TSB）含量增加，胆红素沉积引起皮肤和 / 或眼结膜黄染。TSB≥2.5~3mg/dl 时，临床上可以观察到黄疸。胆红素是由红细胞的分解产生，如果分解产生过多，肝脏未能及时将其排泄到肠中，胆红素就会在体内累积。黄疸不是一种疾病，是血清胆红素水平升高的症状。通过黄疸可以识别可能发生严重高胆红素血症风险的婴儿。

新生儿出生后的胆红素水平随日龄增长呈现动态变化的过程，在诊断高胆红素血症时需考虑新生儿的日龄和是否存在高危因素。对于胎龄≥35 周的新生儿，中美两国均有推荐的光疗参考曲线作为诊断和干预标准。当胆红素水平超过光疗阈值曲线时为新生儿高胆红素血症，应予以干预，以避免严重高胆红素血症所致的脑损伤。

2. 流行病学　20 世纪 60 年代晚期，给予 Rh 阴性母亲肌内注射 Rh（D）免疫球蛋白已显著降低新生儿 Rh 同种免疫性溶血病的发病率。同期，进行光疗显著降低了换血疗法的需求以及重度高胆红素血症的风险。胆红素脑病的发病率在 20 世纪 50 至 70 年代从峰值回落。目前仍有胆红素脑病的个案报告，尤其是存在发生严重高胆红素血症高危因素的患儿，如败血症、同族免疫性溶血性疾病、葡萄糖 -6- 磷酸脱氢酶（G6PD）缺乏等。中国胆红素脑病的发病率仍相对较高，可能与家长认识误区（黄疸是每个新生儿都会有的）、出院前筛查和评估不规范以及出院后随访不规范等有关。

（1）生理性黄疸因种族而不同：白种人和非裔美国人，平均峰值总胆红素在 48~96 小时之间为 7~9mg/dl；亚洲人胆红素水平在 72~120 小时之间可达到 10~14mg/dl。

（2）高胆红素血症因种族而不同：孕周≥35 周、30 小时龄时 TB≥第 95 百分位数的婴儿所占比例因种族而异,中国香港的 2 个医学中心为 5% 和 8%;美国 4 个医学中心为 6%~16%。

3. 目的和意义　严重高胆红素血症可导致核黄疸,即未结合胆红素可穿过新生儿血脑屏障并沉积在脑的特定区域,最常见的是沉积在基底神经节。胆红素作为神经毒素引起神经元凋亡和坏死,导致胆红诱导的神经功能障碍谱系疾病。严重者发生脑瘫,神经性听力丧失,凝视异常和其他不可逆转的影响;轻微的可表现为认知功能、学习记忆、执行功能障碍。根据新生儿光疗和换血阈值曲线,早期检测识别高胆红素血症,早期干预(如光疗或换血疗法),可避免神经功能障碍谱系疾病。

【高危因素】

1. 生理性黄疸　新生儿红细胞(Hct 50%~60%)多于成人,红细胞寿命较短(新生儿 85 天,成人 120 天)。红细胞更新增加,破碎的红细胞释放更多的胆红素。新生儿胆红素清除率因肝 UGT1A 酶水平低下而降低(新生儿约 7 天,成人约 14 周)。

2. 纯人乳喂养　纯人乳喂养和新生儿高胆红素血症密切相关,人乳喂养婴儿的黄疸分为两类。

(1)人乳喂养性黄疸

1)定义:人乳喂养摄入不足导致的高胆红素血症,不是人乳本身引起,准确定义为“人乳摄入不足性黄疸”。

2)原因

A. 人乳喂养时初乳量不足,不正确的喂养技术和喂养频率致人乳和热量摄入不足减少了排便次数,增加了胆红素的肠肝循环。

B. 人乳喂养每天少于 8 次与较高的 TSB 浓度相关。常在出生后第 3~5 天达高峰,常出现体重过度减轻。

3)预防:充足的喂养是预防高胆红素血症的重要因素,鼓励人乳喂养,分娩后第一小时内开始,按需频繁哺乳,每 2~3 小时一次。摄入充足的人乳喂养婴儿不应常规补充婴儿配方奶粉。

4)监测

A. 注重尿量、过渡性粪便与体重的变化。

B. 人乳喂养困难且体重增加不良的婴儿需加强黄疸监测,晚期早产儿(孕 34~<37 周)风险更大,需加强监测并及时干预。

(2)人乳性黄疸,又称人乳性黄疸综合征

1)定义

A. 在人乳摄入和体重增加充足时持续出现的高胆红素血症。

B. 非结合型高胆红素血症,与直接或结合型高胆红素血症无关。

2)流行病学

A. 1963 年首次描述。

B. 在美国约 20%~30% 人乳喂养的新生儿发生黄疸,约 2%~4% 的纯人乳喂养婴儿在出生后第 3 周的胆红素水平超过 10mg/dl。国际上人乳性黄疸的发生率未得到广泛的报道,但被认为与美国的发生率相似。

3)原因:病因不明确,可能涉及以下方面。

A. 人乳本身存在的因子,如孕烷 -3a,20β- 二醇,β- 葡萄糖醛酸酐酶,白细胞介素 IL1,

表皮生长因子和甲胎蛋白;*UGT1A1* 基因突变导致 Crigler-Najjar 和 Gilbert 综合征,未结合型胆红素(不溶于水)转化为结合型胆红素(水溶性)减少,胆红素经肠道排出减少,致持续性高胆红素血症。

B. 基因突变假说:*UGT1A1* 基因编码区的突变增加,未结合型胆红素(不溶于水)转化为结合型胆红素(水溶性)减少,胆红素经肠道排出减少。该基因调控区突变导致 Crigler-Najjar 和 Gilbert 综合征,致持续性高胆红素血症的综合征。

4)表现

A. 出现时间较晚,常在生后第 1~2 周出现,高峰时间为生后 2~3 周。

B. 下降速度较慢,可能持续 8~12 周,通常自动消退。

C. 新生儿人乳摄入充足,体重增长正常,排尿和排便量充足。

D. 几乎总是良性,一般情况良好,一般不会引起胆红素脑病。

5)诊断

A. 诊断人乳性黄疸前,应除外非结合性高胆红素血症的病理原因。

B. 对于 3~4 周龄仍有黄疸的人乳喂养婴儿,应检测总胆红素和直接胆红素(或结合胆红素)水平以识别病理性胆汁淤积。

6)处理

A. 血清 TSH 低于光疗水平,没有溶血证据,通常建议继续人乳喂养。

B. TSH>20mg/dl,暂时停止人乳喂养 24 小时可能有益。若停人乳喂养,黄疸多在 48~72 小时明显消退。

C. 无其他并发症,不影响常规预防接种。

3. 早产

(1)高胆红素血症在早产儿中更为普遍和严重,因为早产儿的红细胞寿命较短,胆红素生成较多,肠肝循环中回吸收的胆红素增加,且肝脏的葡萄糖醛酸转移酶活性不成熟,使胆红素的结合和消除更为困难。

(2)早产儿的血脑屏障薄弱,未结合的胆红素更容易进入大脑。

4. 高胆红素血症的危险因素(表 5-23)

表 5-23 高胆红素血症的危险因素

高胆红素血症的危险因素	高胆红素血症神经毒性危险因素
胎龄未满 40 周(从 40 孕周,胎龄逐周减少,风险逐渐增加)	胎龄 <38 周
纯人乳喂养,且摄入不足	白蛋白<3.0g/dl
提示溶血:出生 24h 内出现黄疸,TSB 或 TcB 升高>0.3mg/(dl·h);出生 24h 后升高>0.2mg/(dl·h)	ABO/Rh 血型不合溶血
出院前 TcB* 或 TSB* 接近光疗阈值	G6PD 缺乏症或其他溶血性疾病
出院前已做光疗	败血症
头皮血肿或皮肤明显淤斑	过去 24 小时内出现任何明显的临床不稳定
唐氏综合征	
糖尿病母亲的巨大儿	
父母或兄弟姐妹曾光疗或换血	
家族史或遗传提示 G6PD* 缺乏症	

*TcB:经皮胆红素;TSB:血清总胆红素;G6PD:葡萄糖 -6- 磷酸脱氢酶缺乏症

【分类】

1. 高胆红素血症 当胆红素水平超过光疗阈值曲线时为新生儿高胆红素血症。

2. 急性胆红素脑病及核黄疸 重度及重度以上严重的高胆红素血症,未结合的胆红素可穿过血脑屏障沉积在脑组织,胆红素作为神经毒素可引起 BIND。因此,早期发现并治疗具有发生高胆红素血症风险的婴儿非常重要。急性胆红素脑病(acute bilirubin encephalopathy,ABE)是 BIND 的急性表现,核黄疸则为 BIND 的慢性和永久性后遗症。

BIND 的诊断基于临床:主要依据为高胆红素血症及典型的神经系统临床表现,头颅磁共振成像(MRI)和脑干听觉诱发电位(BAEP)可辅助诊断,其特点如下表(表 5-24)。

表 5-24 急性胆红素脑病及核黄疸的特点

	急性胆红素脑病(ABE)	慢性胆红素脑病(核黄疸)
机制	严重高胆红素血症导致急性神经功能障碍	严重高胆红素血症胆红素神经毒素引起神经元的细胞凋亡和死亡,导致的出生数周后慢性、永久性损害及后遗症
根据 TSB 估计风险	足月儿发生 ABE 的 TSB 峰值在 427 µmol/L(25mg/dl)以上,合并高危因素峰值较低也可能发生。低出生体重儿 TSB 峰值在 171~239µmol/L(10~14mg/dl)也可发生	根据发达国家(即高收入国家)人群数据估计: 1. TSB>25mg/dl(428µmol/L)且 ≤30mg/dl(513µmol/L):6% 发生核黄疸 2. TSB>30mg/dl(513µmol/L)且 ≤35mg/dl(599µmol/L):14%~25% 发生核黄疸 3. TSB>35mg/dl(599µmol/L):几乎所有婴儿发生核黄疸
临床表现	早期为肌张力减低、嗜睡、尖声哭、吸吮差,此后出现肌张力增高,角弓反张、激惹、惊厥、严重者可致死亡。低出生体重儿常缺乏典型症状,表现为呼吸暂停、循环呼吸功能急剧恶化等	锥体外系运动障碍、脑瘫、神经性听力丧失,凝视及眼球运动障碍和牙釉质发育异常等不可逆转的影响
高危因素	增加脑损伤风险的危险因素与血脑屏障通透性和脑细胞对胆红素所致损伤的易感性有关 1. 胎龄 <38 周 2. 同族免疫性溶血病,DAT 阳性 3. G6PD 缺乏 4. 过去 24 小时内出现任何明显的临床不稳定 5. 败血症等 6. 低白蛋白血症(<3g/dl)	核黄疸潜在可纠正的高危因素 1. 出生后 <48 小时出院且无适当随访 2. 出生 <24 小时出现黄疸的婴儿,未测量 TSB 浓度 3. 未识别高胆红素血症的危险因素 4. 重度黄疸婴儿 TSB 测定延迟 5. 对 TSB 升高婴儿延迟启动光疗 6. 未及时回应父母提出的黄疸、嗜睡或喂养困难 7. 未意识到某些婴儿因遗传因素可能发生显著的高胆红素血症,允许婴儿过早出院 8. 未认识到目测评估不是可靠的 TSB 衡量方法

3. 持续性间接高胆红素血症

(1)≥7 天婴儿 TSB 持续升高到光疗阈值 2mg/dl 内可能存在持续性间接高胆红素血症。

(2)检测:间接胆红素浓度是总胆红素和直接反应胆红素或结合胆红素之间的差值。

（3）原因

1）胆红素生成增加

A. 生理性黄疸。

B. 溶血：ABO/RH 血型不合溶血病，红细胞膜或者酶缺陷（G6PD 缺乏症），红细胞增多症。

C. 头皮血肿。

D. 感染：败血症，尿路感染。

2）降低肝细胞的摄取或结合

A. 早产。

B. 先天性甲状腺功能减退症。

C. 母乳性黄疸。

D. 药物。

E. Gilbert 综合征。

4. 延长性高直接 / 结合胆红素血症　母乳喂养 3 ~ 4 周龄，配方奶喂养 2 周龄的婴儿出现持续性黄疸。

（1）原因

1）胆道阻塞

A. 胆汁浓缩综合症（囊性纤维化的患者）。

B. 胆总管囊肿。

C. 胆道闭锁。

D. Alagille 综合征或非综合征型的胆道发育不良。

2）全身疾病

A. 感染：败血症，尿路感染，巨细胞病毒、弓形虫、风疹、梅毒、疱疹病毒等宫内感染。

B. 急性肝损伤。

C. 肠外营养相关性胆汁淤积。

3）遗传和代谢性疾病

A. 半乳糖血症，希特林蛋白缺乏症，酪氨酸血症，a-1 抗胰蛋白酶缺乏症，线粒体疾病。

B. 胆汁酸代谢障碍。

C. 进行性家族性肝内胆汁淤积症。

（2）直接胆红素 / 结合胆红素

A. 胆红素通过与肝脏中的葡萄糖醛酸结合而成为水溶性，从而促进排泄。

B. 直接胆红素是结合胆红素和少量未结合胆红素在不添加促进剂的化学反应中的直接反应称"直接反应"或"直接"胆红素的测量方式。直接胆红素浓度高于结合胆红素。

C. 直接胆红素浓度大于总胆红素浓度的 20% 不再被认为是诊断胆汁淤积的必要条件。

（3）检测及解读

1）检测总胆红素浓度和直接反应（或结合）胆红素浓度。

2）北美和欧洲儿科胃肠病学、肝病学和营养学协会的联合建议，直接血清胆红素浓度 >1.0mg/dl 和 / 或结合胆红素的临界值 ≥ 0.3mg/dl（95th 临界值）定义为异常。

3)>99% 的婴儿直接或结合胆红素单次升高不存在胆道闭锁。数日~2 周内重复测量可极大提高胆道闭锁和其他病理性胆汁淤积原因的阳性预测值。

(4)如诊断成立,建议咨询胃肠病学家或其他专家或转诊。

【监测】

1. 直接抗球蛋白试验(DAT)

DAT 有助于识别因溶血而有高胆红素血症风险的婴儿,有条件遵循以下的检测原则。

(1)A、B、O 血型

1)母体血为 O 型,母亲抗体筛查呈阳性或未知:检测脐带血或婴儿的外周血血型和 DAT。

2)母体血为 A 或 B 型,抗体阳性:检测脐带血或婴儿的外周血血型和 DAT。

3)母体血为 O,抗体阴性:检测脐带血或婴儿的外周血血型和 DAT,DAT 阴性婴儿可以常规管理。

4)母体血为 O,抗体阴性:胆红素监测和风险评估遵循临床实践指南,安排出院后的适当随访,没有条件无需确定婴儿的血型或 DAT。

(2)Rh(D)阴性血型:RhIG 和 DAT

1)接受 RhIG 母亲可检测出抗 Rh(D)抗体(RhIG)阳性.可致新生儿 DAT/ 抗 Rh[D]阳性,常不会溶血。

2)已知 DAT 仅抗 Rh(D)阳性,母亲孕期接受 RhIG,接受 RhIG 之前没有 Rh(D)抗体,可视为 DAT 阴性。

3)母亲接受 RhIG 后,由于抗 Rh(D)抗体以外的抗体致 DAT 阳性应视为 DAT 阳性。

4)母体血型为 Rh(D)阴性,应确定婴儿的 Rh 血型评估是否需要给母亲 RhIG。

2. 胆红素的两种监测方法 TcB 和 TSB(表 5-25)。

表 5-25 胆红素的两种监测方法

TcB 测定	TSB 测定
无创性检查; 可减少静脉采血的需求、降低实验室检查费用 TB ≥ 15mg/dl(257μmol/L)时,TcB 会低估 TSB TB<15mg/dl(257μmol/L)时,TcB 与 TSB 水平间存在良好的相关性 TcB 测定值在以下情况可能受限 ● 婴儿接受光疗 ● 深肤色婴儿 TcB 会偏高;而浅肤色 TcB 会偏低 ● 停止光疗 8 小时内,TcB 偏低,此后 TcB 与 TSB 的差异渐缩小,到停止光疗 24 小时后,差异近治疗前 在门诊常规测定 TcB 前,需要研究确定其有效性	测定值较 TcB 可靠 TSB ≥ 光疗治疗阈值进展为 BIND 的风险较高,需要评估以确定潜在病因及高危因素,后续监测计划,可能需要干预手段来防治重度高胆红素血症 以下情况应测定 TSB ● 出生后 24 小时内出现黄疸 ● TcB ≥ 15mg/dl ● TcB 超过光疗治疗阈值下 3mg/dL ● 光疗期间和停止光疗 24 小时内 ● 临床状态不好

3. 呼出气一氧化碳(ETCOc)含量的测定 血红素在形成胆红素的过程中释放出一氧化碳。测定 ETCOc 的含量可以反映胆红素生成的速度,可用以预测重度高胆红素血症发生

的可能性。

【高胆红素血症的筛查】

(1)目视评估胆红素浓度：

1)目视评估是测量 TSB 或 TcB 的补充,不能取而代之。

2)所有新生儿出生后至少每 12 小时进行一次目视评估黄疸,直至出院。住院期间目视评估只要发现黄疸,尽快测量 TcB 或 TSB。

3)也用于门诊新生儿随访,指导是否测量 TcB 或 TSB。

(2)皮肤黄染程度的临床评估(Kramer Rules)

1)在自然光下看和分辨。

2)参照临床评估 Kramer Rules(表 5-26,图 5-13),头、颈、肋、膝、踝,按 50umol/L 递增。

表 5-26　身体区域对应的胆红素水平

身体区域	血清胆红素水平 μmol/L
1	100
2	150
3	200
4	250
5	>250

(3)常规筛查:TcB 或 TSB 应在出生后 24 至 48 小时或出院前常规测量。

(4)选择性筛查：如果存在高胆红素血症的危险因素,个体化选择 TSB 或 TcB 测定时间及频率。

1)出生后 24 小时内出现黄疸的新生儿,应尽快测量 TSB。

2)出生后 24 小时内 TSB 或 TcB 升高>0.3mg/(dl·h); 出生 24h 后升高>0.2mg/(dl·h),提示溶血。

【光疗及换血指征】

1. 光疗指征

(1)根据新生儿胎龄,日龄及是否存在高胆红素血症神经毒性的高危因素决定。

(2)出生胎龄≥35 周的晚期早产儿和足月儿的光疗指征:参照 2022 年美国儿科学会(AAP)推荐的光疗参考标准[Pediatrics,2022,150(3):1-21]。未具备密切监测胆红素水平的医疗机构可适当放宽光疗标准。

1)无高胆红素血症神经毒性危险因素的光疗阈值曲线(图 5-14)。

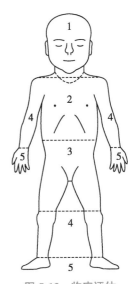

图 5-13　临床评估
Kramer Rules

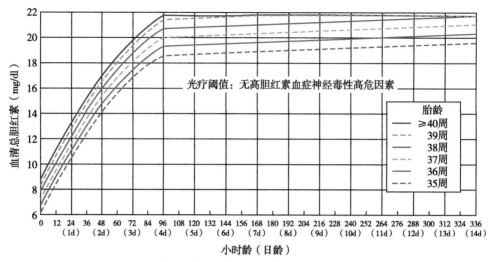

图 5-14　无高胆红素血症神经毒性危险因素的光疗阈值曲线

2) 具有 ≥1 个高胆红素血症神经毒性危险因素的光疗阈值曲线 (图 5-15)。

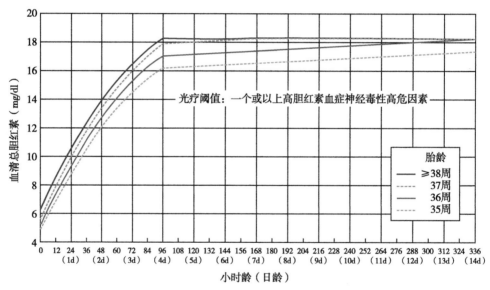

图 5-15　具有 ≥1 个高胆红素血症神经毒性危险因素的光疗阈值曲线

(3) 出生体重<2 500g 的早产儿的光疗指征 (表 5-27)

1) 早产儿光疗标准应放宽。

2) 极低出生体重儿或皮肤有大量瘀斑，或较大血肿的新生儿，可给予预防性光疗。

3) <1 000g 早产儿，应注意过度光疗的潜在危害。

表 5-27　出生体重<2 500g 的早产儿生后不同时间光疗和换血 TSB 参考标准　单位 mg/dl

出生体重 /g	< 24h		24~<48h		48~<72h		72~<96h		96~<120h		≥ 120h	
	光疗	换血	光疗	换血	光疗	换血	光疗	换血	光疗	换血	光疗	换血
<1 000	4	8	5	10	6	12	7	12	8	15	8	15
1 000~1 249	5	10	6	12	7	15	9	15	10	18	10	18
1 250~1 999	6	10	7	12	9	15	10	15	12	18	12	18
2 000~2 299	7	12	8	15	10	18	12	20	13	20	14	20
2 300~2 499	9	12	12	18	14	20	16	22	17	23	18	23

中华医学会儿科学分会新生儿学组,《中华儿科杂志》编辑委员会.新生儿高胆红素血症诊断和治疗专家共识.中华儿科杂志,2014,52(10):745-748.

2. 换血指征

(1)根据新生儿胎龄,日龄及是否存在胆红素脑病的高危因素决定。

(2)在准备换血的同时先给予强光疗,每隔 2 小时复测 TSB,4~6 小时。若换血前 TSB 水平未能下降至换血阈值以下,甚至持续上升,立即给予换血。

(3)胆红素与白蛋白的比率可与 TSB 水平一起用于确定是否需要换血。

(4)出生胎龄 ≥ 35 周的晚期早产儿和足月儿的换血指征参照 2022 年 AAP 推荐的换血参考标准[Pediatrics,2022,150(3):1-21]。

1)无高胆红素血症神经毒性高危因素的换血阈值曲线(图 5-16)。

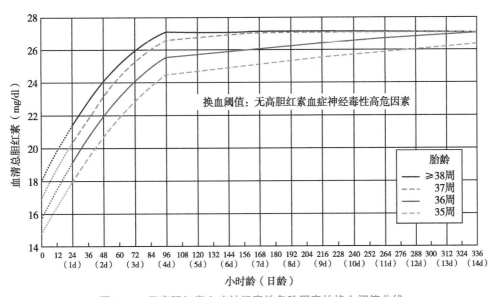

图 5-16　无高胆红素血症神经毒性危险因素的换血阈值曲线

2)≥ 1 高胆红素血症神经毒性高危因素的换血阈值曲线(图 5-17)。

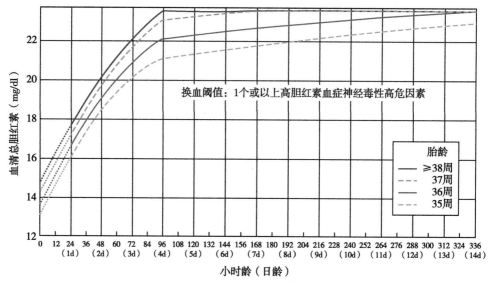

图 5-17　具有 ≥1 个高胆红素血症神经毒性危险因素的换血阈值曲线

(5)出生体重<2 500g 的早产儿,参照早产儿换血指征,参考表 5-27。

(6)严重溶血:出生时脐血胆红素>76mmol/L(4.5mg/dl),血红蛋白<110g/L,伴有水肿、肝脾大和心力衰竭,应换血。

(7)有急性胆红素脑病的临床表现:无论胆红素水平高低,或 TSB 是否已明显下降,都应换血。

【治疗】

目的:降低高胆红素血症婴儿的总胆红素(TB),预防重度高胆红素血症和胆红素脑病的发生。

措施:光疗、换血疗法及药物治疗。

决策:何时开始治疗和选择何种干预方法取决于发生严重高胆红素血症的可能性,小时 TB 值、胎龄、日龄以及是否存在危险因素来判断。

1. 光疗　已广泛使用近 60 年,是安全有效地降低 TB,防治严重高胆红素血症,降低核黄疸发生率的最常用方法。

(1)光疗的效果:加强光疗法可以使 TB 在 4~6 小时内下降至少 2~3mg/dl(34~51μmol/L)。对于胎龄 ≥35 周的婴儿,24 小时加强光照疗法可使初始 TB 降低 30%~40%。

(2)光疗的机制:光疗时婴儿的皮肤暴露于特定波长的光,光红素的结构异构化使胆红素变成毒性较低的胆红素异构体,同时光氧化反应将胆红素转化为无色极性化合物,主要通过尿液排出光红素。

(3)光疗技术

1)尿布覆盖面积应越少越好,以增加辐照度。

2)用不透光的眼罩遮住眼睛,不要盖住鼻子。

3)婴儿仰卧在开放的婴儿床、摇篮或保暖台上,避免放置在保温箱中,保温箱的顶部会妨碍充分的光疗。在摇篮或保暖台四周垫上铝箔或白色物质,可增加婴儿暴露于光下的表面积和光疗效果。

(4)光疗的剂量:称为辐照度,单位为 $\mu W/(cm^2 \cdot nm)$,表示单位波长(常用波长 425~475nm)下单位体表暴露面积接受的辐照量;辐照度决定光疗的有效性,取决于所用光线的类型、光源和婴儿之间的距离以及婴儿暴露的表面积。常规辐照度是 $6~12\mu W/(cm^2 \cdot nm)$,强光疗时 $\geq 30\mu W/(cm^2 \cdot nm)$。

(5)光源和设备:光疗使用窄谱(蓝绿光和蓝光)设备。胆红素吸光度最强的区域为光谱中接近 460nm 的蓝光区。光源包括荧光灯管,卤素白光,光纤毯或光纤垫,蓝光 LED。LED 为高强度蓝色氮化镓,提供胆红素吸收范围内的高强窄带光。出生 24 小时内光疗 TB 的下降幅度 LED 灯>聚光灯>蓝色荧光灯>光纤毯。

(6)光疗期间监测及停止光疗指征:光疗期间应监测光疗的剂量(辐照度),暴露时间以及 TSB 值,婴儿的体温,喂养,及体重变化.光疗期间需维持充足水分和尿量,以通过尿液排出光红素。开始光疗后 2~6 小时检测 TSB 值,如 TSB 下降,可在 8~12 小时内再次测量。TSB 比开始光疗时的小时龄光疗阈值降低 $\geq$ 2mg/dL 时,可以停止光疗。如果存在反弹性高胆红素血症的危险因素,适当延长光疗时间。

1)反弹性高胆红素血症的风险因素包括:

A. 光疗停止时的 TSB 和光疗阈值的距离。

B. 胎龄 <38 周。

C. 开始光疗时的年龄 <48 小时。

D. 喂养和体重增加不充足。

E. 溶血性疾病。

F. 高胆红素血症的风险因素。

G. 高胆红素血症神经毒性风险因素。

2)有以下因素的婴儿,应在停止光疗后 6~12 小时测量 TSB,第二天需再次测量胆红素。无以下因素的婴儿,可在停止光疗后的第二天测量胆红素。

A. 在出生 48 小时内接受光疗的婴儿。

B. DAT 阳性。

C. 已知或怀疑有溶血性疾病。

3)住院期间接受光疗且此后因超过光疗阈值再次入院光疗的婴儿,应在停止光疗后的第二天测量胆红素。

4)住院期间未接受光疗,但出院后因黄疸超过光疗阈值再次入院光疗的婴儿,应在光疗停止 1~2 天测量胆红素。

5)如果光疗停止 $\geq$ 24 小时,可以测量 TcB 而不是 TSB。

(7)光疗不良反应及风险

1)不良反应:短期不良反应如良性红斑状皮疹,过热及母乳喂养中断,非显性失水增加可致脱水。可能的远期不良反应目前仍不清楚。

2)婴儿青铜综合征:不常见,有报道胆汁淤积性黄疸(结合胆红素>2mg/dl)接受光疗婴儿出现"婴儿青铜综合征"。表现为患儿皮肤、血清和尿液暂时性变成较深的灰褐青铜色外观,常在停止光疗后数周内缓解且无后遗症。具体病因不清楚,可能是胆汁淤积造成胆色素光疗产物经胆汁排泄受损所致。

3)视网膜影响:目前不清楚,动物研究表明连续暴露光疗24小时可能会发生视网膜变性。光疗时应遮挡新生儿视网膜和晶状体,以消除可能的光暴露。

4)癫痫:光疗可能会小幅度增加儿童癫痫的风险。但当 TSB ≥光疗阈值时,光疗的益处超过癫痫的微小潜在风险。

2. 换血疗法　换血疗法可以换出血液中的胆红素、抗体及致敏红细胞、伴有较高的并发症、发病率和死亡率。仅用于有早期脑病症状的婴儿,有严重高胆红素血症者及有严重高胆红素血症风险但经充分光疗无效的婴儿。

3. 药物治疗　药物如静脉免疫球蛋白,苯巴比妥,熊去氧胆酸和金属卟啉可抑制溶血,增加胆红素的结合和排泄,增加胆汁流量或抑制胆红素的形成起到辅助治疗作用。目前只有静脉免疫球蛋白可用于治疗非结合高胆红素血症。

(1)静脉免疫球蛋白(IVIG):对新生儿 Rh 溶血病的效果仍不确定,机制不明确,被认为可阻断血红细胞上的抗体受体。对于同族免疫性溶血性疾病(DAT 阳性),当 TSB ≥换血阈值下 2mg/dl 时,推荐给予 IVIG 0.5~1g/kg,经 2~4 小时静脉持续输注,可根据需要在 12 小时后重复给药。

(2)白蛋白:白蛋白增加与血浆中未结合的胆红素的联结,减少血液中的游离胆红素透过血脑屏障,减低胆红素脑病的发生,可有效降低血清总胆红素及间接胆红素水平。当 TSB 接近换血值,且白蛋白水平<25g/L 的新生儿,可补充白蛋白 1g/kg。如白蛋白水平正常,则没有必要额外补充。

(3)其他不推荐作为光疗补充治疗的药物

1)熊去氧胆酸:可增加胆汁流量,有助治疗胆汁淤积型黄疸。安全性和整体效果的相关资料有限,不推荐常规作为光疗的补充治疗。

2)苯巴比妥:不推荐常规使用苯巴比妥来治疗新生儿高间接胆红素血症。

3)金属卟啉:安全性和有效性方面的数据有限,在美国未被批准用于治疗新生儿高胆红素血症。

4)氯贝丁酯:有效性和安全性未得到证实。不推荐用于治疗新生儿高胆红素血症。

【评估和管理】

高胆红素血症的管理和治疗已在足月及近足月新生儿中进行了较大范围的研究,制定简单易用的列线图用于评估总胆红素浓度和治疗阈值。对于早产新生儿,如何在<34 周的婴儿中最佳地控制高胆红素血症尚未达成共识。

1. 医院新生儿室评估

(1)高危因素的评估:每个新生儿出生后都应进行高胆红素血症高危因素的评估(表 5-23)。存在高危因素的新生儿,住院期间应注意监测胆红素水平及其动态变化趋势,适时干预,适当延长住院时间。

(2)临床黄疸 TcB 或 TSB 测定的评估

1)每 12 小时对所有足月儿和晚期早产儿常规临床目视评估有无黄疸。

2)出生 24 小时内出现黄疸发生重度高胆红素血症的风险升高,应尽快测 TcB 或 TSB。

3)TcB 或 TSB 应在出生后 24~48 小时或出院前常规测量。存在高胆红素血症的危险因素,个体化选择 TcB 或 TSB 测定时间和频率。

4)门诊新生儿随访,目视评估胆红素浓度指导是否测量 TcB 或 TSB,可参照临床评估 Kramer Rules(表 5-26,图 5-13)。

(3)怀疑存在溶血性疾病的评估

1)母儿血型:产前检查确定母亲血型为 O 型和 / 或 Rh 阴性,需确定婴儿血型和直接 Coombs(DAT)试验,母儿血型比较识别是否存在同种免疫性溶血。

2)如怀疑存在同种免疫性溶血,特别是婴儿直接 DAT 阳性,有高胆红素血症神经毒性危险因素,出生后每 4 小时测量 TcB 或 TSB 共 2 次,之后每 12 小时测量 3 次。12~24 小时内查全血细胞计数,血涂片及网织红细胞计数。

A. 全血细胞计数和血涂片:血红蛋白较低可能提示溶血,血涂片中存在碎片细胞支持溶血。

B. 网织红细胞计数:出生后 72 小时内网织红细胞计数升高与红细胞破坏相匹配。

C. 测定 G6PD:详细了解婴儿家族及地理背景,以识别 G6PD 缺乏症的风险。高危婴儿需测定 G6PD。

2. 出院前评估

(1)高危因素的再评估:出院前根据时龄胆红素测定值(TSB 或 TcB),有无高胆红素血症,BIND,其他危险因素,以及孕周、年龄(小时)、可以确定发生重度高胆红素血症的风险及干预阈值。

(2)TcB 或 TSB 测定:出院前测定 TcB 或 TSB 有助识别具有发生重度高胆红素血症风险的婴儿。

(3)注重结合(直接)胆红素:存在胆汁淤积的婴儿可能出现黄疸和结合(直接)胆红素升高。

(4)出生到出院时的体重改变,喂养和二便情况。

(5)出院前父母指导

1)对黄疸及危险因素的解释、黄疸监测的必要性以及如何家庭监测。

2)出院后婴儿黄疸加重的迹象:皮肤黄色伸延到膝盖或更低的部位,黄色更强烈(柠檬黄色到橙黄色),眼睛的眼白显示为黄色。

3)出院后喂养和体重改变:婴儿喂食有任何困难。二便情况,婴儿 ≥ 3~4 日龄湿尿布应达 5~6 次 /d。

4)婴儿精神状态改变:很难唤醒婴儿,婴儿易激惹且难以安慰,婴儿向后弯曲颈部或身体。

5)遵医嘱到门诊或医院随诊。

3. 安排适当出院后随访计划

(1)何时随访取决于出院前 TcB 或 TB 水平、孕周、婴儿小时龄、婴儿黄疸程度、出院后喂养和体重改变,有无高胆红素血症的危险因素而定。TcB 或 TB 浓度通常在生后 72~96 小时达到峰值。出院时婴儿年龄越小,需越早随访。

(2)中国大部分阴道分娩新生儿在出生后 48~72 小时出院,剖宫产在 96~120 小时出院。具有高胆红素血症的危险因素,需更早随访。具多个危险因素的婴儿可能需要在 24 小时内随访。母亲为初产妇、孕周 <38 周的人乳喂养婴儿出院,必须在出院 2 日内复诊。

（3）新生儿出院后的随访计划：2022 年 AAP 推荐的新生儿出院后的随访计划（表 5-28）。

表 5-28 AAP 推荐的新生儿出院后的随访计划（2022）

光疗阈值减去目前 TCB/TSB	检测时的小时龄	随访建议
0.1~1.9mg/dl	<24h	4~8h 复查 TSB，延迟出院，考虑光疗
	≥24h	4~24h 复查 TSB，多少小时复查依靠临床判断 ①延迟出院，考虑光疗或 ②出院密切随访
2.0~3.4mg/dl	不管小时龄多少	4~24h 复查 TCB/TSB，多少小时复查依靠临床判断
3.5~5.4mg/dl	不管小时龄多少	1~2 天复查 TCB/TSB
5.5~6.9mg/dl	<72h	2 天内复诊，临床判断是否 TCB/TSB
	≥72h	根据临床判断决定是否随访和随访时间
≥7.0mg/dl	<72h	3 天内复诊，临床判断是否 TCB/TSB
	≥72h	根据临床判断决定是否随访和随访时间
临床判断依据：查体、高胆红素血症危险因素、神经毒性危险因素、喂养是否充足、体重变化、家庭支持		

（4）新生儿出院后随访的评估

1）高危因素的再评估。

2）婴儿的出生体重及体重改变的百分比。

3）喂养是否充分、二便情况。

4）有无黄疸，是否需要测定胆红素。

4. 家庭光疗

（1）已出院但 TSB 超过光疗阈值的新生儿。

（2）满足以下标准可以选择 LED 家用光疗设备进行治疗。

1）胎龄 ≥38 周。

2）年龄 ≥48 小时。

3）临床稳定，喂养充足。

4）没有已知的高胆红素血症神经毒性危险因素。

5）以前无光疗。

6）TSB 浓度不超过光疗治疗阈值以上 1mg/dl（图 5-14）。

7）基于 LED 的光疗设备可立即提供到家庭。

8）每天测量 TSB（光疗需 TSB 监测）。

【基层儿科带教复习题】

（单选题）

1. 重度高胆红素血症的危害不包括（   ）。

A. 神经性听力丧失

B. 核黄疸

C. 凝视异常

D. 体格生长减缓

E. 认知功能、学习记忆、执行功能障碍

2. 高胆红素血症的危险因素不包括（ ）。

A. 糖尿病母亲的巨大儿

B. 单纯人乳喂养不足

C. 配方奶喂养

D. 极低出生体重早产儿

E. 出生后 24 小时内出现黄疸

3. 新生儿经皮胆红素（TcB）测定有以下特点（ ）。

A. TcB 值>光疗阈值下 3mg/dl 时建议测定 TSB

B. TB<15mg/dl（257μmol/L）时，TcB 会低估 TSB

C. TcB 不受肤色影响

D. TcB 较 TSB 可靠

E. 停光疗 12~24 小时内复查胆红素可以测量 TcB

4. 高胆红素血症神经毒性的危险因素不包括（ ）

A. 胎龄 <38 周

B. 白蛋白<3.0g/dl

C. ABO/Rh 血型不合溶血

D. 头皮血肿或皮肤明显淤斑

E. G6PD 缺乏症或其他溶血性疾病

5. 光疗开始后随访测量 TB，考虑停止光疗的 TB 水平是（ ）。

A. TB 下降到光疗阈值下 6mg/dl 时停止光疗

B. TB 下降到光疗阈值下 5mg/dl 时停止光疗

C. TB 下降到光疗阈值下 4mg/dl 时停止光疗

D. TB 下降到光疗阈值下 3mg/dl 时停止光疗

E. TB 下降到光疗阈值下 2mg/dl 时停止光疗

6. 出生胎龄 37 周新生儿，出生 52 小时出院，出院前 TcB 水平在光疗阈值下 5mg/dl，以下不符合出院前评估原则的是（ ）。

A. 高危因素的再评估

B. 出生到出院时的体重改变

C. 喂养和二便情况

D. 指导父母婴儿黄疸加重的迹象

E. 出院后 3 天随访

（郝 磊 莫家娟 石应珊）

【参考文献】

1. American Academy of Pediatrics. Clinical practice guideline revision: management of hyperbilirubinemia in the newborn infant 35 or more weeks of gestation. Pediatrics, 2022, 150 (3): 1-21.

2. 张巍, 侯新琳, 中国优生科学协会早产与早产儿管理分会. 新生儿黄疸管理流程共识. 中国优生与遗传杂志, 2021, 29 (3): 297-299.

3. 中华医学会儿科学分会新生儿学组,《中华儿科杂志》编辑委员会. 新生儿高胆红素血症诊断和治疗专家共识. 中华儿科杂志, 2014, 52 (10): 745-748.

4. 新生儿黄疸规范化用药指导专家建议专家编写组. 新生儿黄疸规范化用药指导专家建议. 中国医药导报 2019, 16 (27): 105-110.

5. American Academy of Pediatrics Subcommittee on Hyperbilirubinemia. Management of Hyperbilirubinemia in the Newborn Infant 35 or More Weeks of Gestation. Pediatrics 2004, 114 (1): 297-316.

6. KRAMER LI. Advancement of dermal icterus in the jaundiced newborn. Am. J. Dis. Child, 1969, 118 (3), 454-458.

7. ALKALAY AL, SIMMONS CF. Hyperbilirubinemia Guidelines in Newborn Infants. Pediatrics 2005; 115 (3): 824-825.

8. MUCHOWSKI KE. Evaluation and treatment of neonatal hyperbilirubinemia. Am Fam Physician. 2014 Jun 1; 89 (11): 873-878.

9. FAWAZ R, BAUMANN U, EKONG U, et al. Guideline for the Evaluation of Cholestatic Jaundice in Infants: Joint Recommendations of the North American Society for Pediatric Gastroenterology, Hepatology, and Nutrition and the European Society for Pediatric Gastroenterology, Hepatology, and Nutrition. J Pediatr Gastroenterol Nutr. 2017, 64 (1): 154-168.

第六章
儿童免疫接种

第一节　儿童免疫规划疫苗接种

【基层临床实践要点】

1. 减毒活疫苗,灭活、多糖、重组疫苗的特点。
2. 免疫预防的分类,主动免疫与被动免疫的概念。
3. 中国儿童免疫规划疫苗免疫程序。
4. 中国儿童免疫规划疫苗免疫接种原则。
5. 中国儿童免疫规划疫苗相应剂次的接种推荐的年龄。
6. 中国儿童免疫规划疫苗补种原则。
7. 中国儿童免疫规划疫苗同时接种原则。
8. 中国母亲 HBsAg 阳性或不详的足月及早产新生儿乙肝疫苗接种原则。

【概述】

1. **预防接种的重要性**　疫苗接种是预防,控制和消灭传染病的有效手段,是最有效的一级卫生预防措施之一。中国自 1978 年开始实施计划免疫,2007 年扩大免疫规划,通过普及儿童免疫,减少了疫苗针对疾病的发病和死亡;1986 年起,国家规定每年 4 月 25 日是"全国儿童预防接种宣传日";2004 年修订《中华人民共和国传染病防治法》规定,对儿童实行预防接种证制度;2019 年实施《中华人民共和国疫苗管理法》,为预防接种提供法制保障。原国家卫计委于 2016 年更新编写了《预防接种工作规范(2016 年版)》,国家卫健委于 2021 年更新了《国家免疫规划疫苗儿童免疫程序及说明(2021 年版)》,从国家层面保证预防接种的规范实施。

实施国家免疫规划政策 40 余年以来,我国取得传染病防控成效显著,2000 年我国通过 WHO 无脊灰的证实,推广新生儿乙肝疫苗接种后,小于 5 岁儿童乙肝病毒表面抗原携带率从 1992 年的 9.67% 降至 2014 年的 0.32%,乙肝表面抗原携带者与 1992 年相比下降了97%;白喉在 2006 年后没有报告病例;麻疹、流脑、乙脑等疫苗可预防传染病的发病率也都降低到历史最低水平。

2. 疫苗接种覆盖率 20 世纪随着疫苗接种传染病流行得到很好的控制,各国传染性疾病发生率明显下降。美国实施儿童期常规免疫接种后,疫苗可预防的多数疾病的患者数量下降 90% 以上。

3. 目前疫苗接种状况 疫苗接种后传染病虽然减少,但目前控制仍未理想,特别在疫苗接种覆盖率相对低的发展中国家。2008 年世界卫生组织估计全球大概有百日咳 1 600万,其中 95% 都在发展中国家,有 19.5 万儿童因此死亡。我国由于各地差异较大,财政支持力度、人员素质和服务管理水平、人民群众对疫苗科学知识的认识程度都不一样,城乡差异、收入差异使得需求多层次、多样化,这些都反映了免疫规划工作中存在的不平衡不充分的发展问题。特别是个别地区个别人群疫苗可预防疾病发病仍处于较高水平。

【疫苗的分类和特点】(表 6-1)

表 6-1 儿童免疫规划常见疫苗的分类和特点

疫苗分类	组成	特点
减毒活疫苗	由致病性减弱或无致病性,保持免疫原性的病原微生物制成。进入机体致轻微感染,产生相应的免疫反应及保护性机制	1. 初次接种可产生较持久的免疫力。但是一次接种在人群中只有 90%~95% 的受种者产生免疫应答,常需第二次复种,以提高人群的免疫水平。如麻腮风减毒活疫苗接种两次,8 月龄及 1.5 岁各一次 2. 抗体随时间推移而衰减,其产生的免疫应答,可被人体获得的被动抗体所抑制,导致弱免疫应答或无免疫应答 3. 如疫苗病毒复制失控,减毒活疫苗可造成严重或致命的反应。此反应常发生于免疫功能缺陷的人群,发生的概率很低,但要注意此可能性
灭活疫苗	将病原体灭活,可由全病毒或全细菌,或其裂解的片段组成	1. 需经多次接种才能产生满意的抗体水平。保护性的免疫反应常在接种第二或第三剂后产生 2. 与活疫苗相比,受循环抗体的影响很小 3. 灭活疫苗刺激机体产生的抗体水平随时间而下降,部分灭活疫苗需定期加强接种,以提高抗体的滴度
多糖疫苗	由某些细菌的荚膜多糖纯化制成	非结合的荚膜多糖疫苗基本上都是在没有 T 细胞辅助下引起的血清抗体应答,即所谓的 T 细胞非依赖性抗原,由多糖疫苗诱导的抗体比载体蛋白结合多糖抗原诱导的抗体活性低,尤其是对婴幼儿的免疫原性极差,且重复接种不能使抗体滴度升高和效应增强
重组疫苗	采用基因工程生产的疫苗	1. 应用重组 DNA 从酵母菌生产,消除和修饰病原微生物致病基因来制备,或利用非致病性的微生物插入病原微生物某个基因来诱导免疫反应 2. 类似灭活疫苗,需多次接种产生满意的抗体水平,如重组乙肝疫苗,虽接受 1 剂或 2 剂也能检出抗 -HBs,但只有完成全程接种程序且血清抗 -HBs ≥ 10mIU/ml 者,才具有长期保护作用

【免疫预防的分类】(表 6-2)

表 6-2 免疫预防的分类

主动免疫	通过抗原物质刺激机体产生免疫反应,分天然和人工自动免疫	特点:免疫持续时间长,效果好 人工的主动免疫如减毒活疫苗,是通过抗原物质刺激机体产生的免疫反应。天然的主动免疫如感染一次麻疹或者水痘
被动免疫	机体获得由其他机体产生的活性免疫球蛋白或细胞因子,分天然和人工被动免疫	特点:起效快,但免疫效果持续时间短 人工的被动免疫如注射乙肝免疫球蛋白。天然的人工被动免疫如母亲感染麻疹,其抗麻疹的抗体通过胎盘传递给胎儿

群体性预防接种:是指在特定范围和时间内,针对可能受某种传染病威胁的特定人群,有组织地集中实施的预防接种活动,补充免疫(原称为"强化免疫")是较为常见的一种群体性预防接种形式。通过进行群体性预防接种,免疫接种的人群比例足够多,快速建立和增强免疫屏障,降低了疾病传播风险。群体免疫可保护因年龄过小而不能免疫接种或有接种疫苗禁忌的个体。群体免疫有赖于大群体完成常规推荐的免疫接种。疫苗接种计划的直接受益者是免疫接种的儿童,免疫接种的儿童通过群体免疫也能使未接种人群间接获益。

加强免疫:接种疫苗后,机体的免疫力(即抗体)会逐渐减弱或消失。根据各种疫苗的特性,适时再次预防接种,机体的免疫系统产生回忆反应,使抗体增加,维持较长时间。如灭活疫苗或减毒活疫苗,需通过第二或三次接种,刺激机体免疫细胞产生回忆反应,产生较高的抗体反应,维持较长时间。

【中国免疫规划疫苗免疫程序表】(表 6-3)

表 6-3 中国国家儿童免疫规划疫苗 2021 年版

疫苗全称	疫苗简称/缩写	接种年(月)龄 ****	注射部位	接种剂量
重组乙型肝炎疫苗	乙肝疫苗,HepB	接种 3 剂:0、1、6 月龄	肌内注射 *	10 或 20μg
卡介苗	卡介苗,BCG	接种 1 剂,出生 24 小时内接种	皮内注射 **	0.1ml
脊髓灰质炎灭活疫苗	脊灰灭活疫苗,IPV	接种 2 剂:2、3 月龄	肌内注射	0.5ml
脊髓灰质炎减毒活疫苗	脊灰减毒活疫苗,bOPV	接种 2 剂:4 月龄、4 周岁	口服	1 粒或 2 滴/约 0.1ml
吸附无细胞百白破联合疫苗	百白破疫苗,DTaP	接种 4 剂:3、4、5、18 月龄	肌内注射	0.5ml
吸附白喉破伤风联合疫苗	白破疫苗,DT	接种 1 剂:6 周岁	肌内注射	0.5ml
麻疹腮腺炎风疹联合减毒活疫苗	麻腮风疫苗,MMR	接种 2 剂:8、18 月龄	皮下注射 ***	0.5ml
乙型脑炎减毒活疫苗	乙脑减毒活疫苗,JE-L	接种 2 剂:8 月龄、2 周岁	皮下注射	0.5ml
	乙脑灭活疫苗,JE-I	接种 4 剂:8 月龄接种 2 剂,间隔 7~10 天;2、6 周岁	肌内注射	0.5ml

续表

疫苗全称	疫苗简称/缩写	接种年(月)龄****	注射部位	接种剂量
A群脑膜炎球菌多糖疫苗	A群流脑多糖疫苗，MPSV-A	接种2剂：6、9月龄	皮下注射	0.5ml
A群C群脑膜炎球菌多糖疫苗	A群C群流脑多糖疫苗，MPSV-AC	接种2剂：3、6岁	皮下注射	0.5ml
甲型肝炎减毒活疫苗或甲型肝炎灭活疫苗	甲肝减毒活疫苗，HepA-L	接种1剂：18月龄	皮下注射	0.5或1.0ml
	甲肝灭活疫苗，HepA-I	接种2剂：18、24月龄	肌内注射	0.5ml

*肌内注射：上臂外侧三角肌或大腿前外侧中部肌肉群；**皮内注射：卡介苗选择上臂外侧三角肌中部略下处；***皮下注射：上臂外侧三角肌下缘。

****免疫程序表所列各疫苗剂次的接种时间是可以接种该剂次疫苗的最小接种年(月)龄。

注：1. 选择乙脑减毒活疫苗接种时，采用2剂次接种程序。选择乙脑灭活疫苗接种时，采用4剂次接种程序；乙脑灭活疫苗第1、2剂间隔7~10天；2. 选择甲肝减毒活疫苗接种时，采用1剂次接种程序。选择甲肝灭活疫苗接种时，采用两剂次接种程序。

【中国免疫规划疫苗儿童免疫接种原则】

1. 完成免疫规划疫苗相应剂次的接种推荐的年龄(表6-4)

儿童年龄达到相应疫苗的起始接种年(月)龄时，尽早接种。

表6-4　完成免疫规划疫苗相应剂次的接种推荐的年龄

接种推荐的年龄	该年龄推荐完成接种的疫苗
<24小时	乙肝疫苗第1剂
<3月龄	卡介苗
<12月龄	乙肝疫苗第3剂、脊灰疫苗第3剂、百白破疫苗第3剂、麻腮风疫苗第1剂、乙脑减毒活疫苗第1剂或乙脑灭活疫苗第2剂
<18月龄	A群流脑多糖疫苗第2剂
<24月龄	麻腮风疫苗第2剂、甲肝减毒活疫苗或甲肝灭活疫苗第1剂、百白破疫苗第4剂
<3岁	乙脑减毒活疫苗第2剂或乙脑灭活疫苗第3剂、甲肝灭活疫苗第2剂
<4岁	A群C群流脑多糖疫苗第1剂
<5岁	脊灰疫苗第4剂
<7岁	白破疫苗、A群C群流脑多糖疫苗第2剂、乙脑灭活疫苗第4剂

2. 国家免疫规划疫苗补种原则　未按照推荐年龄完成国家免疫规划规定剂次接种18岁以下的人群，遵循以下补种原则补种。

(1)尽早补种，尽快完成全程接种，优先保证国家免疫规划疫苗的全程接种。

(2)根据儿童年龄，该疫苗的具体补种原则(疫苗种类、接种间隔和剂次)，只需补种未完成的剂次，无需重新全程接种。

(3)补种可使用不同厂家的同品种疫苗，疫苗使用说明书中有特别说明的情况除外。

(4)遵循每种疫苗的使用说明中补种的原则。

3. 国家免疫规划疫苗同时接种原则

(1)不同疫苗同时接种。

1)国家免疫规划疫苗均可按照免疫程序或补种原则同时接种。

2)两种及以上注射类疫苗应在不同部位接种。

3)严禁将两种或多种疫苗混合吸入同一支注射器内接种。

(2)不同疫苗接种间隔。

1)两种及以上注射类减毒活疫苗,如果未同时接种,应间隔≥28天进行接种。

2)灭活疫苗和口服类减毒活疫苗,如果与其他灭活疫苗、注射或口服类减毒活疫苗未同时接种,不限制接种间隔。

(3)免疫规划疫苗和非免疫规划疫苗接种时间发生冲突时,优先保证免疫规划疫苗的接种,但家长主动选择非免疫规划疫苗替代免疫规划疫苗的除外。

4. 国家免疫规划流行季节疫苗接种建议　按照免疫程序和预防接种原则全年(包括流行季节)常规接种,或根据需要开展补充免疫和应急接种。

5. 疫苗注射部位

(1)注射部位通常为上臂外侧三角肌处和大腿前外侧中部。

(2)多种疫苗同时注射接种包括(肌内、皮下和皮内注射)时,可在左右上臂、左右大腿分别接种。

(3)卡介苗选上臂。

【中国免疫规划每种疫苗的使用说明】

1. 重组乙型肝炎疫苗(乙肝疫苗,HepB)免疫程序,接种方法及补种原则(表 6-5)

表 6-5　HepB 免疫程序,接种方法及补种原则

接种对象 / 剂次	接种部位和途径	接种剂量	补种原则
共接种 3 剂 出生＜24 小时、 1 月龄、6 月龄	肌内注射:上臂外侧三角肌或大腿前外侧中部	重组(酵母)母亲 HBsAg 阳性或阴性每剂均接种 10μg 重组(CHO 细胞)母亲 HBsAg 阴性的新生儿接种 10μg;母亲 HBsAg 阳性的新生儿接种 20μg	出生＜24 小时应尽早接种 未完成全程免疫程序尽早补齐未接种剂次 第 1 与 2 剂间隔应≥28 日 第 2 与 3 剂间隔应≥60 日

(1)母亲 HBsAg 阴性:乙肝疫苗第 1 剂＜24 小时龄接种,最迟在出院前完成。危重症新生儿在生命体征平稳后尽早接种。

(2)母亲 HBsAg 阳性或不详的足月儿:乙肝疫苗第 1 剂＜12 小时龄接种,同时在肢体不同部位肌内注射 100IU 乙肝免疫球蛋白(HBIG)。

(3)母亲 HBsAg 阳性或不详的新生儿体重＜2 000g 者:乙肝疫苗第 1 剂＜ 12 小时龄接种,满 1 月龄、2 月龄、7 月龄后按程序再完成 3 剂次接种。

(4)极低体重儿(体重＜1 500g)及危重症新生儿,如严重出生缺陷、重度窒息、呼吸窘迫综合征等,生命体征平稳后尽早接种第一剂乙肝疫苗。

(5)HBsAg 和抗 -HBs 检测:母亲 HBsAg 阳性的儿童,接种第 3 剂乙肝疫苗 1~2 个月后

进行。若 HBsAg 阴性、抗 -HBs 阴性或<10mIU/ml,可按照 0、1、6 月免疫程序免费再接种 3 剂次乙肝疫苗。

2. 卡介苗(卡介苗,BCG)免疫程序,接种方法及补种原则(表 6-6)

表 6-6　BCG 卡介苗免疫程序,接种方法及补种原则

接种对象 / 剂次	接种部位和途径	接种剂量	补种原则
出生时接种 1 剂 医学评估稳定的早产儿,胎龄>31 孕周可以接种;≤31 孕周,可在出院前接种	皮内注射:上臂外侧三角肌中部略下处;严禁皮下或肌内注射	0.1ml	<3 月龄未接种卡介苗者可直接补种 3 月龄~3 岁对结核菌素纯蛋白衍生物 TB-PPD 或卡介菌蛋白衍生物 BCG-PPD 试验阴性者,应予补种 ≥4 岁儿童不予补种 已接种卡介苗,瘢痕未形成不补种

3. 脊髓灰质炎(脊灰)灭活疫苗(IPV)、二价脊灰减毒活疫苗(脊灰减毒活疫苗,bOPV)、(表 6-7)

表 6-7　OPV 和 IPV 免疫程序,接种方法及补种原则

接种对象 / 剂次	接种部位和途径	接种剂量	补种原则
共接种 4 剂 2、3 月龄各接种 1 剂 IPV;4 月龄、4 周岁各接种 1 剂 bOPV	IPV 肌内注射:上臂外侧三角肌或大腿前外侧中部 bOPV 口服	IPV:0.5ml bOPV:糖丸剂型每次 1 粒;液体剂型每次 2 滴,约 0.1ml	<4 岁未达到 3 剂,补种完成 3 剂 ≥4 岁未达到 4 剂,补种完成 4 剂 补种两剂次间隔≥28 天 补种后完成 4 剂次,视为完成全程免疫。补种如为首剂,接种 IPV 已接种 tOPV(无论剂次数),未接种 IPV 的迟种、漏种,用 bOPV 补种,不再补种 IPV 既往无 tOPV 免疫史,2019 年 10 月 1 日前出生,补 1 剂 IPV;2019 年 10 月 1 日之后出生,补 2 剂 IPV

其他事项

(1)儿童已按疫苗说明书接种过 IPV 或含 IPV 成分的联合疫苗,视为完成相应剂次的脊灰疫苗接种;按免疫程序完成 4 剂次含 IPV 成分疫苗接种,4 岁无需再接种 bOPV。

(2)需专科评估决定全程使用 IPV 的人群:原发性免疫缺陷、胸腺疾病、HIV 感染、正在接受化疗、近期接受造血干细胞移植、正在使用免疫抑制或免疫调节作用的药物,正在或近期接受免疫细胞靶向放射治疗。

4. 吸附无细胞百白破联合疫苗(百白破疫苗,DTaP)吸附白破疫苗(白破疫苗,DT)(表 6-8)

其他事项:儿童已按疫苗说明书接种含百白破疫苗成分的其他联合疫苗,可视为完成相应剂次的 DTaP 接种。

5. 麻疹腮腺炎风疹联合减毒活疫苗(麻腮风疫苗,MMR)(表 6-9)

表 6-8　DTaP 免疫程序,接种方法及补种原则

接种对象 / 剂次	接种部位和途径	接种剂量	补种原则
共接种 5 剂:3、4、5、18 月龄各接种 1 剂 DTaP,6 岁接种 1 剂 DT 3 月龄 ~5 岁接种 DTaP,6~11 岁接种 DT	肌内注射:上臂外侧三角肌或大腿前外侧中部	0.5ml	3 月龄 ~5 岁未完成 DTaP 规定剂次:用 DTaP 补种未完成的剂次,前 3 剂每剂间隔 ≥28 天,第 4 与第 3 剂间隔 ≥6 个月。 　≥6 岁补种参考原则 接种 DTaP 和白破疫苗(DT)<3 剂:用 DT 补齐 3 剂;第 2 与 1 剂间隔 1~2 个月,第 3 与 2 剂间隔 6~12 个月 接种 4 剂 DTaP,满 7 岁未接种 DT,补种 1 剂 DT,DT 与第 4 剂 DTaP ≥12 个月 6~11 岁用吸附白喉破伤风联合疫苗

表 6-9　MMR 免疫程序,接种方法及补种原则

接种对象 / 剂次	接种部位和途径	接种剂量	补种原则
共接种 2 剂 8、18 月龄各接种 1 剂	皮下注射:上臂外侧三角肌下缘	0.5ml	1. 2020 年 6 月 1 日 ~2019 年 10 月 1 日及以后出生:未完成 2 剂 MMR 接种,用 MMR 补齐 2. 2007 年 ~2019 年 9 月 30 日出生:应接种 ≥2 剂含麻疹成分、1 剂含风疹成分和 1 剂含腮腺炎成分疫苗,如未完成,用 MMR 补齐 3. 2007 年以前出生,未满 18 岁:未完成 2 剂含麻疹成分疫苗,用 MMR 补齐 4. 如需补种两剂 MMR,接种间隔 ≥28 天

其他事项

(1)MMR 可与其他规划疫苗同时、不同部位接种。

(2)需接种多种疫苗,优先接种 MMR 疫苗。

(3)其他注射类减毒活疫苗后接种 MMR,需间隔 ≥28 日。

(4)免疫球蛋白注射后接种 MMR,需间隔 ≥3 个月。

(5)接种 MMR 后 2 周内避免使用免疫球蛋白。

(6)麻疹疫情应急接种:疫情波及区域 6~7 月龄儿童接种 1 剂含麻疹成分疫苗,但不计入常规免疫剂次。

6. 乙型脑炎减毒活疫苗(乙脑减毒活疫苗,JE-L)(表 6-10)

表 6-10　JE-L 免疫程序,接种方法及补种原则

接种对象 / 剂次	接种部位和途径	接种剂量	补种原则
共接种 2 剂:8 月龄、2 周岁各 1 剂	皮下注射:上臂外侧三角肌下缘	0.5ml	乙脑疫苗纳入免疫规划后出生,且未接种乙脑疫苗的适龄儿童,JE-L 接种,补齐 2 剂,接种间隔 ≥12 个月

其他事项

(1)青海,新疆和西藏地区无乙脑疫苗免疫史迁居其他省份或乙脑流行季节到其他省份旅行时,建议接种 1 剂 JE-L。

（2）免疫球蛋白注射后接种 JE-L，需间隔 ≥3 个月。

7. 乙型脑炎灭活疫苗（乙脑灭活疫苗，JE-I）（表 6-11）

表 6-11 JE-I 免疫程序，接种方法及补种原则

接种对象 / 剂次	接种部位和途径	接种剂量	补种原则
共接种 4 剂：8 月龄 2 剂，间隔 7~10 天；2 岁和 6 岁各 1 剂	肌内注射：上臂外侧三角肌或大腿前外侧中部	0.5ml	乙脑疫苗纳入免疫规划后出生且未接种乙脑疫苗的适龄儿童，如使用 JE-I 补种应补齐 4 剂；接种间隔第 2 与 1 剂间隔 7~10 天，第 3 与 2 剂间隔 1~12 个月，第 4 与 3 剂间隔 ≥3 年

其他事项：免疫球蛋白注射后接种 JE-I，需间隔 ≥1 个月。

8. A 群脑膜炎球菌多糖疫苗（A 群流脑多糖疫苗，MPSV-A）、A 群 C 群脑膜炎球菌多糖疫苗（A 群 C 群流脑多糖疫苗，MPSV-AC）（表 6-12）

表 6-12 免疫程序，接种方法及补种原则

接种对象 / 剂次	接种部位途径	接种剂量	补种原则
MPSV-A 接种 2 剂：6、9 月龄各 1 剂 MPSV-AC 接种 2 剂：3 岁、6 岁各 1 剂	皮下注射：上臂外侧三角肌下缘	0.5ml	流脑疫苗纳入免疫规划后出生的适龄儿童，如未接种或未完成规定剂次流脑疫苗，根据补种时年龄选择疫苗种类 <24 月龄补齐 MPSV-A 剂次 ≥24 月龄补 2 剂 MPSV-AC，不再补种 MPSV-A ≥24 月龄如未接种过 MPSV-A，3 岁前尽早接种 MPSV-AC；如已接种 1 剂 MPSV-A，尽早接种 MPSV-AC，间隔 ≥3 个月 补种间隔参照本疫苗其他事项

其他事项

（1）MPSV-A 两剂次间隔 ≥3 个月。

（2）第 1 剂 MPSV-AC 与第 2 剂 MPSV-A 间隔 ≥12 个月。

（3）MPSV-AC 两剂间隔 ≥3 年。3 年内避免重复接种。

（4）流脑疫情应急接种：根据引起疫情的菌群和流行病学特征，选择相应流脑疫苗的种类。

（5）<24 月龄，按流脑结合疫苗说明书已接种规定的剂次，视为完成 MPSV-A 接种。

（6）儿童 3 岁和 6 岁已接种含 A 群和 C 群流脑疫苗成分的疫苗，视为完成相应剂次的 MPSV-AC 接种。

9. 甲型肝炎减毒活疫苗（甲肝减毒活疫苗，HepA-L）（表 6-13）

表 6-13 HepA-L 免疫程序，接种方法及补种原则

接种对象 / 剂次	接种部位途径	接种剂量	补种原则
18 月龄接种 1 剂	皮下注射：上臂外侧三角肌下缘	按照疫苗说明书 0.5ml 或 1.0ml	甲肝疫苗纳入免疫规划后出生且未接种甲肝疫苗的适龄儿童，使用 HepA-L 补种 1 剂

其他事项

(1)如接种≥2剂含甲肝灭活疫苗成分的疫苗,视为完成甲肝疫苗免疫程序。

(2)免疫球蛋白注射后接种 HepA-L,间隔需≥3个月。

10. 甲型肝炎灭活疫苗(甲肝灭活疫苗,HepA-I)(表6-14)

表6-14 HepA-I 免疫程序,接种方法及补种原则

接种对象/剂次	接种部位和途径	接种剂量	补种原则
接种2剂:18和24月龄各1剂	肌内注射:上臂外侧三角肌或大腿前外侧中部	0.5ml	甲肝疫苗纳入免疫规划后出生且未接种甲肝疫苗的适龄儿童,使用 HepA-I 补种,补齐2剂,间隔≥6个月 如已接种1剂 HepA-I,但无条件接种第2剂 HepA-I,可接种1剂 HepA-L 完成补种,间隔≥6个月

其他事项:如接种≥2剂含 HepA-I 成分的联合疫苗,可视为完成 HepA-I 免疫程序。

附:美国疫苗接种技术注意事项供参考

1. 更换针头及注射器:免疫接种采用无菌术,抽取疫苗与注射疫苗无需更换针头,但每次注射都应使用新的针头和新的注射器。

2. 注射部位:根据年龄和注射途径的不同,儿童优选体位和注射部位也不同,应尽量避免造成局部神经,血管或组织损伤的风险。同一肢体可以接种两种或更多种疫苗(通常选在大腿前外侧)。

1)注射部位应间隔至少2.5cm,避免局部反应相互重叠。

2)同次给予疫苗和免疫球蛋白制剂应选择不同肢体接种,如乙型肝炎疫苗和乙型肝炎免疫球蛋白。

3)注射注意事项(表6-15)

表6-15 疫苗接种注射注意事项

注射类型	年龄	优选注射部位	推荐使用针头	进针注意事项
皮下注射	<12月龄	大腿前外侧股外侧肌	22~25G 16mm 长	针头与皮肤呈45°进针
	≥12月龄	上臂肱三头肌上外侧		
肌内注射	≤28天	大腿前外侧股外侧肌	22~25G 16mm 长	针头以达肌肉,不穿入下方神经、血管或骨骼为宜,针头与皮肤呈90°进针
	<12月龄	大腿前外侧股外侧肌	22~25G 25mm 长	
	1~2岁	优选大腿前外侧	22~25G 25~32mm 长	
		可选上臂三角肌区	22~25G 16~25mm 长	
	3~10岁	优选上臂三角肌区	22~25G 16~25mm 长	
		可选大腿前外侧	22~25G 25~32mm 长	
	11~18岁	上臂三角肌区	22~25G 16~25mm 长	

【基层儿科带教复习题】

单选题

1. 减毒活疫苗,灭活疫苗,多糖疫苗,重组疫苗的特点不包括( )。

A. 减毒活疫苗初次接种可产生较持久的免疫力,常不需第二次复种

B. 重组疫苗保护性抗体需第二、第三次接种后产生

C. 多糖疫苗重复接种不能使抗体滴度升高和效应增强

D. 灭活疫苗保护性抗体需第二、第三次接种后产生

E. 减毒活疫苗由致病性减弱或无致病性保持免疫原性的病原微生物制成,进入机体致轻微感染,产生相应的免疫反应及保护性机制

2. 麻腮风疫苗 MMR 的接种年龄,以下正确的是( )。

A. 接种 3 剂:出生<24h,1 和 6 月龄

B. 接种 4 剂:3、4、5、18 月龄

C. 接种 2 剂:8、18 月龄

D. 接种 1 剂 18 月龄

E. 接种 2 剂:18 和 24 月龄

3. 百白破疫苗 DTaP 的接种年龄,以下正确的是( )。

A. 接种 3 剂:出生<24 小时,1 和 6 月龄

B. 接种 4 剂:3、4、5、18 月龄

C. 接种 2 剂:8、18 月龄

D. 接种 1 剂:18 月龄

E. 接种 2 剂:18 和 24 月龄

4. 推荐 12 月龄前需完成接种的疫苗不包括( )。

A. 乙肝疫苗第 3 剂 　　　　　　　B. 脊髓灰质炎疫苗第 3 剂

C. 百白破疫苗第 3 剂 　　　　　　D. 麻腮风疫苗第 2 剂

E. 乙脑减毒活疫苗第 1 剂或乙脑灭活疫苗第 2 剂

5. 哪些原则符合中国国家免疫规划疫苗接种( )。

A. 国家免疫规划疫苗均可按照免疫程序或补种原则同时接种

B. 严禁将两种或多种疫苗混合吸入同一支注射器内接种

C. ≥2 种注射减毒活疫苗,如果未同时接种,应间隔 ≥28 天进行接种

D. 免疫规划疫苗和非免疫规划疫苗接种时间发生冲突时,优先保证免疫规划疫苗的接种

E. ABCD

6. 重新接种疫苗的指征不包括( )。

A. 疫苗接种时溢漏

B. 接种过期疫苗

C. 使用错误的稀释剂配制疫苗

D. 皮下接种标明需要肌肉接种的疫苗

E. 肌内注射接种了推荐用于皮下注射的疫苗

(程 茜　田 伟　石应珊)

【参考文献】

1. 国家卫生健康委员会.国家免疫规划疫苗儿童免疫程序及说明(2021年版).2021.
2. 国家卫生健康委员会.国家免疫规划疫苗儿童免疫程序及说明(2020年版).2020.
3. 国家卫生健康委员会.国家免疫规划疫苗儿童免疫程序及说明(2016年版).2016.

第二节　疾病和特殊健康状态儿童预防接种

【基层临床实践要点】

1. 早产儿卡介苗暂缓接种的指征。
2. 早产儿母亲 HBsAg 阴性或阳性,生后预防接种的常规。
3. 新生儿黄疸预防接种的常规。
4. 食物过敏预防接种的常规。
5. 先天性心脏病预防接种的常规。
6. 热性惊厥及癫痫预防接种的常规。
7. 感染性疾病预防接种的常规。
8. 儿童贫血预防接种的常规。
9. 静脉注射免疫球蛋白预防接种的常规。
10. 糖皮质激素使用者预防接种的常规。

　　常见疾病及病症的预防接种,早产儿、支气管哮喘、原发性免疫缺陷病、过敏、食物过敏、先天性心脏病、湿疹、热性惊厥、癫痫、脑性瘫痪、新生儿颅内出血、新生儿黄疸、感染性疾病、肛周脓肿、IgA血管炎、自身免疫性疾病、肾脏疾病、儿童贫血、白血病化疗的预防接种。其他疾病和特殊健康状态儿童的预防接种可参考中国近年来发表的相关专家共识。

【早产儿】

　　1. 可以接种　早产儿(胎龄<37周)和/或低出生体重儿(出生体重<2 500g),生命体征稳定,无危重病症。

　　2. 危重早产儿　生命体征平稳后,尽早按照出生后实际月龄接种疫苗。

　　3. 卡介苗　生命体征稳定的早产儿,胎龄>31孕周可以接种;≤31孕周,医学评估稳定后可在出院前接种。

　　4. 乙型肝炎疫苗

(1)母亲 HBsAg 阴性

1)出生体重≥2kg,出生0、1、6个月完成3剂乙肝疫苗接种。

2)出生体重<2kg,出生1个月或体重≥2kg接种乙肝疫苗,在第2、7个月分别完成

297

接种。

(2)母亲 HBsAg 阳性或不详

1)出生 12h 内接种乙肝疫苗及乙肝免疫球蛋白 100IU。

2)新生儿体重<2 000g 者,乙肝疫苗第 1 剂<12 小时龄接种,满 1、2、7 月龄再完成 3 剂接种。

3)接种第 4 剂乙肝疫苗 1~2 个月后检测 HBsAg 和 HBs 抗体。若抗 -HBs<10mIU/ml,可再按 0、1、6 月免疫程序免费接种 3 剂乙肝疫苗。

(3)极低体重儿(体重<1 500g)及危重症新生儿,如严重出生缺陷、重度窒息、呼吸窘迫综合征等,生命体征平稳后尽早接种第 1 剂乙肝疫苗。

【支气管哮喘】

1. 哮喘缓解期可以接种。

2. 哮喘急性发作期暂缓接种。

3. 对蛋类严重过敏的哮喘儿童,在有抢救设备的医疗机构和医务人员的监护下接种麻腮风疫苗和流感疫苗。

【原发性免疫缺陷病】

1. **灭活疫苗接种** 可以接种,安全性与免疫功能正常者相同。免疫保护的强度和持久性会降低。

2. **减毒活疫苗接种** 需专科评估决定。

3. **胸腺发育不全** 如 DiGeorge 综合征。

(1)灭活疫苗:可以接种。

(2)减毒疫苗及减毒活疫苗:需专科评估决定。

【过敏】

1. "过敏性体质"不是疫苗接种的禁忌证。

2. **禁忌继续接种同种疫苗** 已知对该疫苗成分严重过敏或既往因接种该疫苗发生喉头水肿、过敏性休克及其他全身性严重过敏反应。

【食物过敏】

1. **可以接种** 按免疫程序正常接种;有蛋类全身过敏反应史,在医疗机构接种流感和麻腮风疫苗。

2. **暂缓接种** 过敏的急性期,如荨麻疹等。

3. **禁忌接种** 如对鸡蛋、蛋制品或鸡肉蛋白有急性超敏反应史,如果将前往高风险地区而必须接种黄热病疫苗,咨询过敏症专科医生考虑脱敏。

【先天性心脏病】

1. **可以接种**

(1)生长发育良好,无临床症状,心功能无异常。

(2)介入术后,复查心功能无异常。

(3)外科术后 3 个月,复查心功能无异常。

2. **暂缓接种** 伴心功能不全,严重肺动脉高压等并发症;复杂发绀型先天性心脏病需要多次住院手术者。建议专科门诊就诊。

【湿疹】

可以接种各类疫苗。接种时避开湿疹部位。

【热性惊厥】

1. **可以接种**
(1)单纯性热性惊厥。
(2)非频繁性惊厥发作,半年内发作<3 次,或 1 年内发作<4 次。
(3)既往无惊厥持续状态>半小时。

2. **暂缓接种**
(1)复杂性热性惊厥。
(2)频繁性惊厥发作,半年内发作≥3 次,或 1 年内发作≥ 4 次。建议专科门诊就诊。

【癫痫】

1. **可以接种** 无癫痫发作 ≥ 6 个月可接种所有疫苗,服用抗癫痫药物或有癫痫家族史不影响接种。

2. **暂缓接种** 疾病诊断不明确,或近 6 个月内有癫痫发作。建议专科门诊就诊。

【脑性瘫痪】

脑瘫患儿可以按免疫程序接种疫苗。

【新生儿颅内出血】

1. **可以接种** 新生儿Ⅰ、Ⅱ级脑室周围 - 脑室内、蛛网膜下腔及硬膜下出血,出血控制、生命体征稳定。

2. **暂缓接种** 新生儿Ⅲ、Ⅳ级脑室周围 - 脑室内出血,存在进行性神经系统疾病的后遗症。建议专科门诊就诊。

【新生儿黄疸】

1. **可以接种** 生理性黄疸、母乳性黄疸患儿身体健康状况良好,可按免疫程序接种疫苗。病理性黄疸患儿生命体征平稳,可正常接种乙肝疫苗。

2. **暂缓接种** 病理性黄疸患儿需及时查明病因,暂缓接种其他疫苗。建议专科门诊就诊。

【感染性疾病】

1. **可以接种各类疫苗** 急性感染性疾病恢复后;轻症感染热退后。
2. **暂缓接种各类疫苗** 急性感染期。

【肛周脓肿】

按免疫程序接种各类疫苗,脊髓灰质炎疫苗基础免疫使用 IPV,痊愈后加强免疫可接种 IPV 或 bOPV。

【IgA 血管炎】

1. **可以接种**　痊愈后可以接种各类疫苗。
2. **暂缓接种**　使用免疫抑制剂治疗期间,暂缓接种减毒活疫苗。

【自身免疫性疾病】

1. **可以接种**　缓解期可接种灭活疫苗。
2. **暂缓接种**　急性期及活动期暂缓接种各类疫苗。使用激素、免疫抑制剂或靶向生物制剂治疗期间,暂缓接种减毒活疫苗。建议专科门诊就诊。

【肾脏疾病】

1. **可以接种**　未使用免疫抑制剂且无症状可接种各类疫苗。使用免疫抑制剂在缓解期可接种灭活疫苗。
2. **暂缓接种**　未使用免疫抑制剂在症状发作期暂缓接种各类疫苗。

【白血病化疗】

1. **可以接种**　化疗结束 6 个月后可接种灭活疫苗;结束 12 个月后经免疫功能评估,考虑接种减毒活疫苗。
2. **暂缓接种**　化疗期间暂缓接种所有疫苗。

【儿童贫血】

1. **可以接种**　轻、中度缺铁性贫血不伴有其他症状者。
2. **暂缓接种**
(1)重度缺铁性贫血和 / 或伴有肝脾肿大、心功能异常、合并感染时。
(2)重度、极重度溶血性贫血,有急性溶血表现。
(3)急性期失血性贫血。
3. **专科评估后决定是否接种疫苗**
(1)再生障碍性贫血。
(2)自身免疫性溶血性贫血。
(3)失血性贫血原发病恢复或失血病因纠正后。

【特殊状态】

1. **出血风险增加的儿童和青少年**　建议咨询儿童血液科医生决定是否接种疫苗。接种使用 23G 或更小口径的针头,注射后按压至少 2 分钟,避免揉搓。

2. 妊娠期妇女

(1) 妊娠期妇女推荐接种流感疫苗、破伤风疫苗等非减毒活疫苗,发生动物意外抓咬伤时应及时接种狂犬病疫苗,孕妇接种狂犬疫苗对孕妇及胎儿都是安全的。

(2) 妇女妊娠期间避免接种减毒活疫苗,如 MMR 疫苗和水痘疫苗。可在备孕期或产后接种。备孕期接种麻腮风疫苗或水痘疫苗者,3 个月内应避免怀孕。

(3) 与妊娠期妇女密切接触的儿童,应接种常规推荐的疫苗,包括活病毒疫苗。

3. 糖皮质激素使用者

(1) 吸入型激素及短期小剂量全身性使用糖皮质激素不影响疫苗接种。

(2) 接受中等或大剂量全身性糖皮质激素治疗(泼尼松或其等效药物 ≥2mg/(kg·d),或 ≥20mg/d,可接种灭活疫苗;停用激素治疗 ≥3 个月,方可接种减毒活疫苗。

4. 静脉注射免疫球蛋白者　静脉注射免疫球蛋白 IgG(intravenous immunoglobulin, IVIG),可干扰疫苗应答。

(1) 可以接种:除含麻疹成分疫苗以外的其他疫苗,包括水痘带状疱疹病毒的接种。

(2) 暂缓接种:接受大剂量(2g/kg)IVIG。推迟含麻疹成分疫苗的接种 8~9 个月。因特异性麻疹抗体在血液中可维持 9 个月。

(3) 美国建议川崎病患者接受大剂量 IVIG 推迟含麻疹成分疫苗的接种至 11 个月后,因免疫球蛋白抗体在血液中可维持 11 个月。确诊川崎病,病情稳定 6 个月后可预防接种,谨慎接种减毒活疫苗。

【基层儿科带教复习题】

单选题

1. 以下哪项符合 2021 年国家免疫规划疫苗儿童免疫程序及说明乙型肝炎疫苗接种方案(　　)。

A. 母亲 HBsAg 阴性,出生体重 ≥2kg,出生 0、1、6 个月完成 3 剂乙肝疫苗接种

B. 母亲 HBsAg 阴性,出生体重 <2kg,1 月龄或体重 ≥2kg 接种乙肝疫苗,第 2、7 个月分别完成接种

C. 母亲 HBsAg 阳性或不详,出生 12 小时内接种乙肝疫苗及乙肝免疫球蛋白 100IU。出生 1、2、7 个月分别接种乙肝疫苗,共计 4 次

D. 母亲 HBsAg 阳性或不详,接种第 4 剂乙肝疫苗 1~2 个月后检测 HBsAg 和 HBs 抗体。若 HBs 抗体 <10mIU/ml,按照 0、1、6 个月程接种 3 剂乙肝疫苗。

E. ABCD

2. 患有先天性心脏病儿童疫苗接种方案,以下不正确的是(　　)。

A. 生长发育良好,无临床症状,心功能无异常可以接种

B. 介入术后,复查心功能无异常,可以接种

C. 外科术后 3 个月,复查心功能无异常,暂缓接种 1 月

D. 伴心功能不全,严重肺动脉高压等并发症暂缓接种

E. 复杂发绀型先天性心脏病需要多次住院手术者暂缓接种

3. 有以下情况时,建议暂缓接种疫苗(　　)。

A. 单纯性热性惊厥 B. 复杂性热性惊厥

C. 非频繁性惊厥发作,半年内发作<3 次 D. 非频繁性惊厥发作,1 年内发作<4 次

E. 既往无惊厥持续状态>半小时

4. 有以下情况时,建议接种乙肝疫苗和卡介苗( )。

A. 生理性黄疸或母乳性黄疸 B. 病理性黄疸生命体征平稳

C. 病理性黄疸正在接受光疗 D. ABC

E. AB

5. 儿童贫血以下哪种情况建议在基层接种疫苗( )。

A. 重度缺铁性贫血和 / 或伴有肝脾肿大、心功能异常、合并感染时

B. 重度,极重度溶血性贫血,有急性溶血表现

C. 轻、中度缺铁性贫血不伴有其他症状者

D. 急性期失血性贫血

E. 再生障碍性贫血或自身免疫性溶血性贫血

6. 糖皮质激素或 IVIG 使用儿童接种疫苗的建议,以下不正确的是( )。

A. 吸入型激素及短期小剂量全身性使用糖皮质激素不影响疫苗接种

B. 全身性糖皮质激素(泼尼松或等效药物 ≥2mg/kg.d, ≥20mg/d,停用 ≥3 个月,接种减毒活疫苗

C. 接受大剂量(2g/kg)IVIG. 推迟含麻疹成分疫苗的种 ≥3 个月

D. 注射 IVIG,可以接种除含麻疹成分疫苗以外的其他疫苗,包括水痘带状疱疹病毒的接种

E. 确诊川崎病,病情稳定 6 个月后可预防接种,谨慎接种减毒活疫苗

(程 茜 田 伟 石应珊)

【参考文献】

1. 国家卫生健康委员会 . 国家免疫规划疫苗儿童免疫程序及说明 (2021 年版). 2021.

2. 国家卫生健康委员会 . 国家免疫规划疫苗儿童免疫程序及说明 (2020 年版). 2020.

3. 国家卫生健康委员会 . 国家免疫规划疫苗儿童免疫程序及说明 (2016 年版). 2016.

4. 广东省医师协会儿科医师分会 . 特殊状态儿童预防接种 (广东) 专家共识 . 中华实用儿科临床杂志 2020, 35 (6): 401-410.

5. 杭州市疾病预防控制中心 , 苏州市疾病预防控制中心 , 上海市疾病预防控制中心 . 特殊健康状态儿童预防接种专家共识之一——早产儿与预防接种 . 中国实用儿科杂志 . 2018, 33 (10): 737-738.

6. 上海市疾病预防控制中心 , 杭州市疾病预防控制中心 , 苏州市疾病预防控制中心 . 特殊健康状态儿童预防接种专家共识之二—支气管哮喘与预防接种 . 中国实用儿科杂志 . 2018, 33 (10): 738-739.

7. 上海市疾病预防控制中心 , 杭州市疾病预防控制中心 , 苏州市疾病预防控制中心 . 特殊健康状态儿童预防接种专家共识之三—原发性免疫缺陷病的预防接种 . 中国实用儿科杂志 . 2018, 33 (10): 740-742.

8. 上海市疾病预防控制中心 , 杭州市疾病预防控制中心 , 苏州市疾病预防控制中心 , 中国儿童免疫与健康联盟 . 特殊健康状态儿童预防接种专家共识之四—食物过敏与预防接种 . 中国实用儿科杂志 . 2019, 34 (1): 1-2.

9. 苏州市疾病预防控制中心 , 上海市疾病预防控制中心 , 杭州市疾病预防控制中心 , 中国儿童免疫与健康联盟 . 特殊健康状态儿童预防接种专家共识之五—先天性心脏病与预防接种 . 中国实用儿科杂志 . 2019, 34 (1): 2-4.

10. 上海市疾病预防控制中心，杭州市疾病预防控制中心，苏州市疾病预防控制中心，中国儿童免疫与健康联盟. 特殊健康状态儿童预防接种专家共识之六—湿疹与预防接种. 中国实用儿科杂志. 2019, 34 (1): 4-5.

11. 杭州市疾病预防控制中心，苏州市疾病预防控制中心，上海市疾病预防控制中心，中国儿童免疫与健康联盟. 特殊健康状态儿童预防接种专家共识之七—热性惊厥与预防接种. 中国实用儿科杂志. 2019, 34 (2): 81-82.

12. 杭州市疾病预防控制中心，苏州市疾病预防控制中心，上海市疾病预防控制中心，中国儿童免疫与健康联盟. 特殊健康状态儿童预防接种专家共识之八—癫痫与预防接种. 中国实用儿科杂志. 2019, 34 (2): 82-84.

13. 杭州市疾病预防控制中心，苏州市疾病预防控制中心，上海市疾病预防控制中心，中国儿童免疫与健康联盟. 特殊健康状态儿童预防接种专家共识之九—脑性瘫痪与预防接种. 中国实用儿科杂志. 2019, 34 (2): 84-85.

14. 苏州市疾病预防控制中心，上海市疾病预防控制中心，杭州市疾病预防控制中心，中国儿童免疫与健康联盟. 特殊健康状态儿童预防接种专家共识之十—新生儿颅内出血与预防接种. 中国实用儿科杂志. 2019, 34 (2): 85-86.

15. 苏州市疾病预防控制中心，上海市疾病预防控制中心，杭州市疾病预防控制中心，中国儿童免疫与健康联盟. 特殊健康状态儿童预防接种专家共识之十一—婴儿黄疸与预防接种. 中国实用儿科杂志. 2019, 34 (2): 87-88.

16. 杭州市疾病预防控制中心，苏州市疾病预防控制中心，上海市疾病预防控制中心，中国儿童免疫与健康联盟. 特殊健康状态儿童预防接种专家共识之十二—感染性疾病与预防接种. 中国实用儿科杂志. 2019, 34 (3): 176-177.

17. 杭州市疾病预防控制中心，苏州市疾病预防控制中心，上海市疾病预防控制中心，中国儿童免疫与健康联盟. 特殊健康状态儿童预防接种专家共识之十三—肛周脓肿与预防接种. 中国实用儿科杂志. 2019, 34 (3): 177-178.

18. 上海市疾病预防控制中心，杭州市疾病预防控制中心，苏州市疾病预防控制中心，中国儿童免疫与健康联盟. 特殊健康状态儿童预防接种专家共识之十四—IgA 血管炎与预防接种. 中国实用儿科杂志. 2019, 34 (3): 178-180.

19. 上海市疾病预防控制中心，杭州市疾病预防控制中心，苏州市疾病预防控制中心，中国儿童免疫与健康联盟. 特殊健康状态儿童预防接种专家共识之十五—自身免疫性疾病与预防接种. 中国实用儿科杂志. 2019, 34 (3): 180-181.

20. 苏州市疾病预防控制中心，上海市疾病预防控制中心，杭州市疾病预防控制中心，中国儿童免疫与健康联盟. 特殊健康状态儿童预防接种专家共识之十六—肾脏疾病与预防接种. 中国实用儿科杂志. 2019, 34 (4): 265-266.

21. 苏州市疾病预防控制中心，上海市疾病预防控制中心，杭州市疾病预防控制中心，中国儿童免疫与健康联盟. 特殊健康状态儿童预防接种专家共识之十七—白血病化疗与预防接种. 中国实用儿科杂志. 2019, 34 (4): 266-267.

22. 苏州市疾病预防控制中心，上海市疾病预防控制中心，杭州市疾病预防控制中心，中国儿童免疫与健康联盟. 特殊健康状态儿童预防接种专家共识之十八—儿童贫血与预防接种. 中国实用儿科杂志. 2019, 34 (4): 268-269.

23. 上海市疾病预防控制中心，杭州市疾病预防控制中心，苏州市疾病预防控制中心，中国儿童免疫与健康联盟. 特殊健康状态儿童预防接种专家共识之二十一—静脉注射免疫球蛋白使用者的预防接种. 中国实用儿科杂志, 2019, 34 (5): 336-337.

参 考 答 案

第一章　儿科基础理论知识和技能

第一节　基层儿科门诊医学临床病史采集

1. C;2. B;3. D;4. D;5. E;6. A

第二节　儿童的生命体征

1. B;2. C;3. A;4. A;5. E;6. C

第二章　儿童生长与营养

第一节　儿童体格生长规律

1. D;2. D;3. C;4. E;5. D;6. B

第二节　婴幼儿营养与喂养

1. E;2. C;3. C;4. D;5. A;6. E

第三节　婴儿喂养

1. B;2. C;3. B;4. D;5. C;6. E

第四节　膳食与婴幼儿食物

1. C;2. A;3. C;4. C;5. E;6. A

第五节　早产儿喂养及营养管理

1. E;2. E;3. D;4. D;5. E;6. C

第六节　维生素 A 及维生素 A 缺乏

1. E;2. E;3. D;4. D;5. E;6. C

第七节　维生素 D、钙及营养性佝偻病

1. C;2. D;3. C;4. C;5. D;6. C

第八节　铁缺乏及缺铁性贫血

1. C;2. A;3. A;4. B;5. E;6. B

第九节　食物过敏

1. A;2. D;3. E;4. D;5. E;6. B

第十节　营养不良评估

1. E;2. D;3. C;4. B;5. A;6. C

第三章　儿童发育行为

第一节　儿童感知觉及行为发育

1. C;2. B;3. A;4. C;5. B;6. C

第二节　孤独症谱系障碍的早期识别及管理要点

1. C;2. D;3. B;4. E;5. B;6. E

第三节　基层发育行为的评估及应对

1. B;2. D;3. E;4. E;5. B;6. E

第四章　儿童常见症状和疾病的诊疗流程

第一节　发热

1. C;2. D;3. A;4. E;5. B;6. C

第二节　鼻塞

1. B;2. C;3. B;4. E;5. C;6. A

第三节　咳嗽

1. E;2. D;3. B;4. A;5. C;6. A

第四节　咽痛

1. A;2. E;3. B;4. B;5. C;6. E

第五节　耳痛

1. E;2. E;3. B;4. D;5. C;6. E

第六节　眼疾病

1. C;2. A;3. E;4. A;5. D;6. C

第七节　呕吐

1. E;2. D;3. A;4. C;5. E;6. B

第八节　腹泻

1. C;2. A;3. E;4. D;5. B;6. D

第九节　腹痛

1. C;2. E;3. E;4. B;5. B;6. D

第十节　便秘

1. E;2. E;3. B;4. C;5. E;6. A

第十一节　惊厥

1. C;2. B;3. E;4. E;5. C;6. A

第十二节　皮疹

1. C;2. A;3. D;4. C;5. E;6. C

第五章　新生儿筛查

第一节　听力筛查

1. B;2. B;3. B;4. B;5. C;6. E

第二节　先天性甲状腺功能减退筛查及诊疗

1. B;2. C;3. E;4. E;5. D;6. B

第三节　遗传代谢病筛查

1. C;2. E;3. E;4. E;5. A;6. D

第四节　先天性心脏病筛查

1. C;2. C;3. C;4. D;5. E;6. D

第五节　髋关节发育不良的早期筛查诊治

1. D;2. E;3. B;4. D;5. D;6. E

第六节　高胆红素血症筛查及诊治

1. D;2. C;3. A;4. D;5. E;6. E

第六章　儿童免疫接种

第一节　儿童免疫规划疫苗接种

1. A;2. C;3. B;4. D;5. E;6. E

第二节　疾病和特殊健康状态儿童预防接种

1. E;2. C;3. B;4. E;5. C;6. C